全国卫生高等职业教育规划教材

供护理类专业用

中医护理学

主　　编　于春光　李　淼

副 主 编　师建平　郭　梅　易玲利

编　　委（按姓名汉语拼音排序）

包　芸（内蒙古医科大学附属医院）
毕桂芝（首都医科大学）
耿　樱（保山中医药高等专科学校）
郭　梅（北京卫生职业学院）
韩新荣（内蒙古医科大学）
侯　刚（乌兰察布医学高等专科学校）
李　淼（漳州卫生职业学院）
刘红华（湖南中医药大学）
马雪玲（北京中医药大学）
秦元梅（河南中医药大学）
师建平（内蒙古医科大学）
田淑霞（天津中医药大学）
王　菁（北京卫生职业学院）
王蔚然（保山中医药高等专科学校）
武常生（北京中医药大学第三附属医院）
燕树勋（河南中医药大学第一临床医学院）
易玲利（惠州卫生职业技术学院）
于春光（北京中医药大学）
张婉霞（辽源职业技术学院医药分院）

编写秘书　周佳佳（北京中医药大学）

北京大学医学出版社

ZHONGYI HULIXUE

图书在版编目（CIP）数据

中医护理学 / 于春光，李淼主编．—北京：北京大学医学出版社，2016. 7

ISBN 978-7-5659-1412-6

Ⅰ．①中… Ⅱ．①于… ②李… Ⅲ．①中医学 - 护理学 - 高等职业教育 - 教材 Ⅳ．① R248

中国版本图书馆 CIP 数据核字（2016）第 135352 号

中医护理学

主　　编：于春光　李　淼

出版发行：北京大学医学出版社

地　　址：（100191）北京市海淀区学院路 38 号　北京大学医学部院内

电　　话：发行部 010-82802230；图书邮购 010-82802495

网　　址：http://www.pumpress.com.cn

E-mail：booksale@bjmu.edu.cn

印　　刷：北京东方圣雅印刷有限公司

经　　销：新华书店

责任编辑：靳新强　法振鹏　　责任校对：金彤文　　责任印制：李　啸

开　　本：787mm × 1092mm　1/16　印张：17.25　字数：430 千字

版　　次：2016 年 7 月第 1 版　2016 年 7 月第 1 次印刷

书　　号：ISBN 978-7-5659-1412-6

定　　价：32.00 元

全国卫生高等职业教育规划教材修订说明

北京大学医学出版社于 1993 年和 2002 年两次组织北京大学医学部和 8 所开办医学专科教育院校的老师编写了临床医学专业专科教材（第 1 版和第 2 版），并于 2000 年组织编写了护理专业专科教材（第 1 版）。2007 年同时对这些教材进行了修订再版。因这两套教材内容精炼、实用性强，符合基层卫生工作人员的培养需求，受到了广大师生的好评，并被教育部中央广播电视大学选为指定教材。“十一五”期间，这两套教材中有 24 种被教育部评为**普通高等教育“十一五”国家级规划教材**，其中 3 种入选**普通高等教育精品教材**。

进入“十二五”以来，专科教育已归入职业教育范畴。为适应新时期我国卫生高等职业教育发展与改革的需要，在广泛调研、总结上版教材质量和使用情况的基础上，北京大学医学出版社启动了临床医学、护理专业高等职业教育规划教材的修订再版工作，并调整、新增了部分教材。本套教材有 22 种入选**“十二五”职业教育国家规划教材**，修订和编写特点如下：

1. 优化编写队伍 在全国范围内遴选作者，加大教学经验丰富的从事卫生高等职业教育工作的作者比例，力求使教材内容的选择具有全国代表性、贴近基层卫生工作人员培养需求，提高适用性；遴选知名专家担纲主编，对教材的科学性、先进性把关。

2. 完善教材体系 针对不同院校在专业基础课设置方面的差异，对部分专业基础课教材实行双轨制，如既有《人体解剖学》《组织学与胚胎学》，又有《人体解剖学与组织胚胎学》《正常人体结构》教材，便于广大院校灵活选用。

3. 锤炼教材特色 教材内容力求符合高等职业学校专业教学标准，基本理论、基本知识和基本技能并重，紧密结合国家临床执业助理医师、全国护士执业资格考试大纲，以“必需、够用”为度；以职业技能和岗位胜任力培养为根本，以学生为中心，使教材更适合于基层卫生工作人员的培养。

4. 创新编写体例 完善、优化“学习目标”；教材中加入“案例”“知识链接”，使内容与实践紧密结合；章后附思考题，引导学生自主学习。力求体现专业特色和职业教育特色。

5. 强化立体建设 为满足教学资源的多样化需求，实现教材立体化、数字化建设，大部分教材配套实用的学习指导和数字教学资源，实现教材的网络增值服务。

本套教材主要供三年制高等职业教育临床医学、护理类及相关专业用，于 2014 年陆续出版。希望广大师生多提宝贵意见，反馈使用信息，以逐步修改和完善教材内容，提高教材质量。

护理专业教材目录

说明：1．“十二五”：**“十二五”职业教育国家规划教材**（“十二五”含其辅导教材）。

2．“十一五”：普通高等教育“十一五”国家级规划教材。

3．“　*　”：普通高等教育精品教材。

4．辅导教材名称：《主教材名称＋学习指导》，如《内科护理学学习指导》。

序号	教材名称	版次	十二五	十一五	辅导教材	适用专业
1	医用基础化学	4		√	√	临床医学、护理类及相关专业
2	正常人体结构	1				护理类
3	人体解剖学	4	√	√	√	临床医学、护理类及相关专业
4	组织学与胚胎学 *	4	√	√	√	临床医学、护理类及相关专业
5	生理学	1				护理类
6	生物化学	1				护理类
7	疾病学基础	1				护理类
8	病理学	4	√		√	临床医学、护理类及相关专业
9	病理生理学	4	√	√	√	临床医学、护理类及相关专业
10	病原生物与免疫	1				护理类
11	医学免疫学与微生物学	5	√	√	√	临床医学、护理类及相关专业
12	医学寄生虫学 *	4	√	√	√	临床医学、护理类及相关专业
13	护理药理学	4	√	√	√	护理类
14	护理学基础	4	√	√	√	护理类
15	健康评估	2			√	护理类
16	内科护理学	3	√	√	√	护理类
17	外科护理学	3			√	护理类
18	妇产科护理学	3		√	√	护理类
19	儿科护理学	3		√	√	护理类
20	传染病护理学	3		√	√	护理类
21	急诊护理学	3		√	√	护理类

续表

序号	教材名称	版次	十二五	十一五	辅导教材	适用专业
22	康复护理学	2	√			护理类
23	精神科护理学	1				护理类
24	眼耳鼻喉口腔科护理学	1				护理类
25	中医护理学	1				护理类
26	护理管理学	5	√	√		护理类
27	社区护理学	2				护理类
28	老年护理学	1				护理类
29	医护心理学 *	3		√		临床医学、护理类
30	护理礼仪与人际沟通	1				护理类
31	护理伦理学	1				护理类

全国卫生高等职业教育规划教材编审委员会

序

近十余年来，随着国家教育改革步伐的加快，我国职业教育如雨后春笋般蓬勃发展，在总量上已与普通教育并驾齐驱，是我国教育体系构成的重要板块。卫生高等职业教育同样取得了可喜的成绩。开办卫生高等职业教育的院校与日俱增，但存在办学、培养不尽规范等问题。相应的教材建设也存在内容与职业标准对接不紧密、职教特色不鲜明、呈现形式单一、配套资源开发不足、不少是本科教材的压缩版或中职教材的加强版、不能很好地适应社会发展对技能型人才培养的要求等问题。

进入“十二五”以来，独立设置的高等职业学校（含高等专科学校）、成人教育学校、本科院校和有关高等教育机构举办的高等职业教育（专科）统称为高等职业教育，由教育部职业教育与成人教育司统筹管理。教育部发布了《**教育部关于“十二五”职业教育教材建设的若干意见**》等重要文件，陆续制定了各专业教学标准，对学制与学历、培养目标与规格、课程体系与核心课程等 10 个方面做出了具体要求。职业教育以培养具有良好职业道德、专业知识素养和职业能力的高素质技能型人才为根本，以学生为中心、以就业为导向。教学内容以“必需、够用”为度，教材须图文并茂，理论密切联系实际，强调实践实训。卫生高等职业教育有很强的特殊性，编好既涵盖卫生实践所要求具备的较完整知识体系又能体现职业教育特点的教材殊为不易。

北京大学医学出版社组织的临床医学、护理专业专科教材，是改革开放以来该专业我国第二套有较完整体系的教材，历经多年的教学应用、修订再版，得到了教育部和广大院校师生的认可与好评。斗转星移，转眼间距离 2008 年上一轮教材修订已 5 年，随着时代的发展，这两套教材中部分科目需要调整、教学内容需要修订。在大量细致调研工作的基础上，北京大学医学出版社审时度势，及时启动了这两套教材的修订再版工作，成立了教材编审委员会，组织活跃在卫生高等职业教育教学和实践一线的专家学者召开教材编写会议，认真学习教育部关于高等职业教育教材建设的精神，结合当前高等职业教育学生的特点，经过充分研讨，确定了教材的编写原则和编写思路，统一了教材的编写体例，强化了与教材配套的数字化教学资源建设，为使这两套教材成为优秀的立体化教材打下了坚实的基础。

相信经过本轮修订，在北京大学医学出版社的精心组织和全体专家学者对教材的精雕细琢下，这两套教材一定能满足新时期我国卫生高等职业教育人才培养的需求，在教材建设“百花齐放、百家争鸣”的局面中脱颖而出，真正成为好学、好教、好用的精品教材。

本轮教材修订工作得到了各参编院校的高度重视和大力支持，众多专家学者投入了极大的热情和精力，在主编带领下克服困难，以严肃、认真、负责的态度出色地完成了编写任务，谨在此一并致以衷心的感谢！诚恳地希望使用本套教材的广大师生能不吝提出建议与指正，使本套教材能与时俱进、日臻完善，为我国的卫生高等职业教育事业做出贡献。

感慨系之，欣为之序！

程伯基

前言

随着生活水平的提高，人们对健康的需求逐渐增加。中医护理以其简便易行、安全有效的优势越来越得到人们的关注。

中医护理学是在中医理论的指导下，研究人体健康问题的发生、发展规律，并运用整体观念和辨证施护的原则诊断和处理患者的健康问题，以促进、保持和恢复人体健康的一门学科。

本教材的编写根据全国卫生高等职业教育规划教材编审委员会的编写要求，本着“教学内容以必需、够用为度，教材须图文并茂，理论密切联系实际，强调实践实训”的原则，针对我国卫生高等职业教育学生的培养目标和教学特点编写而成。

本教材涉及中医基础理论、中医护理基本知识、中医护理基本技术及中医临床内、外、妇、儿常见疾病的辨证施护等内容，共五章。本教材选取最基本、最重要、最实用的内容，并注重对学生中医护理临床思维和实践能力的培养。

本教材的编写工作得到了北京大学医学出版社和各参编院校的大力支持，在此谨表示诚挚的感谢！由于时间和水平所限，编写过程中可能存在疏漏之处，敬请同道批评指正。

于春光

目录

第一章

绪 论

学习目标

知识

1．描述中医护理学的基本特点。

2．解释中医护理学的主要内容和发展历史。

能力

应用中医护理学的思维方式，指导本门课程的学习。

素质

明确中医护理学特点，培养中医思维能力。

中医护理学是在中医理论指导下，研究人体健康问题的发生、发展规律，并运用整体观念和辨证施护的原则诊断和处理患者的健康问题，以促进、保持和恢复人体健康的一门学科。

一、中医护理学的主要内容

中医护理学包括中医基本理论、中医护理基本知识、中医护理基本技术和临床常见病证护理等内容。

（一）中医基本理论

包括阴阳、五行、藏象、气血精津液、经络腧穴、病因病机、诊法及辨证等内容。

中医基本理论以其独特的原理和法则，概括人体生命活动、病理变化、诊断治疗、养生及预防疾病的基本规律，是指导中医护理实践的理论基础。

（二）中医护理基本知识

包括中医护理基本原则、病情观察、生活起居护理、药物护理、饮食护理、情志护理等内容。

中医护理基本知识主要阐明具有中医特色的护理知识，是衔接中医基础理论和临床辨证施护的桥梁。

（三）中医护理基本技术

包括灸法、推拿法、耳穴埋豆法、拔罐法、刮痧法、热熨法、熏洗法、贴敷法、中药保留灌肠法等内容。

中医护理技术是体现中医护理优势的重要内容，具有使用器具简单、操作方便、适应范围广、费用低廉、副作用小、见效快的特点。中医护理技术内容丰富，种类多样，本书主要介绍其中常用的九种基本技术。

（四）中医临床常见病证护理

包括中医内、外、妇、儿各科常见病证的中医护理。

中医临床病证护理是以中医基本理论为指导，体现整体观念和辨证施护理念的护理实践，是中医护理知识和技能在临床各科的具体应用。

二、中医护理学的基本特点

中医护理学的基本特点是整体观念和辨证施护。

（一）整体观念

所谓整体，是指事物的统一性和完整性。整体观念是指人体本身的整体性及其与自然、社会的整体性。整体观念是中国古代唯物论和辩证思想在中医学中的体现；它贯穿于中医学的生理、病理、诊法、辨证和治疗护理等各个方面。

中医学认为，人体是一个有机的整体，构成人体的各个部分之间，如气、血、津液、脏腑等，在结构上不可分割，在功能上相互协调、互为补充，在病理上则相互影响。而且人体与自然界也是密不可分的，自然界的变化随时影响着人体，人类在能动地适应自然和改造自然的过程中维持着正常的生命活动。这种机体自身整体性和内外环境统一性的思想即整体观念。同时，人具有社会属性，社会环境、人际关系或角色对个人身心有着必然的影响。

由于人体本身的统一性及人与外界环境之间存在着既对立又统一的关系，所以对待疾病应因时、因地、因人制宜，就成为中医护理学上的重要原则。因此，在对患者做护理诊断和决定护理方案时，必须注意分析和考虑外在环境与人体情况的有机联系，以及人体局部病变与全身情况的有机联系，才能卓有成效地进行临床护理。

（二）辨证施护

证，是中医学特有的概念，是对疾病发展过程中某一阶段的病因、病位、病性以及病势等所做的概括，是对疾病当前病理本质所做的结论，如脾虚证等。

辨证施护是指在中医理论指导下，通过对四诊所收集的病情资料进行综合分析，判断出某个证，进而确立相应的护理原则和方法，从而实施护理的过程。

中医护理学要求护士能够正确看待“病”与“证”之间的关系，既看到同一种病可以概括出若干不同的证，又看到在不同的病中可以存在相同的证，因此，形成了“同病异护”和“异病同护”。

所谓同病异护，是指针对同一种病的不同的证候类型，应使用不同的护理原则和方法。如感冒有风寒感冒与风热感冒的不同，在护理方法上也有辛温解表和辛凉解表的区别。

所谓异病同护，是指不同的病若具有相同的证候类型，则可以用同一种护理原则和方法。如脱肛、子宫脱垂是两种疾病，若它们同属中气下陷证，即可采用补气升提法进行护理。

“证”的实质即包含着病机。由上可见，中医护理学注重辨证，即着眼于病机的区分。病机相同则采用相同的护理原则和方法，病机不同则必须采用不同的原则和方法。这种针对不同质的矛盾采用不同方法解决的原则，充分体现了辨证施护的实质。

三、中医护理学的发展述评

中医学是经历数千年发展而形成的一门具有独特理论体系和丰富养生方法、诊疗手段的传统医学，在历史上，它为中国人民的保健事业和世界医学的发展做出了巨大的贡献。中医自古医护不分，护理的职责一般由医者及家属分担。“三分治，七分养”，“养”即护理，中医学历来重视护理的重要作用，因此，大量的中医文献中，散见“将护”“养护”“调理”“调摄”“侍疾”等关于护理的内容。随着社会经济的发展和人民生活水平的提高，人们对健康的需求与日俱增，对中医药优势的认识不断加深，因此，中医护理突破了这种医护一体的模式，成为一门独立的学科。

中医护理学伴随着中医学的发展，也经历了起源、形成、发展、成熟等各个阶段。纵观历代中医文献，许多医家和医著都对推动中医护理的发展做出了重要的贡献，其中较具代表性的医家和医著如下：

约成书于公元前 3 世纪的中医经典著作《黄帝内经》，其内容不但包括阴阳五行、藏象、经络、病机、诊法、辨证、治则治法等，奠定了中医学理论基础，也对护理的基本理论有比较系统地论述，包括精神修养、个人卫生、饮食宜忌、服药护理、预防保健、养生康复等方面护理的内容。例如，“其知道者，法于阴阳，和于术数，食饮有节，起居有常，不妄作劳，故能形与神俱，而尽终其天年，度百岁乃去……。”指出要遵循自然界的变化规律，按时起卧，劳逸有度，饮食有节，提出了关于生活起居饮食护理的纲领性原则。

东汉末年，著名医学家张仲景著《伤寒杂病论》，成功地运用辨证论治治疗常见病、多发病，奠定了中医临床治疗的基础，其著作中非常重视患者的调护。例如，服桂枝汤后，所载“服已须臾，啜热稀粥一升余，以助药力”“温覆令一时许，使其身上微微汗出，不可令其大汗淋漓”，开创了用药护理的先河。此外，他还强调饮食宜忌，即“所食之味，有与病相宜，有与身为害，得宜则宜体，害则成疾”。

汉代名医华佗首创麻沸散，成为世界上最早开展的麻醉术。在养生保健方面，他所倡导的“五禽戏”集医疗、护理、体育于一体，创立了康复护理的先河。

隋代巢元方的《诸病源候论》是我国最早的病因病机证候学专著。在《诸病源候论・小儿杂病诸候》中列有“养小儿候”，专门论述了小儿的喂养、调护。在外科方面，记载了肠吻合术的饮食护理“当作研米粥饮之，二十余日，稍作强糜食之，百日后，乃可进饭耳。饱食者，令人肠痛决。”非常符合现代护理对术后饮食从流质、半流质到软食的要求。在妇科方面，《诸病源候论・妇人妊娠病诸候》记载了“上月养胎法”，强调妊娠期间应该注意饮食起居及情志调养。在病情观察方面，“凡皮肤热甚，脉盛躁者，病温也。”强调以皮肤表现和脉象进行病情观察。

唐代孙思邈所著的《千金方》论述了临床各科病证的治疗与护理。如对消渴病的护理，提出“所慎者由三,一饮酒，二房事，三咸食及面”。

《引膳正要》是元代营养学的代表作，提出了养生宜忌、妊娠食忌、乳母食忌等，记载了非常丰富的药膳方和食疗方，注重阐述各种饮撰的性味与滋补作用，继承了我国古代食疗、养生、医疗相结合的传统，总结了中医饮食护理的宝贵经验。

明代陈实功所著的《外科正宗》详细论述了外科疾病的辨证施护措施。

明末清初傅山的《傅青主女科》，是著名的妇产科专著，其重视肝、脾、肾三脏病机，强调七情内伤和房劳伤肾导致妇科疾病。

清代钱襄所著的《侍疾要语》中，全面阐述了对患者精神、生活、饮食、疾病、用药等方面的护理要点，特别强调情志护理的重要性，并详细论述了探视制度、陪护制度、对危重患者的夜班护理治则等，是现存中医古籍中最早的中医护理的专著。

新中国成立后，随着中医政策的落实，全国各地大力开展中医事业。为了适应中医护理工作的需要，中医护理教育开始举办。近年来，随着健康观念的变化和医学模式的转变，中医护理越来越显示出其独特的优势，在国家扶持中医药事业政策的支持下，中医护理蓬勃发展，在教育、临床、科研、对外交流等方面都呈现出了积极、快速发展的态势。在教育方面，多层次、多渠道、多形式的中医护理教育体系正在全国范围内逐步形成，研究生、本科、专科、业余、函授、短期培训等各种层次的中医护理教育大量涌现，为中医护理培养了大批人才，促进了学科的可持续发展。在临床方面，中医护理技术不断普及，专科专病护理逐步规范，护理人员中医护理服务能力及科研水平明显提升，中医护理特色优势逐步凸显。在科研方面，各学术组织和临床、教学单位的科研意识和学术水平不断提高，对相关理论的整理挖掘、学科的内涵及外延、方法学、技术规范化等方面的研究，都取得了一定的进展。在对外交流方面，中医护理学的发展也逐渐受到国际护理界的重视，许多国家的护理代表团来我国进行参观和学术交流，扩大了中医护理的国际影响。

随着中医药事业的发展和现代科学技术水平的提高，中医护理学必将得到更为全面、系统的发展，为我国人民的健康保健事业做出更大的贡献。

四、中医护理学的的学习方法

（一）熟练掌握中医基本理论

中医护理学是将中医理论与临床护理实践相结合的学科，因此，学习中医护理学，必须以扎实的中医基本理论和中医护理基本知识作为前提。如果对脏腑经络、阴阳五行、气血津液等基本理论的内容不熟悉，则不能归纳、分析诊法所收集的临床资料并确立他们之间的生理病理联系，也就不能达到辨证施护的目的。

（二）熟练掌握中医护理技术

中医护理技术是中医护理中最基本的操作技术，是体现中医护理优势的重要部分。学习时以操作训练为主，辅以课堂讲授，要求勤于练习，娴熟地掌握基本的操作手法，熟悉各种操作技术的适应证和禁忌证，并能够对患者进行准确的评估和操作后的指导。

（三）注意中医思维能力的培养

中医护理的辨证环节是进一步采取护理措施环节的前提。而辨证环节从四诊资料的收集到病证结论的得出，是将基础理论知识和科学思维综合运用的过程。因此，正确的证候判断，不仅与所掌握的基础理论知识有关，还与正确的辨证思维有关。所以，在中医护理学的学习过程中，要注意中医思维能力的培养。

思考题

1. 试述中医护理学的基本特点。
2. 试述学好中医护理学的方法。

（于春光）

第二章

中医基础理论

学习目标

知识

1. 解释阴阳学说、五行学说、经络学说、病因病机的基本概念和基本内容。
2. 解释五脏、六腑的主要生理功能，解释气、血、精、津液的概念及其功能。
3. 解释辨证的概念、分类。
4. 解释四诊的主要内容。

能力

1. 能正确划分阴阳，区分五行。
2. 简述阴阳学说、五行学说、经络学说、病因病机在中医护理学中的应用。
3. 简述经络系统的组成、腧穴的分类和主治作用。
4. 说出四诊的主要方法及临床意义，能运用四诊的基本方法采集病情资料。
5. 描述各类辨证的临床表现。

素质

建立良好的中医思维，为辨证施护奠定理论基础。

第一节　阴阳学说

阴阳是中国古代先民用以认识世界和解释世界的一种自然观和方法论，属于中国古代哲学的范畴，是古人对自然现象长期观察并加以归纳、抽象的产物。古代医家将阴阳学说用于医学领域，用阴阳的运动规律解释人体生理功能和病理变化，并指导临床诊断与治疗。它作为中医学所特有的理论方法，指导着历代医家的认识和实践活动。

一、阴阳的基本含义

阴阳是对自然界相互关联的某些事物和现象对立双方的概括，含有对立统一的观念。它既可以代表两种相互关联而性质相反的事物或现象，又可以说明同一事物内部相互对立的两个方面。

阴阳的最初含义是指日光的向背，即朝向日光者为阳，背向日光者为阴。

阴阳属性指的是相互关联的事物或现象对立着的两个方面，具有相反的两种属性。一般而言，凡运动的、外向的、上升的、轻清的、温热的、无形的、明亮的、功能的或起推动、温煦、兴奋作用的属阳；凡相对静止的、内守的、下降的、重浊的、寒冷的、有形的、晦暗的、物质的或起凝聚、滋润、抑制作用的属阴。

常见事物和现象的阴阳属性见表 2-1。

表 2-1　常见事物和现象的阴阳属性归纳表

属性	空间（方位）	时间	季节	温度	湿度	亮度	事物运动状态			
阳	上外左南天	昼	春夏	温热	干燥	明亮	功能	上升	动	兴奋亢进
阴	下内右北地	夜	秋冬	寒凉	湿润	晦暗	物质	下降	静	抑制衰退

知识链接

世间万物由阴阳变化而成

《素问·阴阳应象大论》说："阴阳者，天地之道也（对立统一是自然界的根本法则），万物之纲纪（一切事物都不能违背这个法则），变化之父母（事物的变化由自身阴阳运动和相互作用而形成），生杀之本始（事物的生成和毁灭来自于这个法则），神明之府也（这就是自然界的奥妙所在），治病必求于本。"古人阐明了宇宙间一切事物的生成、发展、变化和消亡，都是事物内部阴阳两个方面不断运动和相互作用的结果。

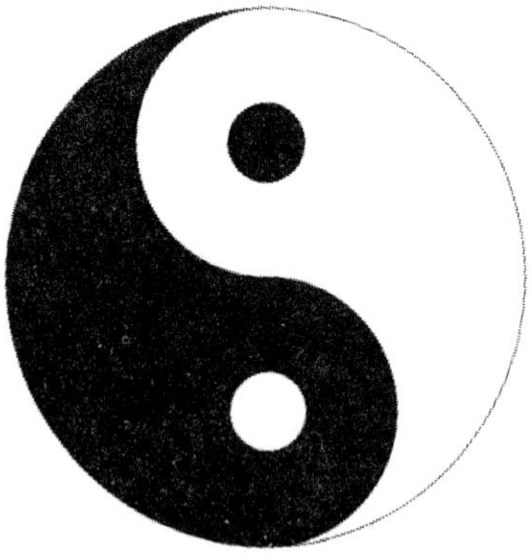

图 2-1　阴阳抱鱼图

阴阳是中国古代哲学的一对基本范畴，古代思想家看到一切事物与现象都有正反两个方面，就用阴阳这个概念来解释自然界两种对立的物质势力，并认为阴阳的对立和消长变化是事物本身所固有的，是宇宙的基本规律（图 2-1）。如《易传·系辞上》说："一阴一阳之谓道。"

二、阴阳学说的基本内容

阴阳学说的基本内容，包括阴阳的对立、互根、消长和转化等方面。

（一）阴阳对立

阴阳对立是指自然界相互关联的一切事物或现象，都存在着相互对立的阴阳两个方面，而相对立的阴阳之间具有相互制约的关系。

阴阳学说认为，自然界一切事物或现象都存在着相互对立的阴阳两个方面，如上与下，左与右，天与地，动与静，出与入，升与降，乃至昼与夜，明与暗，寒与热，水与火等。阴与阳相互制约和相互消长的结果取得了统一，即取得了动态平衡，称之为"阴平阳秘"。如四季有春温、夏热、秋凉、冬寒的变化。春夏温热是由于春夏阳气增长制约了寒凉之气；秋冬寒凉是因为秋冬阴气增长制约了温热之气，这是自然界阴阳相互制约、相互消长的结果。

阴阳的对立斗争贯穿于一切事物发展过程的始终，只有在对立、斗争的基础上才能取得双方的统一，才能维持阴阳的动态平衡，事物才能发展变化。如果阴阳的对立斗争关系失常，则常导致阴阳失调。

（二）阴阳互根

阴阳互根是指阴阳任何一方都不能脱离另一方而单独存在，每一方都以相对的另一方的存在作为自己存在的前提和条件。

阴和阳相互依存。如以天地而言，天为阳，地为阴，没有天，就无所谓地，没有地，也就无所谓天；以方位而言，上为阳，下为阴，没有上，就无所谓下，没有下，也就无所谓上。所以说阳依存于阴，阴依存于阳。

阴阳之间不仅相互依存，而且部分范畴的阴阳双方，可以资生和促进对方。如物质与功能的关系：物质属阴，功能属阳，物质是产生功能的基础，功能则是内在物质的外显反映。脏腑功能正常，才能不断化生营养物质；而营养物质充足，才能保持脏腑功能的正常。

阴阳对立与阴阳互根是阴阳基本关系的两个方面。阴阳对立体现了阴阳的不可调和性；阴阳互根体现了阴阳的不可分离性。它们之间互为根据与前提，体现了一定意义上矛盾对立统一的思想。

（三）阴阳消长

阴阳消长是指阴阳双方的量不是静止不变的，而是处于不断的增长或消减的运动变化之中。一般有两类不同的形式：一是阴阳的此消彼长，此长彼消；二是阴阳的皆消与皆长。消，即消减、衰弱之义；长，即增长、盛大之义。

1．此消彼长，此长彼消。以一年四季的气候变化为例，从冬至后到春季再到夏季，气候从寒冷逐渐转暖变热，这是“阴消阳长”的变化过程；从夏至后到秋季再入冬季，气候从炎热逐渐转凉变寒，这是“阳消阴长”的变化过程。

2．阴阳的皆消与皆长。在阴阳互根互用的条件下，阴或阳任何一方的虚弱、无力滋生和促进，使对方也随之减弱；任何一方的旺盛则可助长和促进对方，使对方也随之旺盛。如在四时寒暑的更替过程中，春夏期间，随着气温的逐渐升高而出现降雨增多；秋冬期间，随着气候的转凉而雨雪亦少，即为阴随阳长和阴随阳消的正常变化。

（四）阴阳转化

阴阳转化是指在一定条件下阴阳双方可以向其对立面转化，即阴可以转化为阳，阳可以转化为阴。阴阳消长是一个量变过程，而阴阳转化是在量变基础上的质变。

阴阳的转化必须具备一定的条件。阴阳相互转化，一般发生于事物发展变化的“物极”阶段，即所谓的“物极必反”。以四季为例，冬季之阴寒发展到了极致，便具备了转化的条件，阴寒气候就会向阳热方面转化；盛夏之阳热发展到了极致，阳热气候就会向阴寒方面转化。这里的极致，就是促进阴阳转化的条件。

三、阴阳学说在中医护理中的应用

（一）说明人体的组织结构

阴阳学说认为，人体是一个有机整体，其组织结构可以用阴阳予以标识。就大体部位而言，上部为阳，下部为阴；体表为阳，体内为阴。就躯干背腹而言，则背部为阳，腹部为阴；

就四肢内外侧而言，则外侧为阳，内侧为阴；就皮毛筋骨而言，则皮毛在外为阳，筋骨在内为阴。具体到每一脏腑，又可进一步再分阴阳，如心有心阴、心阳，肾有肾阴、肾阳等。

总之，人体上下、内外各组织结构之间，以及每一组织结构本身，都存在着阴阳的对立统一关系，均可用阴阳学说加以阐释。

（二）说明人体的生理功能

人体的正常生命活动，是阴阳两个方面保持对立统一、动态平衡的结果。以功能活动与营养物质为例，功能活动属阳，营养物质属阴。人体的生理活动以物质为基础，没有物质的运动就无法产生生理功能，而生理活动又不断促进着物质的新陈代谢。人体功能与物质的关系，也就是阴阳相互依存、相互消长的关系。如果阴阳不能相互为用而分离，人的生命也就终止了。

（三）说明人体的病理变化

机体阴阳双方的协调平衡是健康的标志，而阴阳失去协调平衡，则标志着机体处于疾病状态。疾病的发生及其发展变化的过程，是机体因正邪斗争而伴随着的阴阳异常消长的过程。正气，是指人体的功能活动及其抗病康复能力，亦可分为阳气和阴液。邪气，泛指一切致病因素，可分为阴邪与阳邪两类。疾病发生、发展，就是正邪斗争，各有胜负的过程。正邪之间相互作用、相互斗争所反映出来的情况，都可以用阴阳的消长失调，即阴阳的偏盛偏衰来说明。

1. 阴阳偏盛　是指阴或阳任何一方过于亢盛损伤另一方，而使之偏衰所形成的病理变化。

（1）阳胜则热：阳胜，一般是指阳邪致病，或者功能活动中属于阳的一方超过生理限度，达到绝对亢奋的程度，所以都属于阳偏胜。阳偏胜大多为实热性病证。由于阳偏胜常会耗伤体内的阴液，从而引起阴液不足的病理变化，故有“阳胜则阴病”之说。

（2）阴胜则寒：阴胜，一般是指阴邪致病，或者功能活动中偏于阴的一方超过生理限度，达到绝对亢奋的程度，所以都属于阴偏胜。阴偏胜大多为实寒性病证。由于阴偏胜常会损伤体内的阳气，从而引起阳气不足的病理变化，故有“阴胜则阳病”之说。

2. 阴阳偏衰　是指阴或阳任何一方低于正常水平的病理变化。一般可有以下几种情况：

（1）阳虚则寒：阳虚，一般是指体内阳气虚损，推动和温煦作用明显降低的病理变化。由于阳虚可导致阳不制阴，阴寒之气相对偏盛，表现出虚寒之象。

（2）阴虚则热：阴虚，一般是指体内阴液亏少，滋润和濡养作用明显不足的病理变化。由于阴虚，失去对脏腑组织器官的滋润和濡养，导致阴不制阳，使属于阳的功能活动相对亢奋，表现出虚性亢奋的热象。

3. 阴阳互损　是指当体内阴或阳任何一方虚损到一定程度时，必然会累及对方，从而引起阴阳俱损的病理变化。主要有以下几种情况：

（1）阳损及阴：即阳虚达到一定程度时，因阳虚不能化生阴液，可进一步导致阴液亦虚。

（2）阴损及阳：即阴虚达到一定程度时，因阴虚不能滋养阳气，可进一步导致阳气亦虚。

无论是阳损及阴，抑或是阴损及阳，两者最终都表现为阴阳俱损的阴阳两虚证。然而，阳损及阴之阴阳两虚多以阳虚为主，阴损及阳之阴阳两虚多以阴虚为主。

4. 阴阳转化　阴证或阳证在一定的条件下可以各自向其相反的方面转化，即阳证可以转化为阴证，阴证可以转化为阳证。如某些外感热病，表现为高热面赤、喘促气粗、烦躁口渴、脉数有力等，属于阳证。由于热毒极盛，严重耗伤元气，在持续高热的情况下，会突然出现体温骤降、面色苍白、四肢厥冷、脉微欲绝等阳气暴脱的危象，此属阳证转化为阴证。再如寒饮中阻的患者，本为阴证，由于蕴积日久，寒饮化热，此属阴证转化为阳证。上述情况说明，阴阳转化是有条件的，前者热毒极盛，阳气亡脱，后者寒饮郁久而化热，即是促成阴阳转化的内部条件。

（四）指导疾病的诊断

疾病的发生、发展及其变化的根本原因在于阴阳失调。在诊察疾病时，只要善于运用阴阳归纳法，就有助于对病变情况的总体阴阳属性做出判断。

在四诊内容的分析中，症状、体征如色泽、声息、脉象等都可借助阴阳进行属性分类（表 2-2）。

表 2-2 四诊辨阴阳

	色泽	声息	呼吸	症状特点	脉象
阳	鲜明	语声高亢洪亮	声高气粗	热、动、燥	寸位、脉数、浮、大、滑
阴	晦暗	语声低微无力	声音微弱	寒、静、湿	尺位、脉迟、沉、小、涩

在辨证中，八纲辨证是最基本的方法。其中虽有阴、阳、表、里、寒、热、虚、实等具体内容，但又以阴阳作为总纲，其他六者则隶属于阴和阳。其中表、热、实证属阳；里、虚、寒证属阴。因此，在临床辨证过程中，关键是要分清阴阳。

（五）指导疾病的防治与护理

由于疾病产生的根本原因是阴阳失调，因此调理阴阳，即补其不足，泻其有余，使阴阳恢复平衡，是预防、治疗、护理疾病的基本原则。具体地说，有指导养生防病、确定治疗和护理原则、概括药物性能三方面的内容。

1. 指导养生防病　养生最根本的原则就是要“法于阴阳”，即遵循自然界阴阳变化的规律来调理人体之阴阳，使之能适应外界的变化，保持人与自然界的协调统一，以延年益寿。

2. 确定治疗和护理原则　治疗和护理原则就是调整阴阳，补其不足，泻其有余。如阳胜者泻热，阴胜者祛寒；阳虚者扶阳，阴虚者补阴，以使阴阳偏胜偏衰的病理表现复归于平衡协调的正常状态。

3. 概括药物性能　阴阳学说还可用于归纳、概括药物的性味和功能，并作为指导用药的理论依据。一般来说，药物性能主要取决于气味功效和升降浮沉。

药性，可分为寒、凉、热、温四种药性，又称为“四气”。其中寒凉属阴，温热属阳。凡能减轻或消除热证的药物，一般属凉性或寒性，如黄连、石膏等；能减轻或消除寒证的药物，一般属温性或热性，如附子、干姜等。

五味，是指药物的辛、甘、酸、苦、咸五种滋味。此外，还有淡味、涩味等。因此，药味不止五种，但习惯上仍称为“五味”，其中辛、甘、淡味属阳；酸、苦、咸味属阴。

升降浮沉，就药物进入体内后的作用趋向而言，升是上升，降是下降，浮是浮散，沉是重镇。大抵具有升阳、发表、祛风、涌吐、开窍等作用的药物，大多药力上行向外，或升或浮，或两者兼见，升浮者属阳；大抵具有泻下、利尿、重镇安神、潜阳熄风、消导积滞、降逆止呕、收敛等作用的药物，大多药力下行向内，或沉或降，或两者兼见，沉降者属阴。药物性能的阴阳属性归纳见表 2-3。

表 2-3　药物性能阴阳属性归纳表

	四气	五味	升降沉浮
阳	温、热	辛、甘（淡）	升、浮
阴	凉、寒	酸、苦、咸	降、沉

思考题

1．阴阳学说的基本内容包括哪些方面？试简述之。
2．以阴阳学说来说明人体的病理变化。
3．如何运用阴阳学说指导疾病的护理？

（易玲利）

第二节　五行学说

一、五行的基本含义

五，在五行中指木、火、土、金、水五种物质。行，是运动的意思。五行，即木、火、土、金、水五种物质的运动。

五行学说是以木、火、土、金、水五种物质的基本特性作为分类依据，从而作事物的属性归类，并以五行之间的相生、相克规律来认识世界、解释世界和探求自然规律的一种自然观和方法论，属于古代哲学范畴。

中医学运用五行特性、归类以及生克规律，来概括脏腑组织的功能属性，阐释五脏系统的内在联系，说明人体生理、病理及其与外在环境的相互关系，从而指导临床辨证治疗。

二、五行学说的基本内容

（一）五行特性和五行归类

1．五行特性　五行特性虽然来源于对木、火、土、金、水五者特性的具体观察，但实际上已超越了这五种具体物质的本身，而以它们的抽象特性来归纳各种事物和现象。

木的特性：古人称“木曰曲直”。所谓“曲直”，是以树木的干枝曲直地向上、向外伸长舒展的姿态，因而引申为凡具有生长、升发、条达、舒畅等作用或特性的事物及现象，都可归属于“木”。

火的特性：古人称“火曰炎上”。所谓“炎上”，是指火具有温热、升腾、向上的特性。因而引申为凡具有温热、升腾、向上作用或特性的事物或现象，均可归属于“火”。

土的特性：古人称“土爰稼穑”。“爰”通“曰”。“稼”指春天播种，“穑”指秋天收获。稼穑是指土地可供人们播种和收获农作物。因而引申为凡具有生化、承载、受纳作用或特性的事物或现象，均可归属于“土”。

金的特性：古人称“金曰从革”。从，由也；革，即变革。所谓“从革”，是指金可顺从人意，改变其状。金具有能柔能刚、变革、肃杀的特性，因而引申为凡具有肃杀、沉降、收敛、清洁作用或特性的事物或现象，皆可归属于“金”。

水的特性：古人称“水曰润下”。所谓“润下”，是指水具有滋润和向下的特性，因而引申为凡具有寒凉、滋润、向下等作用或特性的事物或现象，均可归属于“水”。

2. 五行归类 根据五行的特性，五行学说把自然界的事物或现象以及人体的脏腑组织、生理病理现象，按照其不同性质、作用与形态分别归属于木、火、土、金、水五行之中，借以揭示其各自的特性和它们之间的联系（表 2-4）。

表 2-4 自然界与人体的五行归类表

自然界							人体					
五味	五色	五化	五气	五方	五季	五行	五脏	五腑	五官	形体	情志	五液
酸	青	生	风	东	春	木	肝	胆	目	筋	怒	泪
苦	赤	长	暑	南	夏	火	心	小肠	舌	脉	喜	汗
甘	黄	化	湿	中	长夏	土	脾	胃	口	肉	思	涎
辛	白	收	燥	西	秋	金	肺	大肠	鼻	皮	悲	涕
咸	黑	藏	寒	北	冬	水	肾	膀胱	耳	骨	恐	唾

（二）五行的生克乘侮关系

五行学说以五行之间相生和相克的关系来探索和阐释事物之间相互联系、相互协调平衡的整体性和统一性，以五行之间的相乘和相侮来阐释事物之间协调平衡被破坏后的相互影响。

1. 五行的生克

（1）相生：是指五行中某一行的事物对于另一行的事物具有促进、助长和资生等作用。五行相生的次序是：木生火，火生土，土生金，金生水，水生木。依次资生，循环无穷。在相生关系中，五行中的任何一行都存在着“生我”与“我生“两方面的关系，“生我”者为“母”，“我生”者为“子”。如以木为例，“生我”者为水，则水为母；“我生”者为火，则火为子。因此，相生关系又可称作“母子”关系。水与木、木与火都存在着母子关系，余可类推。

（2）相克：指五行中某一行的事物对于另一行的事物具有克制、制约的作用。五行相克的次序是：木克土，土克水，水克火，火克金，金克木。依次克制，循环无穷。在相克关系中，五行中的任何一行都存在着“克我”与“我克”两方面的关系。“克我”者为我“所不胜”；“我克”者即我“所胜”。如以木为例，木之“克我”者为金，则金为木之所不胜；木之“我克”者为土，则土为木之所胜。余可类推（图 2-2）。

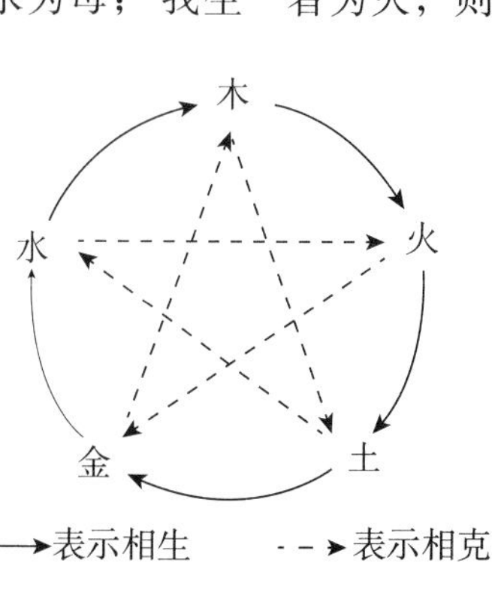

图 2-2 五行生克规律示意图

2. 五行的乘侮　五行之间正常的生克制化关系遭到破坏时，就会出现异常的乘侮现象。

（1）相乘：乘，即欺凌之意。相乘是指五行中的某一行对其“所胜”一行的过度克制。由于相克太过，超过正常制约的程度，使事物之间失去了正常的协调平衡关系。五行相乘的次序与相克相同，即木乘土，土乘水，水乘火，火乘金，金乘木。

引起相乘的原因主要有两个方面：一是五行中的某一行本身过于强盛，因而造成对“所胜”一行克制太过，导致被克一行的虚弱，引起制化异常。如木过于强盛，则克土太过，而造成土的不足，称为“木亢乘土”，此即以强凌弱。二是五行中的某一行本身过于虚弱，使原来克制它的那一行相对亢盛，产生克制太过，使其本身更加虚弱。如木本不过于强盛，但由于土本身的不足，因而造成木气相对亢盛，对土的克制相对增强，使土更加虚弱，称为“土虚木乘”，此即乘虚侵袭。

（2）相侮：侮：即欺负、凌辱之意。相侮是指五行中的某一行对其“所不胜”一行的反克。即某一行不仅不被“所不胜”一行克制和制约，反而对其“所不胜”一行进行克制和欺凌，从而导致事物间正常协调平衡关系的破坏。所以，相侮又称“反克”或“反侮”。五行相侮的次序与相克的次序相反，即木侮金，金侮火，火侮水，水侮土，土侮木。

引起相侮的原因主要有两个方面：一是由于五行中的某一行特别强盛，因而造成对其“所不胜”（即“克我”）一行进行反克。如火本受水克，由于火特别旺盛，使火不仅不受水的克制，反而对水进行反克，称为“火亢侮水”。二是由于五行中的某一行特别虚弱，因而造成其“所胜”一行的反克。如由于水特别虚弱，不仅不能克火，反而受到火的反克，称为“水虚火侮”。

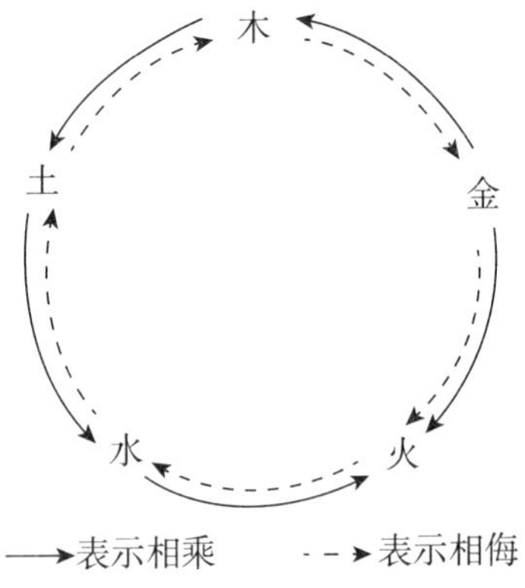

图 2-3　五行相乘相侮关系示意图

综上所述，相反相成的生克制化，维持着五行之间相对的协调平衡状态。相生相克的过程，即事物发展变化的过程。在此过程中，无论哪一行，只要是在一定限度内的增强与减弱，皆可由再一次相生相克加以调节，从而出现新的协调平衡，以此不断地推动着事物的发展与变化。但是，五行中某一行的增强与减弱超过了一定的限度，出现了太过与不及，就会引起相乘、相侮的异常状态，此时相对的协调平衡就被破坏。在医学上，生克（制化）表现为生理现象，乘侮则表现为病理现象（图 2-3）。

三、五行学说在中医护理中的应用

（一）说明五脏的生理功能及相互关系

1. 说明五脏的生理功能与特性　运用五行学说，将人体的内脏分别归属于五行，以五行的特性来说明五脏的生理功能。

肝属木：木性可曲可直，枝叶条达，有升发的特性，肝在生理功能上喜条达而恶抑郁，有疏泄的功能，故肝属木。

心属火：火性温热，其性炎上；心阳有温煦之功，其性类火，故心属火。

脾属土：土性敦厚，有承载、化生万物的特性；脾有运化水谷，化生气血，输布精微，营养五脏六腑、四肢百骸的功能，其性类土，故脾属土。

肺属金：金性清肃、沉降、收敛；肺有清洁、肃降的特性，肺气以降为顺，其性类金，故肺属金。

肾属水：水性润下，有寒润、闭藏、下行的特性；肾有封藏特性，主藏精、主水，其性类水，故肾属水。

五行学说不但将人的内脏及组织结构分属于五行，而且还将自然界的五方、五时、五气、五味、五色、五音等与人的五脏系统联系起来，认为同一行的事物之间有着“同气相求”的关系。这样，就把人体与自然环境联结成一个有机的整体，体现“天人合一”的整体观念。

2. 说明五脏的相互关系　五脏的功能活动不是孤立的，而是相互联系的，既相互资生，又相互制约。借助五行的生克制化理论可分析五脏生理功能的内在联系。

用五行相生说明五脏相互资生：如木生火，即肝生心，是指肝藏血以滋养心脏；火生土，即心生脾，是指心火可以温养脾土；土生金，即脾生肺，是指脾吸收、输布水谷精微可以营养肺脏；金生水，即肺生肾，是指肺气清肃下行，通调水道，使水液下归于肾，以助肾水；水生木，即肾生肝，是指肾藏精以滋养肝脏阴血。这就是用五行相生理论说明五脏之间相互资生、相互为用的关系。

用五行相克说明五脏相互制约：如木克土，是指肝的疏泄功能可以抑制脾土的壅滞；土克水，是指脾运化水湿的功能可以抑制肾水的泛滥；水克火，是指肾水上济于心可以抑制心火的过亢；火克金，是指心阳的温煦功能可以抑制肺的清肃太过；金克木，是指肺气的肃降功能可以抑制肝气的升发太过。这就是用五行相克理论说明五脏之间相互制约、相互克制的关系。

（二）说明五脏病变的相互影响

五行学说可用于说明病理情况下五脏之间的互相影响，主要采用的是五行生克异常关系。如肝病可以传脾，为“木乘土”，脾病可以影响到肝，为“土侮肝”，肝脾可以同病，为“木郁土虚”，肝病如果传心，为母病及子，如果传肺，为“木侮金”，如果传肾，为“子病及母”。他脏也可以这样类推，都可以用五行生克乘侮规律来解释病程中的相互影响。

（三）用于指导诊断、治疗和护理疾病

通过观察体表的异常变化可了解内在脏腑的病理变化。五脏与五色、五音、五味以及脉象的变化，在五行分类归属上有着一定的联系，因此，在诊断疾病时，可以根据四诊所搜集的临床症状和体征，用五行归类，并据此确定疾病的部位。例如，面见青色，喜食酸味，两胁胀痛，脉弦等，属木行，可初步诊断为肝病；面见红赤，口中味苦，脉洪等，属火行，多为心病；面色发黄，口中甜腻，脉濡等，属土行，多为脾病；脾虚的患者，面色本黄，若面见青色，为木来乘土；心血虚的患者，若面见黑色，为水来乘火。

五行学说用于指导治疗和护理疾病，主要体现在根据相生和相克规律确定治疗和护理的原则和方法。运用相生规律来治疗和护理疾病，其基本原则是补母和泻子，即“虚则补其母，实则泻其子”，常用的方法主要有滋水涵木法、益火补土法、培土生金法和金水相生法四种。根据相克规律来治疗和护理疾病，其基本原则是抑强和扶弱。常用的方法主要有抑木扶土法、培土制水法、佐金平木法、泻南补北法。

另外，五行的生克关系还可以指导情志病治疗。由于五志配属五脏，而五脏之间又有着生克关系，因此，五志之间同样存在着生克关系。临床在治疗精神情志疾病时，常利用情志之间的相克关系达到治疗的目的，称为五志相胜法。《素问·阴阳应象大论》归纳为“怒伤肝，悲胜怒”“喜伤心，恐胜喜”“思伤脾，怒胜思”“忧伤肺，喜胜忧”“恐伤肾，思胜恐”。在这里，悲忧属肺金，喜属心火，思属脾土，恐属肾水，怒属肝木。悲胜怒即金克木，恐胜喜即水克火，余可类推。

思考题

1．何为五行和五行学说？五行学说对事物是如何进行五行归类的？
2．五行的生克规律有哪些？
3．简述五行学说在中医护理中的应用。

（易玲利）

第三节　藏　象

藏是指藏于体内的脏腑器官，象是指表现于外的生理和病理征象。藏，藏于体内，象，呈现于外，故称藏象。藏象学说是通过考察人体外在的生理和病理现象，以了解人体内脏的生理功能、病理变化及其相互关系的学说。

根据人体内脏的生理特点，可将其分为脏、腑和奇恒之腑。脏，即心、肺、脾、肝、肾，合称为五脏，其共同生理特点是化生和贮藏精气；腑，即胆、胃、小肠、大肠、膀胱、三焦，合称为六腑，其共同生理持点是受盛和传化水谷；奇恒之腑，即脑、髓、骨、脉、胆和女子胞，其形态大多为中空而似腑，但生理特点却是贮藏精气而似脏。本节只讨论五脏和六腑。

藏象学说中的脏腑，不完全等同于现代解剖学的脏器，而主要指一个功能活动系统。

知识链接

《素问·五脏别论》对脏与腑的功能特点有简明精辟的论述，即“所谓五脏者，藏精气而不泻也，故满而不能实；六腑者，传化物而不藏，故实而不能满也。”奇恒之腑，既有异于五脏，又有别于六腑，虽有类似五脏的贮藏精气的作用，但形态位置与五脏迥异；虽然以“腑”名，但其“藏而不泻”的功能又明显区分于六腑的“泻而不藏”。

一、五脏

（一）心

心的主要生理功能是主血脉和主神志，心与小肠通过络脉相互络属，构成表里关系。心在体合脉，其华在面，开窍于舌，在志为喜，在液为汗。由于心主宰人体的生命活动，在五脏六腑中居于首要地位，所以为“君主之官”。

1．心的主要生理功能

（1）主血脉：心主血脉是指心气具有推动和调控血液在脉管中运行的作用。心主血脉包括主血和主脉两个方面。

主血：心主血的主要作用是心气能推动血液在脉管内正常运行，以输送营养物质到全身脏腑形体官窍。心主血的另一作用是心有生血的作用，即所谓“奉心化赤”。主要指水谷经脾胃之气的运化，化为水谷之精，水谷之精再化为营气和津液，营气和津液入脉，经心阳的作用，化为赤色而成血液。

主脉：指心气推动和调控心脏的搏动和脉管的舒缩，使脉道通利，血流通畅。

心、脉、血三者密切相连。血液在脉中正常运行，必须以心气充沛，血液充盈，脉管通利为基本条件。若心气充沛，血液充盈，则心脏搏动如常，脉象和缓有力，节律调匀，面色红润光泽。若心气不足，血液亏虚，脉道不利，则血流不畅；或血脉空虚，而见面色无华，脉象细弱无力等，甚则发生瘀滞，血脉受阻，而见面色灰暗，唇舌青紫，心前区憋闷和刺痛，脉象结、代、促、涩等。

（2）藏神：又称“心主神志”或“心主神明”，指心具有主司人的精神情志等心理活动和主宰全身生命活动的作用。人的精神情志活动虽与五脏密切相关，由五脏协同完成，但总由心主宰。心藏神的功能正常，则精神振奋，神志清晰，思维敏捷，脏腑组织功能协调；反之，心藏神的功能异常，则可出现失眠，多梦，神志不宁，谵狂，或反应迟钝，健忘，精神萎顿，昏迷等表现。

由于血液是神志活动的主要物质基础，所以心藏神的功能与心主血脉的功能密切相关。

2. 心与体、窍、志、液的关系

（1）在体合脉，其华在面：脉，是指血脉。心合脉，即是指全身的血脉都属于心。心与血脉直接相连，脉管的舒缩依赖于心气的调控。心气充沛，则脉搏和缓有力；心气不足，则脉搏细弱无力。华，是光彩的意思。其华在面，是说心的功能正常与否，常可从面部的色泽反映出来。心气旺盛，血脉充盈，则见面部红润；心血亏虚，则见面色无华；心血瘀阻，则见面色青紫。

（2）开窍于舌：心在窍为舌，是指舌为心之外候，又称“舌为心之苗”。心与舌通过经络相互联系，所以心的功能状况影响并反映于舌。心的功能正常，则舌质红润柔活，活动自如，味觉灵敏，食而能知其味。如果心有病变，可以从舌反映出来。例如，心阳不足，则舌质淡白胖嫩；心血瘀阻，舌质可呈紫暗，或出现瘀点、瘀斑；心火炽盛，舌质可呈红绛或舌尖红赤，或舌体糜烂。

（3）在志为喜：喜为心之志，过喜伤心。适度的喜有助于心的生理功能。但是，“喜则气缓”，喜乐过度则可使心神受伤，出现喜笑不休，精神失常等表现。

（4）在液为汗：心在液为汗，是指汗液与心血、心神关系密切。因为汗为津液所化，血与津液同源同化，而血为心所主，心血充盛，津液充足，汗化有源。又心藏神，汗的生成、排泄受心神的调节，如精神紧张时，可出汗。

知识链接

心包络，简称心包，是包在心脏外面的包膜，具有保护心脏的作用。心包络是心的外围，故邪气犯心，常先侵犯心包络。实际上，心包络受邪所出现的病证与心是一致的。如热邪内陷，出现神昏、谵语等心神的病变，称为“热入心包”；痰阻心窍，出现意识模糊，甚至昏迷不醒等症状，亦称为“痰蒙心包”。

（二）肺

肺的主要生理功能是：主气、司呼吸，主宣发肃降，通调水道，朝百脉，主治节。肺与大肠通过经脉相互络属，构成表里关系。肺在体合皮，其华在毛，开窍于鼻，在志为悲（忧），在液为涕。肺叶娇嫩，与外界息息相通，易受邪侵，被称为“娇脏”。肺在五脏中位置最高，故有“华盖”之称。

1. 肺的主要生理功能

（1）肺主气、司呼吸：肺主气包括主呼吸之气和主一身之气。

肺主呼吸之气是指肺有司呼吸的作用，是体内外气体交换的场所。人体通过肺，吸入自然界的清气，呼出体内的浊气，吐故纳新，使体内的气体不断得到交换。

肺主一身之气有两个方面的表现：一是体现在气的生成方面，特别是宗气的生成，主要依赖于肺吸入之清气与脾胃运化之水谷精气相结合而成。二是体现在对全身气机的调节作用。肺有节律的一呼一吸，对全身之气的升降出入运动起着重要的调节作用。

肺主呼吸之气和主一身之气，实际上都隶属于肺的呼吸功能。肺的呼吸调匀是气的生成和气机调畅的根本条件。如果肺气不足，不仅会引起肺呼吸功能的减弱，也会影响宗气的生成，出现呼吸无力，少气不足以息，语音低微，身倦无力等气虚不足的症状。若肺失去了呼吸功能，清气不能吸入，浊气不能呼出，宗气不能生成，人的生命也就随之而停止。

（2）主宣发肃降：所谓“宣发”，即宣通和布散之意，也就是肺气的向上升宣和向外布散。所谓“肃降”，即是清肃、洁净和下降，也就是肺气向下的通降和使呼吸道保持洁净的作用。

肺主宣发的生理作用主要体现在三个方面：一是通过肺的气化，排出体内的浊气；二是将脾所转输的津液和水谷精微上输于头面，外达于皮毛；三是宣发卫气，调节腠理的开阖，控制汗液的排泄。肺主肃降的生理作用也主要体现在三个方面：一是吸入自然界的清气；二是将由脾转输至肺的津液和水谷精微向下向内布散至其他脏腑组织；三是肃清肺和呼吸道内的痰浊等异物，以保持呼吸道的洁净。

肺的宣发和肃降，是相反相成的矛盾运动。在生理情况下相互依存和相互制约，宣发与肃降正常，则呼吸均匀调畅，水液输布正常。在病理情况下，二者的功能失去协调，就会发生“肺气失宣”或“肺失肃降”的病理变化，从而出现喘、咳嗽、咳痰等症状。

（3）通调水道：通，即疏通；调，即调节；水道，即水液运行和排泄的道路。通调水道是指肺对人体内水液的输布、运行和排泄起着疏通和调节的作用，与肺主宣发肃降的功能密不可分。人体水液的排泄，主要途径是排尿，其次为皮肤毛孔的出汗和蒸发以及呼气的散发，小部分则由痰、泪、涕、涎、唾、大便排出。肺气的宣发，可使津液输布于全身，而且主司汗孔的开阖，调节汗液的排泄；同时肺气的不断肃降，又能使水液不断下输于膀胱，使小便保持通利。在病理上，如果肺的宣发和肃降功能失常，影响通调水道的功能，就会出现小便不利、尿少、水肿等水液运行障碍的病变。

（4）朝百脉、主治节：朝，即朝向、聚会的意思；百脉，泛指全身的血脉。肺朝百脉是指全身的血液都通过血脉而聚会于肺，通过肺的呼浊吸清进行体内外气体的交换，然后通过肺气宣降运动，再将富含清气的血液通过血脉输布至全身。

“治节”，即治理和调节。肺的治节作用主要体现于四个方面：一是肺司呼吸，呼浊吸清，完成体内气体交换；二是调节气机，治理和调节全身气机的升降出入；三是助心行血，辅助心脏推动和调节血液的运行；四是调节水液的代谢，治理和调节人体津液的输布、运行和排泄。所以，肺主治节的功能是对肺的主要生理功能的高度概括。

2. 肺与体、窍、志、液的关系

（1）在体合皮，其华在毛：皮毛为一身之表，是抵御外邪侵袭的屏障。肺与皮毛的关系体现在两个方面：一是肺具有宣发卫气，输精于皮毛的生理功能，使皮毛得到卫气和水谷精微的温养和润泽，起到温养肌肤、润泽皮毛、抵御外邪、分泌汗液、调节体温等作用，故肺与皮毛关系密切。

（2）开窍于鼻：鼻为呼吸之气出入的通道，与肺相通，故肺开窍于鼻。鼻之通气和嗅觉功能依赖于肺气的作用。所以肺气和，呼吸利，则鼻窍通利，嗅觉灵敏。肺失宣发则鼻塞不通，呼吸不利，嗅觉亦差。

（3）在志为悲（忧）：忧与悲同属于肺志，“悲忧”皆为人体正常的情绪反应，过度悲忧则属不良的情绪刺激，对人体的影响主要是消耗肺气，或导致肺气的宣降运动失调。悲忧过度，可出现呼吸气短等肺气不足的症状；反之，肺气虚弱，人体对外来不良刺激的耐受能力下降，而易于产生悲忧的情绪变化。

（4）在液为涕：涕为肺宣发的津液经鼻腔分泌而成，对鼻腔起着润泽的作用而不外流。若肺失宣降则会导致涕的分泌和性状的异常：肺寒则鼻流清涕；肺热则鼻流黄涕。

（三）脾

脾的主要生理功能是：主运化、升清，生血和统血。脾与胃通过经脉相互络属，构成表里关系。脾在体合肉、主四肢，开窍于口，其华在唇，在志为思，在液为涎。脾将水谷化为精微，为后天生命活动和生成气血提供了物质保障，故与胃合称为“后天之本”“气血生化之源”。

1. 脾的主要生理功能

（1）主运化：运，即转运、输送；化，即消化、吸收。脾主运化的功能包括两个方面，即运化水谷和运化水液。

1）运化水谷：水谷，指各种饮食物。运化水谷，指脾对饮食物的消化、吸收和转输的作用。饮食物入胃后，必须依赖于脾气的气化和脾阳的温煦作用，才能把水谷化为精微，这一过程称为“化”；依赖于脾将水谷精微吸收并向全身转输，这一过程称为“运”。

脾的运化功能正常，称为脾气健运。只有脾气健运，食物消化以及精微吸收、输布正常，才能使气血生化有源，使全身脏腑组织得到充分的营养，以维持正常的生理活动。反之，脾失健运，就会引起消化、吸收和转输的障碍，发生腹胀、腹泻、食欲不振、倦怠消瘦和气血生化不足等病理变化。

2）运化水液：运化水液，也可称作“运化水湿”，是指脾对体内水液的吸收、转输作用。脾与肺、肾、三焦、膀胱等脏腑，共同维持人体水液代谢的平衡。脾位于中焦，在人体水液代谢过程中起到枢纽作用。因此，脾运化水液的功能正常，既能保证全身组织得到津液的滋养，又可防止水液在体内滞留；反之，脾运化水液的功能减退，必然导致水液代谢障碍，从而产生水湿痰饮等。

脾运化水谷和运化水湿两个方面的作用，是相互联系相互影响的，一种功能失常可导致另一方面的功能失常，故在病理上常互相影响。

（2）主升清：“升”是指脾气的运动特点以上升为主；“清”是指轻清的营养物质。“升清”，即是指脾能将水谷精微等营养物质，吸收并上输于心肺，通过心肺的作用化生气血，以营养全身。所以，脾的升清功能正常，水谷精微等营养物质才能正常吸收和输布，人体气血充盛，有生生之机。

同时，脾气升发，又能升举内脏，使机体内脏不致下垂。在病理上，如脾气不能升清，则水谷不能运化，气血生化无源，可出现神疲乏力，头目眩晕，腹胀，泄泻等症状。脾气下陷（又称中气下陷），可见久泻、脱肛，内脏下垂等病证。

（3）主生血和统血：脾主生血，指脾具有生血的功能。统，是统摄、控制的意思。脾主统血，是指脾有统摄血液，使血液循行于脉道之中而不逸出脉道之外的作用。

脾为后天之本，气血生化之源，脾运化的水谷精微是生成血液的主要物质基础。脾统血的作用是通过其固摄作用实现的，即气对血的统摄作用的具体体现。

脾气健运，气生有源，气足则能摄血，血液就不会逸出脉外；反之，脾虚失运，气生乏源，气虚则无力摄血，血液就会逸出脉外而致出血，表现为长期便血，崩漏等，称为脾不统血。

2. 脾与体、窍、志、液的关系

（1）在体合肉、主四肢：全身四肢和肌肉所需的营养都需要依靠脾运化水谷精微以供给。脾的功能正常，对肌肉、四肢的营养供应充足，则肌肉丰满壮实，四肢轻劲，灵活有力。如果脾的功能减退，营养吸收发生障碍，肌肉也随之消瘦，四肢软弱无力，甚至痿弱不用。

（2）开窍于口，其华在唇：脾在窍为口，是指人的食欲、口味与脾的运化功能密切相关。脾气健运，则食欲旺盛，口味正常。若脾有病变，就会出现食欲减退和口味异常，如纳呆，口淡乏味，口腻或口甜等。

口唇的肌肉由脾所主，因此，口唇的色泽和形态可以反映脾的功能正常与否。如果脾气健运，气血充足，营养良好，则口唇红润而有光泽；如果脾失健运，气血虚少，营养不良，则口唇淡白无华。

（3）在志为思：思，即思虑，是人类的精神、意识、思维活动的一种形式。正常限度内的思虑，是人人皆有的情志活动，对机体无不良影响。思虑过度主要影响气的正常运动，导致气滞或气结。若思虑过度，或所思不遂，气结于中焦，则影响脾主运化和升清的功能，而出现不思饮食、脘腹胀闷、头目眩晕等病证。

（4）在液为涎：涎为口津中较为清稀的部分，由脾气化生、转输和布散。涎有清洁口腔，保护口腔黏膜的作用。脾主升清，可使涎液上布于口中而不外溢；若脾胃失和，则可导致涎液的分泌失常，而见口涎自出的表现。

（四）肝

肝的主要生理功能是：主疏泄和主藏血，在体合筋，其华在爪，开窍于目，在志为怒，在液为泪。肝与胆通过经脉相互络属，构成表里关系。因为肝的生理特性是主升主动，性喜条达而恶抑郁，故又有“刚脏”之称。

1. 肝的主要生理功能

（1）主疏泄：疏，即疏通；泄，即发泄；肝主疏泄，是指肝具有舒畅、调达全身气机的作用。肝的疏泄功能主要表现在以下五个方面：

1）调畅气机：气机是指气的升降出入运动。机体的脏腑、经络、器官等活动，全赖于气的升降出入运动。肝的主升、主动的生理特点对于气机的疏通、畅达是一个重要的因素。肝的疏泄功能正常，则气血和调，经络通利，脏腑、器官等活动也就正常和调。反之，如果肝的疏泄功能异常，称为肝失疏泄，可出现两个方面的病理现象：一是肝的疏泄功能减退，通达受阻，气机郁结，称为“肝气郁结”，往往出现胸胁、两乳或少腹等某些局部的胀痛不适等病理现象；二是肝的升发太过，称为“肝气上逆”，往往出现头目胀痛，面红目赤，易怒等病理表现，甚则猝然昏倒，不省人事。

2）调畅情志：情志指人的精神情志活动，除由心神所主宰外，还与肝的疏泄功能密切相关。在正常生理情况下，肝的疏泄功能正常，肝气升发既不亢奋，也不抑郁，则人体就能较好地协调自身的精神情志活动，表现为精神愉快，心情舒畅，血气和平。若肝失硫泄，则易于引起人的精神情志活动异常，出现两个方面的病理现象。一是疏泄不及而表现为抑郁，可见闷闷不乐，多愁善虑，沉默寡言等；二是疏泄太过而表现为亢奋，可见烦躁易怒，面红目赤，头胀头痛等。

肝气的疏泄功能失常，可引起情志活动的异常，而强烈或持久的情志刺激，也可以影响肝的疏泄功能，导致肝气郁结或肝气上逆的病理变化。

3）促进消化：肝主疏泄促进消化是通过两个方面实现的，一是协调脾胃的气机升降，二是促进胆汁的分泌和排泄。若肝的疏泄功能异常，则可出现泄泻、呕逆、嗳气、脘腹胀满疼痛、便秘、口苦，甚至黄疸等。

4）调节水液代谢：水液代谢的调节主要由肺、脾、肾以及三焦等脏腑共同完成，但与肝也有密切的关系。因肝主疏泄，能调畅三焦气机，促进肺脾肾三脏调节水液的功能。

5）调节生殖功能：肝调节生殖功能主要是通过调节冲任二脉和精室来实现的。

冲脉为血海，任脉主胞胎，冲任二脉与女性生理功能密切相关。冲任二脉与足厥阴肝经相通而隶属与肝，所以肝主疏泄调节气机，又可调节冲任二脉的生理活动。若肝的疏泄功能正常，则任脉通利，冲脉充盛，女性月经、带下、妊娠、分娩都正常顺利。反之，肝失疏泄，则冲任二脉失调，气血不和，可导致经、带、胎、产之疾。

精室为男子藏精之所。肝的疏泄功能正常，气机调畅，则男子排精通畅、有度。反之，肝失疏泄，可导致精液的藏泻无度，可见性欲低下或亢奋、阳痿或阳强、精少或遗精等。

（2）主藏血：肝是藏血之脏，具有贮藏血液、调节血量和防止出血的生理功能。肝藏血的功能，首先体现在肝能贮存一定的血量，以濡养肝脏，并制约肝之阳气，防止其升腾太过，以维护肝主硫泄功能的正常进行。其次，肝贮存一定量的血液，在肝主疏泄功能的配合下，可根据人体生理变化的情况，有效地调节各部分组织器官的血液需要量，人动则血行于诸经，人静则血归于肝。此外，肝主藏血还有肋于血液收摄于血脉之中，以防止人体出血。所以，肝不藏血，不仅可出现肝血不足、阳气升泄太过等病变，而且还可导致各种出血。

2. 肝与体、窍、志、液的关系

（1）在体合筋，其华在爪：筋即筋膜，附着于骨而聚于关节，是联结关节、肌肉的一种组织。筋的收缩弛张，能使关节活动自如。肝之所以主筋，是因为全身筋膜的营养需依靠肝血的供给。肝血充盈，筋膜得以充分的濡养，才能运动自如。若肝血不足，血不养筋，筋力不健，可出现肢体麻木，屈伸困难，甚则手足震颤，抽搐等症状。

爪即爪甲，包括指甲和趾甲，乃筋之延续，故称“爪为筋之余”。肝血的盛衰可影响爪甲的荣枯。肝血充足，则爪甲红润光泽，坚韧明亮。若肝血不足，则爪甲枯而色夭，软薄甚则变形易脆裂。

（2）开窍于目：肝之经脉上联于目系。双目得肝血的濡养才能发挥正常的视觉功能。若肝的功能正常，则眼睛视物清楚。若肝有病变，往往表现于目。如肝血不足，目失所养，则两目干涩，视物不清或夜盲；肝火上炎，则目赤肿痛；肝经风热，则目红痒痛；肝风内动，则目斜上视。

(3) 在志为怒：怒是人们在情绪激动时的一种情志变化。怒在一定限度内是情绪的宣泄，对维护人体的生理平衡具有重要意义。但若大怒不解，就成为一种不良的刺激，可使肝气上逆而见头胀头痛，甚则血随气升而见呕血、昏厥；或郁怒不解，则易导致肝气郁结，表现为心情抑郁，闷闷不乐，称为“郁怒伤肝”。

(4) 在液为泪：肝开窍于目，泪为目睛之液，故泪为肝之液。若肝之气血调和，目睛中津液满溢，则能濡润双目，从而起到保护眼睛的作用。若肝的功能失常，则可导致泪液分泌异常，如肝血不足，常见两目干涩；如风火赤眼，肝经风热，可见目眵增多、迎风流泪等。

（五）肾

肾的主要生理功能是：藏精，主生长、发育、生殖和主水及纳气。肾在体合骨，生髓，开窍于耳及二阴，在志为恐，在液为唾。肾与膀胱通过经脉相互络属，构成表里关系。由于肾藏有“先天之精”，为脏腑阴阳之本，生命之源，故称肾为“先天之本”。

1. 肾的主要生理功能

(1) 藏精，主生长发育与生殖：精是指维持人体生命活动的基本物质，分为“先天之精”和“后天之精”两类：先天之精，受之于父母，从胚胎开始到老死，不断地在滋生化育，是人体生命的基础，与肾气的关系最为密切。后天之精，又称五脏六腑之精，是由脾胃化生并灌溉于五脏六腑的水谷之精。二者有着相互依存、相互资生的关系。肾藏精，指肾的主要功能是把先天之精和后天之精都贮藏起来，相互结合而成肾中精气，是人体生长、发育、生殖、推动和调控脏腑功能的本源。

肾中精气之盛衰，与人体的生长、发育和生殖能力有密切的关系。人从幼年开始，随着肾的精气逐渐充盛，就有齿更发长的变化；发育到青春时期，肾的精气充盛，产生了一种叫做“天癸”的物质，它能促进性的发育成熟，使女子开始按期排卵，男子泄精，机体开始有了生殖能力；进入老年之后，肾中精气衰弱，“天癸”衰少直至衰竭，女子月经停止，性功能也随之减退，生殖能力逐渐丧失，人体也就逐渐衰老。所以肾中精气的盛衰，关系到人的生长、壮盛和衰老的整个过程。

肾精化为肾气，肾气又分为肾阴和肾阳两个方面：肾阴对机体各脏腑起着滋润、宁静、抑制的作用，肾阳对机体各脏腑起着温煦、推动、兴奋的作用，二者相互制约，相互为用，共同维护各脏腑的阴阳平衡，保证机体代谢和生理活动的正常进行。在病理上，若肾阴不足，可出现五心烦热、潮热盗汗、耳鸣、遗精早泄等症状；若肾阳虚弱，可出现形寒肢冷、疲惫乏力、小便清长、性功能减退等症状。

(2) 主水：“肾为水脏”，肾主水是指肾在调节体内水液平衡方面起着极为重要的主宰作用。肾对体内水液的调节，主要是通过肾的气化作用来实现的。肾的气化正常，则开阖有度。开，则水液得以输出和排泄；阖，就是关闭，储存一定量的水液于体内，以供生理活动的需要。如果肾的气化失常，就会引起水液代谢的障碍。若阖多开少，可引起小便的生成和排泄障碍，出现尿少、水肿等症。若开多阖少，可引起气不化水，出现小便清长、尿频量多等症。

(3) 主纳气：纳；即受纳、固摄。肾主纳气，是指肾有摄纳肺吸入之气，保持吸气深度，防止呼吸表浅的作用。人体的呼吸运动虽为肺所主，但吸入之气必须下归于肾，呼吸功能才能通畅、调匀。正常的呼吸运动是肺肾之间相互协调的结果。所以说，“肺为气之主，肾为气之根，肺主吸气，肾主纳气。”肾主纳气，对人体的呼吸运动具有重要意义。肾中精气充盛，摄纳有权，则呼吸均匀和调；反之，肾中精气不足，摄纳无权，则呼吸表浅，可出现动辄气喘、呼多吸少的病理现象，称为“肾不纳气”。

2. 肾与体、窍、志、液的关系

（1）在体合骨，生髓，其华在发：肾主藏精，精能生髓，髓居骨中，所以肾精充足，则骨髓化生有源，骨骼得到髓的充分滋养而坚固有力。如果肾精虚少，则骨髓化源不足，骨失髓养，在小儿则囟门迟闭，骨软无力；在老人则骨质脆弱，易于骨折。

“齿为骨之余”。齿与骨同出一源，也是肾精所充养。牙齿的生长和脱落与肾精的盛衰关系密切，所以肾中精气充沛，牙齿则坚固而不易脱落；若肾中精气不足，在小儿则牙齿生长迟缓，在成人则牙齿松动或过早脱落。

发的生长赖血以养，故称“发为血之余”。精与血互为资生，肾精足则血旺，血旺能使毛发得到充分的润养。发为肾之外候，发的生长状态是肾中精气盛衰的反映：青壮年肾气充足，头发茂密黑亮；老年人肾气虚衰，头发变白而稀少。

（2）开窍于耳及二阴：耳的听觉灵敏与否，与肾中精气的盈亏有密切关系，故肾在窍为耳。《灵枢》中说：“肾气通于耳，肾和则耳能闻五音矣。”如果肾的精气不足，则会出现耳鸣，听力减退。老年人肾的精气虚衰，故多见耳聋失聪。

二阴，即前阴与后阴。前阴是指外生殖器，有排尿和生殖的作用；后阴是指肛门，有排泄粪便的功能。人的生殖功能和大小便的排泄都与肾有关。如肾阳不足，既可引起排尿异常，如尿少、尿闭或尿频；也可引起阳虚泄泻或阳虚便秘；还可以导致生殖功能的减退，如阳痿、早泄。

（3）在志为恐：恐是人们对事情惧怕所产生的一种情绪反应。惊、恐同为肾志，是人体对外界刺激的一种心理反应，人人都有。过度的惊恐则可伤肾，而导致气机逆乱，肾之封藏失职，出现二便失禁或遗精滑泄。所以说“恐伤肾”“恐则气下”。

（4）在液为唾：唾是口津中较为稠厚的部分，为肾精所化，具有润泽口腔，帮助消化的作用。唾液下咽而不吐，可充养肾精；多唾、久唾则可耗伤肾精。

二、六腑

六腑，即胆、胃、小肠、大肠、膀胱、三焦的总称。它们的共同生理功能是受盛和传化水谷。其生理特点是“泻而不藏”“实而不满”。故有六腑以降为顺，以通为用之说，突出强调“通”“降”二字。若通或降的太过与不及，均属病态。

（一）胆

胆的主要生理功能是：贮存和排泄胆汁。胆汁来源于肝，它由肝形成和分泌出来，贮藏于胆腑，由于肝的疏泄作用，使之排泄，注入肠中，以促进饮食物的消化。若肝胆的功能失常，胆汁的分泌与排泄受阻，就会影响脾胃的消化功能，而出现厌食、腹胀、腹泻等症。若胆汁上逆，则可见口苦、呕吐黄绿苦水。若湿热蕴结肝胆，以致肝失疏泄，胆汁外溢，浸渍肌肤，则发为黄疸。

此外，胆具有主决断的功能。决断属于思维的范畴。胆主决断，是指胆具有判断事物并作出决定的作用。胆的这一功能可以防御和消除某些精神刺激的不良影响，以维持和控制气血的正常运行，确保各脏腑之间的协调关系。

（二）胃

胃的主要生理功能是：受纳与腐熟水谷。胃以降为和。胃称“胃脘”，分上、中、下三部。

1. 胃主受纳、腐熟水谷　受纳，是接受和容纳的意思。腐熟，是饮食物经过胃的初步消化，形成食糜的意思。饮食物从口而入，经过食管，容纳于胃腑，故称胃为“太仓”“水谷之海”。胃把所受纳的水谷腐熟消磨，变成食糜，经过初步消化，下传于小肠，其精微物质经脾之运化而营养全身。所以，胃虽有受纳和腐熟水谷的功能，但必须和脾的运化功能配合，脾与胃分工合作，把水谷精气源源不断地供给人体各脏腑组织，成为人体的营养源泉，所以合称脾胃为“后天之本”。胃的受纳功能常被概括为“胃气”。人体后天营养的补给，主要取决于“胃气”的盛衰。若胃有病变，影响胃的受纳功能，可见纳呆、厌食、胃脘胀闷等症；影响胃的腐熟功能，则出现胃脘疼痛，嗳腐食臭等食滞胃脘之候。

2. 胃主通降，以降为和　饮食物入胃，经过胃的腐熟、初步消化后，下行于小肠，再经过小肠的分清泌浊，其浊者下移于大肠，变为大便排出体外。这是由胃气下行作用而完成的。所以胃气贵于通降，以下行为顺。任何原因造成的胃气不降，满而不痛等病证，皆属胃气不降所致。中医的藏象学说以脾升胃降来概括整个消化系统的功能。脾升胃降，彼此协调，共同完成饮食物的消化吸收。因此，胃的通降作用，还包括小肠、大肠的传化功能在内。

（三）小肠

小肠的主要生理功能是：受盛化物和泌别清浊。

1. 受盛化物　受盛，即是接收，以器盛物的意思；化物，具有变化、消化、化生的意思。小肠的受盛化物功能主要表现在两个方面：一是指小肠盛受了由胃下移而来初步消化的饮食物，起到容器的作用；二是指经胃初步消化的饮食物，在小肠内必须停留一定的时间，以利小肠对其进一步消化和吸收，将水谷化为可以被机体利用的营养物质。若小肠受盛功能失调，可见腹部疼痛等症；如化物功能失常，则表现为腹胀，腹泻，便溏等症。

2. 泌别清浊　泌，即分泌；别，即分别。所谓泌别清浊，是指小肠对盛受胃中的饮食物，再进一步消化的同时，随之进行分清泌浊的过程。分清，就是将饮食物中的精华部分进行吸收，再通过脾升清散精的作用，输布全身，以供营养。同时，也吸收大量清净的水液经脾的转输，肺的宣降通调，在肾的气化作用下，将剩余的水渗入膀胱，形成尿液，排出体外。泌浊，即是将饮食物的残渣糟粕，传送到大肠，形成粪便，排出体外。小肠分清别浊的功能正常，则水液和糟粕各走其道，而二便正常。若小肠功能失调，清浊不分，即可出现便秘泄泻，小便短少等。

（四）大肠

大肠的主要生理功能是：传化糟粕。

食物的残渣由小肠下注于大肠，经大肠吸收其中剩余的水液，使之变化为成形的粪便，最后经肛门排出体外。大肠是传导糟粕的通道，又有吸收水液使糟粕变化成形的作用。如果大肠传导功能失常，不能吸收水液，则会出现大便溏泄、肠鸣等症；大肠津亏，可见大便秘结。

（五）膀胱

膀胱的主要生理功能是：贮尿和排尿。

尿液为水液在肾气的气化作用下所化生，下输于膀胱，由膀胱贮存。尿液在膀胱内贮留至一定程度时，即可排出体外。膀胱的贮尿和排尿功能受肾气的调控。肾气充盛，则膀胱开阖有度，尿液可及时地从溺窍排出体外；若肾气不固，则可出现遗尿，甚则小便失禁；若肾气气化失司，则可出现排尿不畅，严重者可出现癃闭。

（六）三焦

1. 三焦部位的划分及功能特点

（1）三焦部位的划分：三焦是上焦、中焦、下焦的合称。膈以上为上焦，包括心与肺；横膈以下到脐为中焦，包括脾与胃；脐以下至二阴为下焦，包括肝、肾、大小肠、膀胱、女子胞等。其中肝脏，按其部位来说，应划归中焦，但因其与肾关系密切，故将肝和肾一同划归下焦。

（2）三焦的功能特点

1）上焦如雾：上焦如雾是指上焦主宣发卫气，敷布精微的作用。上焦接受来自中焦脾胃的水谷精微，通过心肺的宣发敷布，布散于全身，发挥其营养滋润作用，若雾露之溉，故称“上焦如雾”。

2）中焦如沤：中焦如沤是指脾胃运化水谷，化生气血的作用。所谓“沤”，即是形容水谷腐熟时的泡沫浮游时的状态。胃受纳腐熟水谷，由脾之运化而形成水谷精微，以此化生气血，并通过脾的升清转输作用，将水谷精微上输于心肺以濡养周身。因为脾胃有腐熟水谷、运化精微的生理功能，故喻之为“中焦如沤”。

3）下焦如渎：下焦如渎是指肾、膀胱、大小肠等脏腑主分别清浊，排泄废物的作用。下焦将饮食物的残渣糟粕传送到大肠，变成粪便，从肛门排出体外，并将体内剩余的水液，通过肾和膀胱的气化作用变成尿液，从尿道排出体外。这种生理过程具有向下疏通，向外排泄之势，故称“下焦如渎”。

2. 三焦的主要生理功能　通行元气和水液。

三焦是气和水液升降出入的通道，又是气化活动的场所，也可以说是通行元气和水谷运行的道路。元气，是人体最根本的气。元气根于肾，通过三焦而输布到五脏六腑，充沛于全身，以激发、推动各个脏腑组织的功能活动，所以说三焦是元气运行的通道。人体的饮食水谷，特别是水液的运化吸收、输布与排泄，都是以三焦为通道来完成的。

思考题

1. 何为藏象和藏象学说？
2. 五脏的主要生理功能是什么？
3. 六腑的主要生理功能是什么？

（郭　梅）

第四节　气血精津液

气、血、精、津液是构成人体和维持人体生命活动的基本物质，其生成和代谢有赖于脏腑经络组织的生理活动，而脏腑经络等组织的生理活动又必须依靠气的推动、温煦等作用，精、血、津液的滋养和濡润。因此，气、血、精、津液与脏腑经络等组织器官有着密切的关系。

知识链接

在气、血、津液学说中，气、血、津液等虽然是生命的基本物质，属于生命科学的具体物质概念。但是，我们理解其内涵时，必须按中国传统的有体有用，体用如一的思维模式来认识，把气、血、津液理解为实体及其作用、功能、属性的辩证统一。

一、气

（一）气的概念

气，在古代是人们对于自然现象的一种朴素认识。早在春秋战国时期的唯物主义哲学家，就认为“气”是构成世界的最基本物质；宇宙间的一切事物，都是由气的运动变化而产生的。这种朴素的唯物主义观点被引进医学领域，在中医学中逐渐形成了气的基本概念。

气是构成人体的最基本物质，所以，《素问》说：“人以天地之气生，四时之法成”“天地合气，命之曰人”。人是自然界发展到一定阶段的必然产物，也就是“天地之气”的产物。气是构成世界的最基本物质，所以，人的形体构成也是以气为物质基础的，故《医门法律》说：“气聚则形成，气散则形亡。”

气又是维持人体生命活动的最基本物质。人生存于自然界中，人的生长、发育和各种生命活动都需要与周围环境进行物质和能量的交换。如需要从自然界中摄取饮食水谷（水谷之气）；从自然界中吸取氧气（呼吸之气）等。这些自然之气被摄入人体，经过代谢后能够发挥各种生理功能，维持人的生命活动。所以，气是维持人的生命活动的最基本物质。

中医理论中，气还有其他的含义，如脏腑之气，即心气、肺气、脾气、肝气、肾气、胃气等，专门指代各脏腑的功能活动；经络学说中的经络之气，专门指代经络的功能；六气，专门指代正常气候；邪气，专门指代致病因素；温病学中的气分，专门指代外感热病发展过程中的一个病理阶段等。

（二）气的生成

人体之气，来源有二：一是禀受于父母的先天之精气；二是饮食物中的水谷之精气和自然界的清气，称为后天之气。先天之气与后天之气相合而成为一身之气。在气的生成过程中，肺司呼吸、脾主运化和肾藏精气的生理功能必须综合作用，协调平衡，其中脾胃的运化功能尤为重要。因为人体必须依赖脾胃化生的水谷精气以营养全身，才能维持生命活动；先天之精气必须依赖于水谷之精气的充养，才能发挥其生理功能。

（三）气的分类

人体的气，根据其主要来源、分布部位和功能特点又可划分为元气、宗气、营气、卫气等。

1. 元气　又名“原气”“真气”，是人体生命活动的原动力。与其他气相比，元气是人体最基本、最重要的气。

生成：从父母禀受先天之精气，经肾的化生作用和水谷精微的滋养而成，所以元气来源于先天，滋养于后天。

分布：元气是通过三焦而流行于全身的。内至脏腑，外达肌肤腠理，都是以三焦为通道而作用于机体的各个部分。

主要功能：元气能推动人体的生长发育；温煦和激发各个脏腑、经络等组织器官的生理活动，是人体生命活动的原动力，是维持生命活动的最基本的物质。因此，元气越充沛，脏腑就越强盛，身体也就越健康。反之，如果元气衰惫，就会为疾病的发生造成了内在的条件。

2. 宗气　是积于胸中之气，宗气在胸中积聚之处，称作“上气海”。

生成：由脾胃化生的水谷之气和肺吸入的自然界的清气相结合而成。

分布：积于胸中“上气海”。

主要功能：表现在两个方面，一是行呼吸，上出咽喉，有促进肺的呼吸运动的作用，并与语言、声音的强弱有关；二是行气血，贯心脉，有协助心气推动心脉的搏动，调节心律、心率的作用，并能影响肢体的活动和寒温。

3. 营气

生成：饮食水谷在脾胃的作用下，化生为精微，并由脾上输于肺，水谷精微中精专的部分进入脉道，成为营气。

分布：营气出于中焦，经肺进入经脉后，沿十四经脉依次循行，周流于全身。

主要功能：表现在两个方面：一是化生血液。营气经肺注入脉中成为血液的组成成分之一。二是营养全身。营气循脉流注全身，为脏腑、经络等生理活动提供营养物质，营运全身上下内外，流乎于中而滋养五脏六腑，布散于外而灌溉皮毛筋骨。

4. 卫气　是行于脉外，具有保卫功能的气。卫气与营气相对而言，属于阳，故又称“卫阳”。

生成：由脾胃化生的水谷精微，上输于肺，在肺的作用下，水谷精微中慓疾滑利的部分被敷布到经脉之外，成为卫气。

分布：由于卫气“慓疾滑利”，活动力特别强，流动很迅速。所以，它不受脉管的约束，运行于皮肤、分肉之间。

主要功能表现在三个方面：一是护卫肌表，防御外邪入侵；二是温养脏腑、肌肉、皮毛等；三是调控腠理的开合，汗腺的排泄，以维持体温的相对恒定等。

（四）气的运动

人体的气是不断运动着的、具有很强活力的精微物质。它流行于全身各脏腑、经络等组织器官，无处不到。由于气在人体内不断地运动，所以能推动和激发人体的各种生理活动。

气的运动称为“气机”。气的运动形式虽多种多样，但一般可归纳为四种基本运动形式：升、降、出、入。升，是气由下向上运动；降，是气由上向下运动；出，是气由内（体内）向外（自然界）的运动；入，是气由外向内的运动。气的升降出入运动，是人体生命活动的根本，气的运动一旦停止，也就意味着生命活动的终止。

（五）气的功能

气是维持人体生命活动的根本，它对于人体具有十分重要的作用，概括起来，主要有以下五个方面：

1. 推动作用　是指气的激发和推动的功能。气是活力很强的精微物质，它能激发和促进人体的生长发育以及各脏腑、经络等组织器官的生理功能；能推动血的生成、运行，以及津液的生成、输布、排泄等。当气的推动作用减弱时，可影响人体的生长、发育或出现早衰，亦可使脏腑、经络等组织器官的生理活动减退，出现血和津液的生成不足，运化迟缓，输布、排泄障碍等病理变化。

2. 温煦作用　是指气有温暖、熏蒸的作用。气的这一功能对人体有着重要的生理意义。人体正常体温的恒定，需要气的温煦作用来维持；各脏腑、经络等组织器官的生理活动，需要在气的温煦作用下进行；血和津液等液态物质，也需要在气的温煦作用下进行正常的循环。

3. 防御作用　是指气有卫护肌肤，抗御邪气的作用。《素问》说："邪之所凑，其气必虚。"气的防御作用，一方面可以抵御外邪的入侵；另一方面还可以驱邪外出。所以，气的防御功能正常时，邪气不易侵入；或虽有邪侵入，也不易发病；即使发病，也易愈。当气的防御功能减弱时，机体抵御邪气的能力降低，一方面机体易患疾病；另一方面患病后难愈。所以，气的防御功能与疾病的发生、发展、转归都有着密切的关系。

4. 固摄作用　是指气对体内的血、津液、精液等液态物质具有防止其无故流失的作用。具体表现在固摄血液，可使血液循脉而行，防止其溢于脉外；固摄汗液、尿液、精液等，控制其分泌排泄量，以防止其异常丢失。如气不摄血，可导致各种出血；气不摄津，可导致自汗、多尿等症；气不固精，可出现遗精、早泄等症。

5. 气化作用　是指气具有通过运动而产生和促进各种物质和能量变化的功能。体内精微物质的相互化生、精微物质转化为各种功能，以及体内废物的排泄等，都依赖于气化。气的这种运动变化及其发生的伴随能量转化的过程，即气化过程。气化运动是生命最基本的特征。如果气化作用失常，则能影响整个物质代谢过程。如影响饮食物的消化吸收；影响气、血、津液的生成、输布；影响汗液、尿液和粪便的排泄等，从而形成各种代谢异常的病变。

二、血

（一）血的概念

血是循行于脉管中的红色的液态样物质，是构成人体和维持人体生命活动的基本物质之一。

脉管是血液循行的管道，又称"血府"。在某些因素的作用下，血液不能在脉管内循行而溢出脉外时，即是出血。因血已离开脉管，故又称"离经之血"，离经之血积于体内则成"瘀血"，"瘀血"已丧失了血的生理功能。

（二）血的生成

血主要来源于脾胃化生的水谷精微。水谷精微所化生的营气和津液是血液的主要组成部分。此外，肾中精气也是生血的物质基础，即精血同源，精可化血。

（三）血的功能

血具有营养和滋润全身的生理功能。血在脉中通行，内而五脏六腑，外而皮肉筋骨，如环无端，运行不息，不断地将营养物质输送到全身各脏腑组织器官，借以发挥营养和滋润作用，以维持正常的生理活动。

血是神志活动的物质基础。气血充盈，才能神志清晰，精神旺盛。所以，不论何种原因所形成的血虚、血热或运行失常，均可出现不同的神志症状，如精神衰退、健忘、多梦、失眠、烦躁，甚则可见神志恍惚，惊悸不安，以及谵妄、昏迷等神志失常的临床表现。

（四）血的循行

血液在生理情况下循行于脉中，沿脉管流行于全身各处，环周不息，运行不止。心主血脉是血行的动力。血液能正常地在脉管中沿一定方向循行，主要靠心气的推动作用。血液正常的运行，还与其他某些脏器生理功能的协调平衡密切相关。如：肺主一身之气，肺与宗气的生成有密切的关系，而宗气的功能之一，是贯心脉以行血气。脾主统血，脾气统摄血液，使之不致溢于脉外。肝主藏血，具有贮藏血液和调节血量的功能。根据人体活动量大小的不同，调节脉管中的血液流量，使脉中循环血液维持在一个恒定的水平。此外，脉道是否通利，血液或寒或热等，更是直接影响着血液运行的迟速。

三、精

（一）精的概念

精是体内的一类精微物质。其基本含义有广义和狭义之分。广义的精，泛指构成人体和维持生命活动的精微物质，包括精、血、津、液在内。狭义的精，指肾藏之精，即生殖之精，是促进人体生长、发育和生殖功能的基本物质。

（二）精的生成

人之精根源于先天而充养于后天，故从精的生成来源而言，有先天与后天之分。

1. 先天之精　先天之精禀受于父母，是构成胚胎的原始物质。父母生殖之精结合，形成胚胎之时，便转化为胚胎自身之精，胚胎形成之后在女子胞中，直至胎儿发育成熟，胞中气血全赖母体摄取的水谷之精而化生。因此，先天之精为原始生命物质，主要秘藏于肾。

2. 后天之精　后天之精来源于水谷，又称“水谷之精”。人出生后，要依赖脾胃运化水谷之精微，输布到五脏六腑而成为五脏六腑之精，以维持脏腑的生理活动。由于这部分精微来源于后天，故称为后天之精。

人体之精虽有先天和后天之分，但两者相互依存，相互促进，共同保持人体之精气充盈。先天之精必须不断得到后天之精的充养才能维持正常的生理作用，而后天之精的生成要依靠先天之精的活力资助。

（三）精的功能

精是构成人体和维持人体生命活动的精微物质，其生理功能如下：

1. 繁衍生殖　生殖之精与生俱来，为生命起源的原始物质，具有生殖以繁衍后代的作用。由先天之精和后天之精合化而成的生殖之精藏于肾中，组成肾中精气，随着肾中精气的不断充盛，形体逐渐发育成熟，便产生了具有生殖能力的精，称为“天癸”。由此可见，精是繁衍后代的物质基础，肾精充足，则生殖能力强；肾精不足，则会影响生殖能力。

2. 生长发育　先天之精和后天之精结合归藏于肾成为肾精，推动、激发、促进机体生长发育。随着精气由盛而衰的变化，人呈现出生、长、壮、老、已的生命运动规律。若肾精不足，可表现为生长发育迟缓或早衰。

3. 生髓化血　肾藏精，精生髓。肾精充足，则骨髓得养，脑髓充足；若肾精亏虚，可导致骨骼失养、脑海空虚的病证。齿为骨之余，牙齿亦赖肾精生髓而充养，肾精充足则牙齿坚固而有光泽。精生髓，髓可化血，精足则血充，故有“精血同源”之说。若肾精亏虚，可导致血虚的病证。

4. 濡润脏腑　人以水谷为本，受水谷之气以生；饮食经脾胃消化吸收，转化为精；水谷精微不断地输布到五脏六腑，起着滋养作用，维持人体的正常生理活动。其剩余部分则归藏于肾，储以备用：肾中所藏之精，既贮藏又输泄，如此生生不息。中医有“久病必穷肾”之说，故疾病末期常补益肾之阴精以治。

四、津液

（一）津液的概念

津液是机体一切正常水液的总称。包括各脏腑组织器官的内在体液及其正常的分泌物，如胃液、肠液和涕、泪等。津液也是构成人体和维持人体生命活动的基本物质。

（二）津液的生成、输布和排泄

津液的生成与输布是由众多脏腑共同参与的复杂的生理过程。

1. 津液的生成　津液来源于饮食水谷，是通过脾、胃、小肠、大肠消化吸收饮食中的水分和营养而生成的。具体过程包括：通过胃对饮食物的受纳腐熟，“游溢精气”，吸收水谷中的部分精微；小肠的受盛化物，分清别浊，主液，吸收水谷中的大部分营养物质和水分；大肠的传导化物、主津，吸收食物残渣中的残余水分，然后胃、小肠、大肠协同将水液“上输于脾”，在“脾气散精”、主运化的作用下转化为津液。

2. 津液的输布　主要是在脾的转输、肺的宣降、肾的气化以及三焦的通利等多个脏腑生理功能的综合作用下完成的。脾主运化水谷精微和运化水液，通过脾的转输和“散精”功能，一方面将津液上输于肺；另一方面将津液向四周布散并通注全身。肺主行水，通调水道，为水之上源。肺接受从脾转输而来的津液后，一方面通过宣发作用，将津液输布于人体上部诸窍和肌表皮毛；另一方面通过肺的肃降作用，将津液输布至肾与膀胱。肾对津液的输布起着主宰作用，表现在两方面：一是肾中阳气的蒸腾气化作用是脾散精、肺通调水道，以及小肠泌别清浊作用的动力，推动着津液的输布；二是由肺下输至肾和膀胱的水液，通过肾阳的蒸腾气化作用，其清者经三焦上输于肺而散布全身，其浊者化为尿液，注入膀胱，排出体外。三焦有疏通水道，运行水液的作用，是水液运行输布的道路。脾、肺、肾对津液的输布都是在三焦进行的，只有三焦通利，水液升降出入之运行输布才能正常进行。

3. 津液的排泄　主要是通过肺将宣发至体表的津液化为汗液，并在呼气时带走部分水分；肾将水液蒸腾气化生成尿液并排出体外；大肠排出的粪便中也带走一定的水分。其中，以尿液的排泄最为重要，因为尿液排泄量的多少，在维持全身水液代谢平衡中起着极其关键的作用。

总之，人体津液的代谢依赖诸多脏腑组织器官，其中以肺、脾、肾三脏最为重要。若肺脾肾功能失调，均可影响津液的生成、输布和排泄，从而破坏津液代谢的平衡，导致伤律、脱液等津液不足的病变，或形成内生水湿、水肿、痰饮等水液停聚的病理变化。

（三）津液的功能

津液主要有滋润、濡养的作用。布散于体表的津液能滋润皮毛肌肤；进入体内的津液能滋润脏腑；输注于孔窍的津液（如泪、涕、唾液等）能滋润眼、鼻、口等孔窍；流入关节的津液能滑利关节；渗入于骨的津液能滋润和充养骨髓与脑髓。

另外，津液还有化生血液、调节阴阳、排泄废物的作用。

五、气血精津液之间的关系

气、血、精、津液均是构成人体和维持人体生命活动的基本物质，均赖脾胃化生的水谷精微不断地补充，在脏腑组织的功能活动和神的主宰下，它们之间又相互渗透、相互促进、相互转化。在生理功能上，又存在着相互依存、相互制约和相互为用的密切关系。

（一）气与血的关系

气和血的关系可概括为“气为血之帅，血为气之母”。

1. 气对血的作用

（1）气能生血：是指气的运动变化是血液生成的动力。从摄入的饮食物转化成水谷精微，从水谷精微转化成营气和津液，从营气和津液转化成赤色的血，其中每一个转化过程都离不开气的运动变化。

（2）气能行血：指气的推动作用是血液循行的动力。气一方面可以直接推动血行，如宗气；另一方面又可促进脏腑的功能活动，通过脏腑的功能活动推动血液运行。总之，气行则血行，气虚或气滞则血瘀。

（3）气能摄血：即气对血的统摄作用。气的固摄作用使血液正常循行于脉管之中而不逸于脉外。气摄血实际上是脾统血的作用。

2. 血对气的作用　即血为气之母。血为气之母的含义有二：其一，血能生气。血不断地为气的生成和功能活动提供水谷精微，所以血盛则气旺，血衰则气少。其二，血能载气。气存于血中，赖血之运载而布达全身。如果血不载气，则气将飘浮不定，无所归附。所以在临床上，每见大出血之时，气亦随之而涣散，形成气随血脱之候。

（二）气与精的关系

1. 精能化气　精藏于肾，肾精充盛，不断地供给五脏六腑，以促进脏腑的生理活动。五脏六腑的功能正常，则元气方能化生不已。精足则气盛，精少则气衰。故临床精虚及失精患者常见到气虚的症状。

2. 气能生精　气的气化功能旺盛则能促进精的化生。只有五脏六腑之气充足，功能正常，才可以运化吸收水谷精微，使五脏六腑之精充盈，流注于肾而藏。

（三）气与津液的关系

1. 气对津液的作用　表现为气能生津、行津和摄津三个方面。

（1）气能生津：气是津液生成与输布的物质基础和动力。津液源于水谷精气，而水谷精气赖脾胃之腐熟运化而生成。气推动和激发脾胃的功能活动，使中焦之气旺盛，运化正常，则津液充足。所以，津液的生成、输布和排泄均离不开气的作用。故三焦之气失职，则津液停聚而为痰湿或水肿。

（2）气能行津：指气的运动变化是津液输布排泄的动力。气的升降出入运动作用于脏腑，表现为脏腑的升降出入运动。脾、肺、肾、肝等脏腑的升降出入运动完成了津液在体内的输布、排泄过程。若气虚、气滞，可致津液停滞，称为“气不化水”；津液停聚，又可致气机不利，称为“水停气滞”，二者常互为因果。

（3）气能摄津：是指气的固摄作用控制着津液的排泄。体内的津液在气的固摄作用控制下维持一定的量。若气的固摄作用减弱，则体内津液任意经汗、尿等途径外流，出现多汗、漏汗、多尿、遗尿的病理现象。

2. 津液对气的作用　“水可化气”，水谷化生的津液，通过脾气升清散精，上输于肺，再经肺之宣降通调水道，下输于肾和膀胱。在肾阳的蒸腾下，化而为气，敷布于脏腑，发挥其滋养作用，以保证脏腑组织的正常生理活动。此外，津液是气的载体，气必须依附于津液而存在，否则就将涣散不定而无所归。因此，津液的耗失必导致气的耗损。如暑热伤津耗液，不仅口渴喜饮，还可见少气懒言、肢倦乏力等气虚之候。

（四）血与津液的关系

血和津液都来源于饮食物，由脾胃运化的水谷精微所化生，均有滋润和濡养作用，都是液态样物质，同属于阴。二者可相互渗透、相互转化，存在着极其密切的关系，故有“津血同源”之说。如大失血时，脉中血少，脉外的津液可大量渗入脉内以补充血量，因而导致脉外津液的不足，出现口渴、尿少、皮肤干燥等症，即耗血伤津；反之，津液大量耗损时，不仅渗入脉内的津液不足，甚至脉内血中的津液亦可渗出脉外，使血液量减少，形成血脉空虚，导致津枯血燥的病变，即所谓“夺血者无汗，夺汗者无血”之说。

（五）血与精的关系

1. 精能生血　精是化生血液的基本物质之一。五脏之精融入血液，则化而为血。血旺则精充，血亏则精衰。由于肾主藏精，所以肾精化血的意义重大。肾精化血，荣养毛发，故称肾“其华在发”。因此，肾精亏耗可导致血虚，出现毛发枯槁、脱落的症状。

2. 血能化精　血液流于肾中，与肾精化合而成为肾所藏之精。由于血能化精，血旺则精充，血亏则精衰。临床上常见血虚之侯往往伴随肾精亏损之象。

总之，气、血、精、津液与脏腑的关系是密不可分的，并经常保持相对平衡的状态，在人体生命活动中构成了一个完整的环节。

思考题

1．气的功能有哪些?

2．津液的输布与哪些脏腑有关?

3．简述气与血的关系。

（郭　梅）

第五节　经络腧穴

一、经络腧穴概述

经络腧穴是阐述人体经络系统的循行分布及其与脏腑、腧穴的相互关系，分析腧穴的类别、位置、主治病证和针刺方法，广泛应用于临床辨证、用穴，是中医针灸、推拿、保健等治法的基础。

【经络概述】

（一）经络的基本概念

经络是经脉和络脉的总称。经络是运行全身气血，联络脏腑形体官窍，沟通上下内外，感应传导信息的通路系统，是人体结构的重要组成部分。经络的功能活动表现为经气。

经络学说是研究人体经络系统的概念、构成、循行分布、生理功能、病理变化及其与脏腑形体官窍、气血精神之间相互联系的基础理论，是中医学理论体系的重要组成部分。

（二）经络系统的形成

经络系统是由经脉、络脉和连属部分组成的（表 2-5）。

1. 经脉

（1）十二经脉：即手三阴经、手三阳经、足三阴经、足三阳经，合称十二经脉，又称十二正经，是气血运行的主要通道。十二经脉有明确的起止、循行路线和交接顺序，在肢体的分布和走向有一定的规律，与脏腑有直接的络属关系。

（2）奇经八脉：即督脉、任脉、冲脉、带脉、阴跷脉、阳跷脉、阴维脉、阳维脉的合称，有统率、联络和调节十二经脉中气血的作用。

（3）十二经别：是从十二经脉别出的经脉。它们分别起于四肢肘膝关节以上部位，加强十二经脉中互为表里两经的联系，并能通达某些正经未及的器官和形体部位，可以补正经之不足。

2. 络脉

别络：是较大的络脉。十二经脉和任督二脉各有一条别络，再加上脾之大络，共为十五别络。其功能是加强表里两经在体表的联系。

浮络：是循行于体表部位的络脉。

孙络：是最细小的络脉。

3. 连属部分

十二经筋：是十二经脉之气“结、聚、散、络”于筋肉、关节的体系，有联缀百骸、主司关节运动的作用。

十二皮部：是十二经脉的活动反映于皮肤的部位，它把全身皮肤分为十二部位，分属于十二经脉。

表 2-5 经络系统简表

- 经络系统
  - 经脉
    - 十二经脉（正经）——气血运行的主要通道，与脏腑有直接的络属关系
      - 手三阴经
        - 手太阴肺经
        - 手厥阴心包经
        - 手少阴心经
      - 手三阳经
        - 手阳明大肠经
        - 手少阳三焦经
        - 手太阳小肠经
      - 足三阴经
        - 足太阴脾经
        - 足厥阴肝经
        - 足少阴肾经
      - 足三阳经
        - 足阳明胃经
        - 足少阳胆经
        - 足太阳膀胱经
    - 奇经八脉——十二经脉以外的重要经脉，包括督脉、任脉、冲脉、带脉、阴维脉、阳维脉、阴跷脉、阳跷脉、有统率、联络和调节十二经脉的作用
    - 十二经别——从十二经脉别出的经脉，有加强十二经脉中相为表里的两经之间联系的作用
  - 络脉
    - 别络——从十二经脉及任、督各分出一支别络，加脾之大络，共十五支，有加强十二经脉表里两经在体表的联系和渗灌气血的作用
    - 浮络——浮现于体表的络脉
    - 孙络——最细小的络脉
  - 连属部分
    - 外连
      - 十二经筋：十二经脉之气结、聚、散、络于筋肉、关节的体系，有联缀四肢百骸，主司关节运动的作用
      - 十二皮部：十二经脉的功能活动反映于体表的部位
    - 内属——五脏六腑：十二经脉所属络者

经脉和络脉的主要区别见表2-6。

表2-6　经脉和络脉的区别

	经脉	络脉
含义	路径，经络系统的主干	网络，经脉的细小分支
循行部位	人体深部	人体浅表
循行路径	固定，多为纵行	纵横交错，网络全身

（三）十二经脉的命名、走向、交接、分布、表里关系和流注次序

1. 命名　十二经脉对称分布于人体的两侧，每一条经脉的名称都包括手或足、阴或阳、脏或腑三个部分。手经行于上肢，足经行于下肢；阴经行于四肢内侧，属脏；阳经行于四肢外侧，属腑（表2-7）。

表2-7　十二经脉名称分类表

	阴经（属脏）	阳经（属腑）	循行部位	
手	太阴肺经	阳明大肠经	上肢	前缘
	厥阴心包经	少阳三焦经		中线
	少阴心经	太阳小肠经		后缘
足	太阴脾经	阳明胃经	下肢	前缘
	厥阴肝经	少阳胆经		中线
	少阴肾经	太阳膀胱经		后缘

2. 走向和交接规律　十二经脉的走向和交接是有一定规律的。“手之三阴，从脏走手；手之三阳，从手走头；足之三阳，从头走足；足之三阴，从足走腹”。

3. 分布规律　十二经脉在体表的分布有以下特点：

四肢部：三阴经行于内侧面，三阳经行于外侧面；从前中后来看，基本是太阴、阳明在前缘，厥阴、少阳在中线，少阴、太阳在后缘。

头面部：阳明经行于面部、额部；太阳经行于颊部、顶部及枕部；少阳经行于头侧部。

躯干部：手三阳经行于肩胛部；足三阴经、阳明经行于胸腹部；太阳经行于后背；少阳经行于躯干侧面；手三阴经均从腋下走出；足三阴经均行于腹、胸。

4. 表里关系　手足三阴、三阳通过经别和别络互相沟通，组合成六对表里相合的关系。即太阴与阳明互为表里，厥阴与少阳互为表里，少阴与太阳互为表里。

十二经脉的表里关系，不仅为相表里的两经的衔接加强了联系，还由于相互络属同一对脏腑，因而使相为表里的一脏一腑在生理功能上互相配合，在病理上互相影响。

5. 流注次序　十二经脉分布在人体内外，经脉中的气血运行是循环往复的，即从手太阴肺经开始，依次流注到足厥阴肝经，再传至手太阴肺经，首尾相连，循环无端（表2-8）。

表 2-8　十二经脉流注次序表

```
         ┌表里经┐ ┌同名阳经┐ ┌表里经┐
┌──→ 手太阴 → 手阳明 → 足阳明 → 足太阴┐
│ ┌──────────  心中  ←──────────┘
│ └→ 手少阴 → 手太阳 → 足太阳 → 足少阴┐
│ ┌──────────  胸中  ←──────────┘
│ └→ 手厥阴 → 手少阳 → 足少阳 → 足厥阴┐
└────────────  肺中  ←──────────┘
```

（四）奇经八脉

奇经八脉是督脉、任脉、冲脉、带脉、阴跷脉、阳跷脉、阴维脉、阳维脉的总称。它们与十二正经的区别是：它们的分布不如十二经脉那样有规律；而且与脏腑没有直接的络属关系；彼此之间也无表里关系。

1. 督脉　起于胞中，下出会阴，沿脊柱里面上行，至项后风府穴处进入颅内，络脑，并由项沿头部正中线，以头顶、额部、鼻部、上唇，到上唇系带处。

生理功能：调节阳经气血，为"阳脉之海"。还可反映脑、髓和肾的功能。

2. 任脉　起于胞中，下出会阴，经阴阜（耻骨联合上方肌肉隆起处），沿腹部和胸部正中线上行，至咽喉，上行至下颌部，环绕口唇（内侧），沿面颊，分行至目眶下。

生理功能：调节阴经气血，为"阴脉之海"。任主胞胎：任脉起于胞中，任，含妊养之义。任脉起于胞中，具有调节月经，促进女子生殖功能的作用。与女子妊娠有关，为生养之本，故"任主胞胎"。

3. 冲脉　起于胞中，下出会阴，从气街起与足少阴经相并，挟脐上行，散布于胸中，再向上行，经喉，环绕口唇，到目眶下。

生理功能：调节十二经气血，有"十二经脉之海"之称。还与女子月经及孕育功能有关，有"血海"之称。

4. 带脉　起于胁下，绕身一周，状如束带。

生理功能：约束纵行诸经。带脉不和，多见妇女带下诸病。

（五）经络的生理功能

1. 沟通表里上下，联系脏腑器官。

2. 通行气血，濡养脏腑组织。

3. 感应传导作用。

4. 调节平衡作用。

【腧穴概述】

（一）腧穴的概念

腧穴是指脏腑经络之气输注于体表的部位。它既是疾病的反应处，也是针灸、推拿等疗法主要的施术部位，又称孔穴、穴位等。

（二）腧穴的分类

腧穴分为十四经穴、经外奇穴和阿是穴三类。

1. 十四经穴　指归属于十二经脉和任脉、督脉的腧穴，简称"经穴"。经穴都有具体的名称和固定的位置，有明确的功用，是腧穴的主要部分。

2. 经外奇穴　指尚未归入十四经系统，但有具体名称和固定位置的经验效穴，简称

"奇穴"。其主治范围较单一，多数对某些病症有特殊疗效。

3. 阿是穴　指既无具体名称，又无固定位置，而是以压痛点或其他反应点作为刺灸部位的腧穴。阿是穴多位于病变部位局部，也可在距离较远处。

（三）腧穴的主治作用

1. 近治作用　指腧穴均能治疗其所在部位及其邻近部位病证的作用。这是所有腧穴共同具备的。

2. 远治作用　指经穴，尤其是十二经在肘、膝关节以下的穴位不仅能治疗局部病证，还能治疗本经循行所及的远隔部位的病证，这是经穴主治作用的基本规律。

3. 特殊作用　指某些腧穴具有双向良性调整、整体调整和相对特异的治疗作用。如天枢穴可治泄泻，又可治便秘；内关在心动过速时可减慢心率；心动过缓时，又可提高心率。特异治疗作用如大椎穴退热，至阴穴矫正胎位等。

（四）腧穴的定位

1. 骨度分寸法　即以骨节为主要标志测量周身各部的长短、大小，并依其尺寸按比例折算作为定穴的标准。但这种分部折寸的尺度要以患者本人的身材为依据。现将全身常用骨度折算尺寸列表（表 2-9）。

表 2-9　常用骨度分寸表

部位	起止点	折寸	量法	说明
头面部	前发际正中至后发际正中	12	直寸	用于确定头部经穴的纵向距离
	眉间（印堂）至前发际正中	3	直寸	用于确定前或后发际及其头部经穴的纵向距离
	第 7 颈椎棘突下（大椎）至后发际正中	3	直寸	
	眉间（印堂）至后发际正中第 7 颈椎棘突下（大椎）	18	直寸	
	前额两发角（头维）之间	9	横寸	用于确定头前部经穴的横向距离
	而后两乳突（完骨）之间	9	横寸	用于确定头后部经穴的横向距离
胸腹胁肋部	胸骨上窝（天突）至胸剑联合中点（歧骨）	9	直寸	用于确定胸部任脉经穴的纵向距离
	胸剑联合中点（歧骨）至脐中	8	直寸	用于确定上腹部经穴的纵向距离
	脐中至耻骨联合上缘（曲骨）	5	直寸	用于确定下腹部经穴的纵向距离
	两乳头之间	8	横寸	用于确定胸腹部经穴的横向距离
	腋窝顶点至第 11 肋游离端（章门）	12	直寸	用于确定胁肋部经穴的纵向距离
背腰部	肩胛骨内缘（近脊柱侧点）至后正中线	3	横寸	用于确定背腰部经穴的横向距离
	肩峰缘至后正中线	8	横寸	用于确定肩背部经穴的横向距离
上肢部	腋前、后纹头至肘横纹（平肘尖）	9	直寸	用于确定上臂部经穴的纵向距离
	肘横纹（平肘尖）至腕掌（背）侧横纹	12	直寸	用于确定前臂部经穴的纵向距离

续表

部位	起止点	折寸	量法	说明
下肢部	耻骨联合上缘至股骨内上髁上缘	18	直寸	用于确定下肢内侧足三阴经穴的纵向距离
	胫骨内侧髁下方至内踝尖	13	直寸	
	股骨大转子至腘横纹	19	直寸	用于确定下肢外后侧足三阳经穴的纵向距离（臀沟至腘横纹相当于14寸）
	腘横纹至外踝尖	16	直寸	用于确定下肢外后侧足三阳经穴的纵向距离

2. 体表标志法　以人体表面所具特征的部位作为标志，而定取穴位的方法称为体表标志法。人体体表标志法有两种：

（1）固定标志法：即是以人体表面固定不移、又有明显特征的部位作为取穴标志的方法。如人的五官、爪甲、乳头、肚脐等作为取穴的标志。

（2）活动标志法：是依据人体某局部活动后出现的隆起、凹陷、孔隙、皱纹等作为取穴标志的方法。如曲池，屈肘取之。

3. 手指同身寸法　以患者手指为标准来定取穴位的方法。常用的有以下几种：

（1）中指同身寸法：是以患者的中指中节屈曲时内侧两端纹头之间作为 1 寸。

（2）拇指同身寸法：是以患者拇指指间关节的横度作为 1 寸。

（3）横指同身寸法：又名“一夫法”，是令患者将示指、中指、环指和小指并拢，以中指中节横纹处为准的四指宽度为 3 寸。

4. 简便取穴法　此法是临床上一种简便易行的方法。如垂手中指端取风市，两手虎口自然平直交叉，在示指端到达处取列缺穴等。

二、经络腧穴各论

【手太阴肺经】

1．循行路线：起于中焦，向下联络大肠，回过来沿着胃上口，穿过膈肌，属于肺脏。从肺系（气管、喉咙部）横出腋下，下循上臂内侧，走手少阴，手厥阴经之前，下向肘中，沿前臂内侧桡骨边缘，进入寸口——桡动脉搏动处，上向大鱼际部，沿边际，出大指的末端。

2．常用腧穴

（1）尺泽

[定位] 在肘横纹中，肱二头肌腱桡侧凹陷处。

[主治] 咳嗽，气喘，咯血，咽喉肿痛，吐泻，肘臂挛痛。

[刺灸法] 直刺 0.8 ～ 1.2 寸；或点刺出血。

（2）列缺

[定位] 在前臂桡侧缘，桡骨茎突上方，腕横纹上 1.5 寸，当肱桡肌与拇长展肌腱之间。

[主治] 伤风，头痛，项强，咳嗽，气喘，咽喉肿痛，口眼歪斜，齿痛。

[刺灸法] 向上斜刺 0.3 ～ 0.5 寸。

（3）太渊

[定位] 在腕掌侧横纹桡侧，桡动脉搏动处。

[主治] 咳嗽，气喘，咯血，胸痛，咽喉肿痛，腕臂痛，无脉症。

[刺灸法] 避开桡动脉，直刺 0.3 ～ 0.5 寸。

【手阳明大肠经】

1．循行路线：起于示指末端，沿示指内侧向上，通过一、二掌骨之间向上进入两筋（拇长伸肌腱与拇短伸肌腱）之间的凹陷处，沿前臂前方，并肘部外侧，再沿上臂外侧前缘，上走肩端，沿肩峰前缘向上出于颈椎，再向下入缺盆部，联络肺脏，通过横膈，属于大肠。

2．常用腧穴

（1）合谷

[定位] 在手背，第 1、2 掌骨间，当第 2 掌骨桡侧的中点处。

简便取穴：以一手的拇指指骨关节横纹，放在另一手拇、示指之间的指蹼缘上，当拇指尖下是穴。

[主治] 头痛，齿痛，口眼歪斜，咽喉肿痛，腹痛，便秘，经闭，滞产。

[刺灸法] 直刺 0.5 ～ 1 寸。

（2）曲池

[定位] 在肘横纹外侧端，屈肘，当尺泽与肱骨外上髁连线中点。

[主治] 咽喉肿痛，齿痛，目赤痛，上肢不遂，手臂肿痛，腹痛吐泻。

[刺灸法] 直刺 1 ～ 1.5 寸。

（3）迎香

[定位] 在鼻翼外缘中点旁，当鼻唇沟中间。

[主治] 鼻塞，鼽衄，口歪，面痒，胆道蛔虫症。

[刺灸法] 斜刺或平刺 0.3 ～ 0.5 寸。

【足阳明胃经】

1．循行路线：起于鼻翼两侧上行到鼻根部与足太阳经交会，向下沿鼻外侧进入上齿龈内，回出环绕口唇，向下交会于颏唇沟承浆处，再向后沿口腮后下方，出于下颌大迎处沿下颌角颊车，上行耳前，经上关，沿发际到达前额。

2．常用腧穴

（1）地仓

[定位] 在面部，口角外侧，上直对瞳孔。

[主治] 口歪，流涎。

[刺灸法] 斜刺或平刺 0.5 ～ 0.8 寸。

（2）颊车

[定位] 在面颊部，下颌角前上方约 1 横指，当咀嚼时咬肌隆起，按之凹陷处。

[主治] 口歪，齿痛，颊肿，口噤不语。

[刺灸法] 直刺 0.3 ～ 0.5 寸，平刺 0.5 ～ 1 寸。

（3）天枢

[定位] 在腹中部，平脐中，距脐中 2 寸。

[主治] 腹胀肠鸣，绕脐痛，便秘，泄泻，痢疾，月经不调。

[刺灸法] 直刺1 ～ 1.5 寸。

(4) 足三里

[定位] 在小腿前外侧，当犊鼻下 3 寸，距胫骨前缘一横指（中指）。

[主治] 胃痛，呕吐，腹胀，泄泻，便秘，乳痈，下肢痹痛，水肿，虚劳羸瘦。

[刺灸法] 直刺 1 ~ 2 寸。

(5) 解溪

[定位] 在足背与小腿交界处的横纹中央凹陷处，当踇长伸肌腱与趾长伸肌腱之间。

[主治] 头痛，眩晕，癫狂，腹胀，便秘，下肢痿痹。

[刺灸法] 直刺 0.5 ~ 1 寸。

【足太阴脾经】

1. 循行路线：足太阴脾经起于足大趾内侧端，沿足内侧赤白肉际上行，经内踝前面，上小腿内侧，沿胫骨后缘上行，至内踝上八寸处出走足厥阴肝经前面，经膝股内侧前缘至冲门穴，进入腹部，属脾络胃，向上通过横膈，夹食管旁，连于舌根，散于舌下。

2. 常用腧穴

(1) 太白

[定位] 在足内侧缘，当足大趾本节（第 1 跖骨关节）后下方赤白肉际凹陷处。

[主治] 胃痛，腹胀，肠鸣，泄泻，便秘，痔漏，脚气，体重节痛。

[刺灸法] 直刺 0.5 ~ 0.8 寸。

(2) 三阴交

[定位] 在小腿内侧，当足内踝尖上 3 寸，胫骨内侧缘后方。

[主治] 肠鸣腹胀，泄泻，月经不调，带下，滞产，遗精，遗尿，失眠，下肢痿痹。

[刺灸法] 直刺 1 ~ 1.5 寸。

(3) 阴陵泉

[定位] 在小腿内侧，当胫骨内侧踝后下方凹陷处。

[主治] 腹胀，泄泻，水肿，黄疸，小便不利或失禁，膝痛。

[刺灸法] 直刺 1 ~ 2 寸。

【手少阴心经】

1. 循行路线：起于心中，出属心系，内行主干向下穿过膈肌，联络小肠；外行主干，从心系上肺，斜出腋下，沿上臂内侧后缘，过肘中，经掌后锐骨端，进入掌中，沿小指桡侧至末端，经气于少冲穴处与手太阳小肠经相接。支脉从心系向上，挟咽喉两旁，连系于目系，即眼球内连于脑的脉络。

2. 常用腧穴

神门

[定位] 在腕部，腕掌侧横纹尺侧端，尺侧腕屈肌腱的桡侧凹陷处。

[主治] 心病，心烦，惊悸，怔忡，健忘，失眠，癫狂痫，胸胁痛。

[刺灸法] 直刺 0.3 ~ 0.5 寸。

【手太阳小肠经】

1. 循行路线：起于小指尺侧端，沿手掌尺侧，直上过腕部外侧，沿前臂外侧后缘上行，经尺骨鹰嘴与肱骨内上髁之间，沿上臂外侧后缘，出于肩关节后面，绕行于肩胛冈上窝以后，交会于督脉之大椎穴，从大椎向前经足阳明经的缺盆，进入胸部深层，下行至任脉的膻中穴处，络于心，再沿食管通过横膈，到达胃部，直属小肠。

2．常用腧穴

(1) 后溪

[定位] 在手掌尺侧，微握拳，当小指本节后的远侧掌横纹头赤白肉际。

[主治] 头项强痛，目赤，耳聋，咽喉肿痛，腰背痛，癫狂痫，疟疾，手指及肘臂挛痛。

[刺灸法] 直刺 0.5 ~ 1 寸。

(2) 天宗

[定位] 在肩胛部，当冈下窝中央凹陷处，与第 4 胸椎相平。

[主治] 肩胛疼痛，气喘，乳痈。

[刺灸法] 直刺或斜刺 0.5 ~ 1 寸。

(3) 听宫

[定位] 在面部，耳屏前，下颌骨髁状突的后方，张口时呈凹陷处。

[主治] 耳鸣，耳聋，聤耳，齿痛，癫狂痫。

[刺灸法] 张口，直刺 1 ~ 1.5 寸。

【足太阳膀胱经】

1．循行路线：起于内眼角，上过额部，直至巅顶交会于督脉的百会穴。巅顶部的分支：从巅顶分出至耳上角。巅顶向后直行分支：从巅顶下行入颅内络脑，复返出来下行项后。下分为两支：其一，沿肩胛内侧，夹脊旁，沿背中线旁一寸五分，下行至腰部，进入脊旁筋肉，络于肾，下属膀胱，再从腰中分出下行，夹脊旁，通于臀部，经大腿后面，进入腘窝中。其二，从肩胛内侧分别下行，通过肩胛，沿背中线旁三寸下行，过臀部，经过髋关节部，沿大腿外侧后边下行，会合于腘窝中，向下通过腓肠肌，经外踝后面，在足跟部折向前，经足背外侧至足小趾外侧端，与足少阴肾经相接。

2．常用腧穴

(1) 睛明

[定位] 在面部，目内眦角稍上方凹陷处。

[主治] 目赤肿痛，流泪，视物不明，目眩，近视，夜盲，色盲。

[刺灸法] 嘱患者闭目，医者左手轻推眼球向外侧固定，左手缓慢进针，紧靠眶缘直刺 0.5 ~ 1 寸。不捻转，不提插，禁灸。

(2) 肺俞

[定位] 在背部，当第 3 胸椎棘突下，旁开 1.5 寸。

[主治] 咳嗽，气喘，吐血，骨蒸，潮热，盗汗，鼻塞。

[刺灸法] 斜刺 0.5 ~ 0.8 寸。

(3) 膈俞

[定位] 在背部，当第 7 胸椎棘突下，旁开 1.5 寸。

[主治] 呕吐，呃逆，气喘，咳嗽，吐血，潮热，盗汗。

[刺灸法] 斜刺 0.5 ~ 0.8 寸。

(4) 脾俞

[定位] 在背部，当第 11 胸椎棘突下，旁开 1.5 寸。

[主治] 腹胀，黄疸，呕吐，泄泻，痢疾，便血，水肿，背痛。

[刺灸法] 斜刺 0.5 ~ 0.8 寸。

(5) 肾俞

[定位] 在腰部，当第 2 腰椎棘突下，旁开 1.5 寸。

[主治] 遗尿，遗精，阳痿，月经不调，白带，水肿，耳鸣，耳聋，腰痛。

[刺灸法] 直刺 0.5 ～ 1 寸。

（6）次髎

[定位] 在骶部，当髂后上棘内下方，适对第 2 骶后孔处。

[主治] 疝气，月经不调，痛经，带下，小便不利，遗精，腰痛，下肢痿痹。

[刺灸法] 直刺 1 ～ 1.5 寸。

（7）委中

[定位] 在腘横纹中点，当股二头肌腱与半腱肌肌腱的中间。

[主治] 腰痛，下肢痿痹，腹痛，吐泻，小便不利，遗尿，丹毒。

[刺灸法] 直刺 1 ～ 1.5 寸，或用三棱针点刺腘静脉出血。

（8）承山

[定位] 在小腿后面正中，委中与昆仑之间，当伸直小腿或足跟上提时，腓肠肌肌腹下出现尖角凹陷处。

[主治] 痔疾，脚气，便秘，腰腿拘急疼痛。

[刺灸法] 直刺 1 ～ 2 寸。

（9）至阴

[定位] 在足小趾末节外侧，距趾甲角 0.1 寸。

[主治] 头痛，目痛，鼻塞，鼻衄，胎位不正，难产。

[刺灸法] 浅刺 0.1 寸。胎位不正用灸法。

【足少阴肾经】

1．循行路线：起于足小趾端，斜向于足心，出于舟骨粗隆下，经内踝后进入足跟，再向上沿小腿内侧后缘上行，出腘窝内侧，直至大腿内侧后缘，入脊内，穿过脊柱，属肾，络膀胱。

2．常用腧穴

（1）涌泉

[定位] 在足底部，卷足时足前部凹陷处，约当第 2、3 趾趾缝纹头端与足跟连线的前 1/3 与后 2/3 交点上。

[主治] 头顶痛，头晕，眼花，失音，小便不利，小儿惊风，足心热。

[刺灸法] 直刺 0.5 ～ 0.8 寸；可灸。

（2）太溪

[定位] 在足内侧，内踝后方，当内踝尖与跟腱之间的凹陷处。

[主治] 头痛目眩，耳聋耳鸣，月经不调，失眠，健忘，腰脊痛，下肢厥冷。

[刺灸法] 直刺 0.5 ～ 0.8 寸；可灸。

（3）照海

[定位] 在足内侧，内踝尖下方凹陷处。

[主治] 咽喉干燥，痫证，失眠，嗜卧，惊恐不宁，赤白带下，疝气，小便频数。

[刺灸法] 直刺 0.5 ～ 0.8；可灸。

【手厥阴心包经】

1．循行路线：起始于胸中，出来则属于心包络，然后下行穿过膈肌，经胸部至腹部而络于上、中、下三焦。支脉沿胸腔而出于胁肋部，从腋下三寸处，上行达腋窝之下，沿上臂内侧，行于手太阴经与手少阴经之间，入肘中，下行沿前臂内侧行于桡侧腕屈肌腱与掌长肌腱之间，入掌中，沿中指到达其末端。另一分支从手掌中分出，沿第四指到达其末端，接于手少阳三焦经。

2．常用腧穴

（1）曲泽

[定位] 在肘横纹中，当肱二头肌腱的尺侧缘。

[主治] 心痛，善惊，心悸，胃痛，转筋，热病，烦躁，肘臂痛，上肢颤动。

[刺灸法] 直刺 0.8 ～ 1 寸，或者用三棱针刺血；可灸。

（2）内关

[定位] 在前臂掌侧，当曲泽与大陵的连线上，腕横纹上 2 寸，掌长肌腱与桡侧腕屈肌腱之间。

[主治] 心痛，心悸，胸痛，失眠，癫狂，痫证，眩晕，中风，偏瘫，产后血晕，肘臂挛痛。

[刺灸法] 直刺 0.5 ～ 1 寸；可灸。

【手少阳三焦经】

1．循行路线：起于环指尺侧端，沿环指尺侧缘，上过手背，出于前臂伸侧两骨之间，直上穿过肘部，沿上臂外侧，上行至肩部，交出足少阳经的后面，进入缺盆，于膻中穴处散络于心包，向下通过横膈广泛遍属三焦。

2．常用腧穴

（1）中渚

[定位] 手背，第 4、5 掌骨小头后缘之间凹陷中，当液门穴后 1 寸。

[主治] 头痛、目赤、耳鸣、耳聋、舌强等头面五官病证；热病；肩背肘臂酸痛、手指不能屈伸。

[刺灸法] 直刺 0.3 ～ 0.5 寸；可灸。

（2）外关

[定位] 腕背横纹上 2 寸，尺骨与桡骨之间。

[主治] 热病；头痛、目赤肿痛、耳鸣、瘰疬；胁肋痛；上肢痿痹不遂。

[刺灸法] 直刺 0.5 ～ 1 寸；可灸。

（3）肩髎

[定位] 肩峰后下方，上臂外展时，当肩髃穴后寸许凹陷中。

[主治] 臂痛，肩重不能举。

[刺灸法] 直刺 0.5 ～ 1 寸；可灸。

【足少阳胆经】

1．循行路线：起于外眼角，上行至额角，下耳后，沿颈旁行于手少阳三焦经之前，至肩上退后，交出手少阳三焦经后入缺盆。由耳后分出支脉，入耳中，走耳前，至外眼角后。由外眼角分出支脉，下行大迎穴，会合手少阳三焦经至眼下，下行过颊车穴至颈部，会合于缺盆，由此下行胸中，过膈肌络于肝，属于胆。

2．常用腧穴

（1）风池

[定位] 在项部，当枕骨之下，与风府相平，胸锁乳突肌与斜方肌之间的凹陷处。
[主治] 头痛，眩晕，颈项强痛，目赤痛，鼻渊，气闭，中风，口眼歪斜。
[刺灸法] 针尖微下，向鼻尖方向斜刺 0.5 ～ 0.8 寸，或平刺透风府穴；可灸。
(2) 肩井
[定位] 在肩上，前直乳中，当大椎与肩峰端连线的中点上。
[主治] 肩背痹痛，手臂不举，颈项强痛，中风，诸虚百损。
[刺灸法] 直刺 0.5 ～ 0.8 寸，深部正当肺尖，慎不可深刺；可灸。
(3) 环跳
[定位] 在股外侧部，侧卧屈股，当股骨大转子最凸点与骶管裂孔连线的外 1/3 与中 1/3 交点处。
[主治] 腰胯疼痛，半身不遂，下肢痿痹，遍身风疹，挫闪腰痛，膝踝肿痛。
[刺灸法] 直刺 2 ～ 2.5 寸；可灸。
(4) 悬钟
[定位] 在小腿外侧，当外踝尖上 3 寸，腓骨前缘。
[主治] 半身不遂，颈项强痛，膝腿痛，脚气。
[刺灸法] 直刺 0.5 ～ 0.8 寸；可灸。

【足厥阴肝经】

1．循行路线：起于足大趾爪甲后丛毛处，沿足背内侧向上，经过内踝前 1 寸处，上行小腿内侧，至内踝上 8 寸处交出于足太阴脾经的后面，至膝内侧沿大腿内侧中线，进入阴毛中，环足厥阴肝经绕过生殖器，至小腹，夹胃两旁，属于肝脏，联络胆腑，向上通过横膈，分布于胁肋部，沿喉咙之后，向上进入鼻咽部，连接目系，向上经前额到达巅顶与督脉交会。

2．常用腧穴
(1) 行间
[定位] 在足背，当第 2、3 趾间，趾蹼缘的后方赤白肉际处。
[主治] 目赤肿痛，青盲，失眠，癫痫，月经不调，痛经，崩漏，带下，小便不利。
[刺灸法] 直刺 0.5 ～ 0.8 寸。
(2) 太冲
[定位] 在足背，当第 1、2 跖骨结合部前方凹陷处。
[主治] 头痛眩晕，目赤肿痛，口眼歪斜，郁证，胁痛，下肢痿痹，月经不调。
[刺灸法] 直刺 0.5 ～ 0.8 寸。
(3) 期门
[定位] 在胸部，当乳头直下，第 6 肋间隙，前正中线旁开 4 寸。
[主治] 郁证，胸胁胀痛，腹胀，呃逆，吞酸。
[刺灸法] 斜刺 0.5 ～ 0.8 寸。

【督脉】

(1) 腰阳关
[定位] 在腰部，当后正中线上，第 4 腰椎棘突下凹陷中。
[主治] 腰骶疼痛，下肢痿痹，月经不调，赤白带下，遗精，阳痿，便血。
[刺灸法] 直刺 0.5 ～ 1 寸；可灸。

（2）命门

[定位] 在腰部，当后正中线上，第 2 腰椎棘突下凹陷中。

[主治] 虚损腰痛，脊强反折，遗尿，尿频，泄泻，遗精，白浊，阳痿，早泄，赤白带下，胎屡坠，五劳七伤，头晕耳鸣，癫痫，惊恐，手足逆冷。

[刺灸法] 直刺 0.5 ～ 1 寸；可灸。

（3）大椎

[定位] 在后正中线上，第 7 颈椎棘突下凹陷中。

[主治] 热病，骨蒸潮热，项强，肩背痛，腰脊强，角弓反张，五劳虚损，中暑，呕吐，风疹。

[刺灸法] 斜刺 0.5 ～ 1 寸；可灸。

（4）百会

[定位] 在头部，当前发际正中直上 5 寸，或两耳尖连线中点处。

[主治] 头痛，眩晕，惊悸，健忘，中风不语，癫狂，癔病，脱肛，阴挺，泄泻。

[刺灸法] 平刺 0.5 ～ 0.8 寸；可灸。

（5）水沟

[定位] 在面部，当人中沟的上 1/3 与中 1/3 交点处。

[主治] 昏迷，晕厥，暑病，痫证，急慢惊风，风水面肿，牙关紧闭。

[刺灸法] 向上斜刺 0.3 ～ 0.5 寸，或用指甲按掐；不灸。

【任脉】

（1）关元

[定位] 在下腹部，前正中线上，当脐中下 3 寸。

[主治] 阳痿，遗精，小便频数，月经不调，崩漏，带下，痛经，中风脱证，虚劳体弱（本穴有强壮作用，为保健要穴），泄泻，脱肛，完谷不化。

[刺灸法] 直刺 1 ～ 2 寸；需排尿后针刺，孕妇慎用。

（2）气海

[定位] 在下腹部，前正中线上，当脐中下 1.5 寸。

[主治] 腹痛，泄泻，便秘，遗溺，疝气，遗精，阳痿，月经不调，虚劳体弱，本穴有强壮作用，为保健要穴。

[刺灸法] 直刺 1 ～ 2 寸。

（3）神阙

[定位] 在腹中部，脐中央。

[主治] 中风脱证，四肢厥冷，泄泻，偏身出汗，水肿。

[刺灸法] 禁针，宜灸。

（4）中脘

[定位] 在上腹部，前正中线上，当脐中上 4 寸。

[主治] 胃脘痛，呕吐，呃逆，腹胀，泄泻，饮食不化，咳喘痰多，黄疸，失眠。

[刺灸法] 直刺 1 ～ 1.5 寸。

（5）膻中

[定位] 在胸部，当前正中线上，平第 4 肋间，两乳头连线的中点。

[主治] 气喘，胸闷，心痛，心悸，乳汁少，呃逆，噎膈。

[刺灸法] 平刺 0.3 ～ 0.5 寸。

思考题

1. 经络系统是由哪几部分组成的?
2. 简述腧穴的分类。
3. 简述腧穴的主治作用。
4. 十二经脉的流注次序如何?
5. 经络的生理功能表现在哪些方面?

（王　菁）

第六节　病因病机

一、病因

病因又称致病因素、病邪，是指导致疾病发生、破坏人体相对平衡状态的原因。主要包括六淫、疫疠、七情、饮食、劳逸、痰饮、瘀血、结石、虫兽所伤、医源因素和先天因素。

本书将病因分为外感病因、内伤病因和其他病因三大类。

【外感病因】

（一）六淫

淫有太过、浸淫之意，六淫指风、寒、暑、湿、燥、火六种外感病邪的统称。与自然界六气既有联系，又有区别。

正常情况下，风、寒、暑、湿、燥、火是自然界六种不同的气候变化，称为“六气”。机体通过自身调节来适应六气的不断运动变化，当气候变化异常和/或机体正气不足时，六气就会侵袭人体而发病，此时，六气便转化为六淫。所以说，六气与六淫的区别，主要与机体是否感受而发病有关。

另外，临床上有些疾病是脏腑功能失调产生的病理反应，出现类似风、寒、湿、燥、火特征的证候，称为内风、内寒、内湿、内燥、内火，合称为“内生五邪”。内生五邪与外感六淫常相互影响，临床表现也有相似之处，故在学习工作中要明确区分。

1. 风　风为春季的主气，四季皆有。风邪自皮腠而入，致病范围广泛，是导致外感病的主因。

（1）风为阳邪，其性开泄，易袭阳位：风具有升发、向上、向外的特性，故属阳邪；开泄是指风邪侵袭易使皮肤腠理开泄，可见恶风、汗出等症；风邪循经上扰清空则头痛，风邪犯肺可见咳嗽、鼻塞、咽痒等症。

（2）风邪善行而数变：“善行”是指风邪游走不定，善动不拘，病位游移，行无定处。如游走性关节疼痛；“数变”是指风邪致病具有发病迅速，变幻多端的特性。如风疹。

（3）风性主动：是指风邪致病具有动摇不定的特征。如眩晕、震颤、抽搐等症状。

（4）风为百病之长：是指风为外感病邪致病的先导，其他邪气常依附风邪侵犯人体，如风寒、风湿等。临床上风邪致病较多，又易与六淫诸邪相合为病，故称风为百病之长，六淫之首。

附：内风

内风多由脏腑功能失调，尤其是肝功能失调所引起。如肝阳化风，可见头晕目眩，四肢麻木，抽搐等。

2. 寒　寒为冬季的主气。寒邪伤于肌表，阻遏卫阳，称为“伤寒”；寒邪直中于里，伤及脏腑阳气，则为“中寒”。

（1）寒为阴邪，易伤阳气：外寒袭表，卫阳被遏则恶寒；寒邪直中脾胃，脾阳受损则脘腹冷痛，呕吐清水，腹泻等。

（2）寒性凝滞，主痛：寒邪侵犯人体，气血津液运行迟缓，甚至凝结不畅，不通则痛，出现各种疼痛症状。如寒痹可见关节冷痛，遇热痛减。

（3）寒性收引：是指寒邪具有收缩拘急的特性。寒邪侵犯人体可使气机收敛，腠理闭塞，筋脉挛急。可见恶寒，无汗，或肢体屈伸不利，拘挛疼痛，或肌肤麻木不仁等症。

附：内寒

内寒是机体阳气不足，温煦气化功能减弱，寒从内生，是脏腑功能减退所致。临床表现为畏寒喜暖，手足不温，甚则厥冷，小便清长，下利清谷，脉象沉迟等虚寒证候。

3. 暑　暑为夏季的主气。暑邪纯属外感，没有内生。

（1）暑为阳邪，其性炎热：暑邪伤人可见高热、面赤、烦躁、脉洪大等。

（2）暑性开泄，耗气伤津：暑邪可使汗孔开泄而汗多。汗出过多，气随津脱，导致津气两虚，可见心烦口渴、小便短赤、气虚乏力，甚则会出现猝然昏倒，不省人事的危证。

（3）暑多夹湿：暑季不仅炎热，而且多雨潮湿，人们常贪凉饮冷，故暑邪伤人，常兼夹湿邪。临床表现除高热，烦躁外，还可见四肢困倦、胸闷呕恶、大便稀溏等症。

4. 湿　湿为长夏的主气。夏秋之交为一年中湿气最盛的季节，故长夏多湿病。此外，居处潮湿，淋雨涉水等均可致病，所以四季皆有湿病的发生。

（1）湿为阴邪，阻遏气机，损伤阳气：湿为有形之邪侵犯人体，留滞脏腑经络，易阻滞气机。如胸闷脘痞，小便不利，大便不爽。脾喜燥恶湿，故湿邪最易困阻脾阳，致脾阳不振，运化无权，水湿停聚，出现尿少、泄泻、水肿等症。

（2）湿性重浊：重表现在湿邪犯体，常使人感觉头痛如裹，周身困重，四肢酸软；湿邪留注经络关节，可见关节疼痛重着。浊多指分泌物和排泄物秽浊不清，如面垢眵多，小便浑浊，大便溏薄，下痢黏液脓血，妇女带下过多，湿疹糜烂流水等。

（3）湿性黏滞：主要表现在两个方面，一是指排泄物黏滞不爽，如大便溏而不爽，小便涩而不畅，舌苔黏腻厚浊；二是指病程缠绵难愈，反复发作。如湿疹、湿痹等。

（4）湿性趋下：湿邪致病易伤及人体下部，如湿邪导致水肿多以腰以下为甚；淋浊、泻痢、带下等多由湿邪下注所致。

附：内湿

内湿主要是脾失健运，水湿停聚所致的病证。主要表现为胸闷脘痞，呕恶纳呆，腹胀便溏，头身困重，舌苔厚腻等症。

5. 燥　燥为秋天的主气，秋季气候干燥，自然界呈现一片干枯收敛的景象。初秋暑热之气尚未消散，多感温燥；深秋寒气渐至，多感凉燥。

（1）燥性干涩，易伤津液：外感燥邪最易损伤人体的津液，造成阴津亏损，出现各种干燥、涩滞的症状，如口鼻干燥，咽干口渴，皮肤干燥皲裂，毛发不荣，小便短少，大便干结等。

（2）燥易伤肺：肺为娇脏，喜润恶燥，燥邪多从口鼻、皮毛而入，最易伤肺。症见干咳少痰，或痰黏难咳，痰中带血等。

附：内燥

多由热盛伤津，或因失血过多，或由久病精血内耗，引起体内津液或精血亏损的病证。临床表现为唇、口、鼻、咽、皮肤、爪甲干燥，毛发干枯不荣，肌肉瘦削，小便短少，大便干结。

6. 火　火为阳盛之气，包括温、热之邪，三者性质相同，而程度不同。温为热之渐，火为热之极，火有形而热无形，火为热之源，热为火之气，均有炎热特性。

（1）火为阳邪，其性炎上：火热之邪伤人，多表现为高热、烦渴、大汗、脉洪大等阳热症状。病位多为人体的头面部，出现面红目赤，口舌生疮，心烦失眠等，甚则狂躁妄动，神昏谵语。

（2）火易伤津耗气：火热之邪，燔灼津液，迫津外泄，故致病除有明显热象外，还有口渴喜饮冷，咽干舌燥，小便短赤，大便秘结等。同时气随津伤，出现体倦乏力、少气懒言等气虚症状，即所谓“壮火食气”。

（3）火易生风动血：火为热之极，最易生风，常见高热、神昏谵语、四肢抽搐、颈项强直、角弓反张、目睛上视等症。火易灼伤脉络，迫血妄行，引起各种出血，如吐血、尿血、皮肤发斑、妇女月经过多、崩漏等。

（4）火易致肿疡：火邪聚于局部腐肉败血，发为痈肿疮疡，临床以局部红肿热痛为特点。

（二）疫疠

1. 含义　是一类传染性很强的外感致病因素。又称“瘟疫”“疫毒”“疫气”“时气”“疠气”“乖戾之气”等。

2. 致病特征

（1）致病特点：具有发病急骤，症状相似，疫情危重，传染性强，易于流行等特点。

（2）传染途径：通过空气、饮食、接触、蚊虫叮咬等途径传播。

（3）常见病证：天花、流感、SARS、大头瘟等。

3. 发生与流行的影响因素

（1）气候因素：自然气候急骤或持久的反常变化。如久旱、酷热、洪涝等。

（2）环境与饮食因素：如空气、水源、土壤、食物受到污染，也会滋生疠气。

（3）预防措施：预防隔离是防止疫疠发生、控制其流行最有效的措施。

（4）社会影响：社会动荡，工作恶劣，生活贫困，卫生防疫条件落后，也是影响疫情的重要因素。

【内伤病因】

（一）七情

1. 含义　七情，即喜、怒、忧、思、悲、恐、惊七种情志变化。正常情况下，七情是人体对外界事物和现象做出的七种不同的情感反应，是人体正常的功能表现，是生命的重要指征。但突然、强烈或持久的精神刺激，超过了人体的生理调节范围，使气机紊乱，阴阳气血失调，就会导致疾病的发生。

2. 致病特点

（1）直接伤及内脏：大怒伤肝，暴喜伤心，思虑伤脾，悲忧伤肺，惊恐伤肾。

临床上以心、肝、脾三脏气血紊乱，功能失调为多见。影响心脏，可见心悸不安，失眠多梦，或神志恍惚，甚则精神失常，哭笑无常等。影响肝脏，可见精神抑郁，两胁胀痛，善太息，咽中如有物梗阻。影响脾脏，可见脘腹胀满，食欲不振，大便溏泄等。

（2）影响脏腑气机

怒则气上：过度愤怒使气血上冲，可见头胀头痛，面红目赤，或呕血，甚则昏厥猝倒。

喜则气缓：暴喜过度，可使心气涣散，神不守舍，出现精神不集中，甚则失神狂乱。

悲则气消：过度悲忧使气耗抑郁，意志消沉，可见精神萎靡，气短乏力。

恐则气下：过度恐惧，导致肾气不固，可见二便失禁，甚则昏厥，遗精等。

惊则气乱：惊则心无所倚，神无所归，虑无所定，气乱致病。表现为惊慌失措，惶惶不可终日。

思则气结：忧思过度，致脾失健运，气血生化不足，营养无源，正气不充，邪气易于侵犯机体而致病，表现为腹胀、纳呆、便溏等症。

（二）饮食劳逸

饮食、劳动和休息是人类赖以生存的必要条件，但饮食要有一定的节制和良好的习惯，劳逸需要合理安排，否则便会影响人体的生理功能，使气机紊乱或正气损伤而发生疾病。

1. 饮食　食物是人类摄取营养和保持健康必不可少的物质，但饮食失宜又是导致疾病发生的重要因素之一。主要有以下三种情况：

（1）饮食不节：即所谓饥饱失常。饮食应以适量为宜，饥饱失常均可发生疾病。过饥则摄食不足，气血生化乏源，气血不得充养，久之则气血衰少而为病。气血不足则正气虚弱，抵抗力降低，也易继发他证。反之，暴饮暴食，过饱则饮食摄入过量，超过脾胃的运化能力，可导致饮食物阻滞，脾胃损伤，出现脘腹胀满，嗳腐吞酸，厌食，吐泻等食滞脾胃病证，以小儿更为多见，因其脾胃较成人为弱。食滞日久，又可郁而化热；伤于生冷寒凉，又可聚湿生痰；婴幼儿食滞日久还可酿成疳积，出现手足心热，心烦易哭，脘腹胀满，面黄肌瘦等症。经常饮食过量，不仅可导致消化不良，还可影响气血流通，导致筋脉阻滞，出现痢疾或痔疮。此外，过食肥甘厚味易化生内热，甚至引起痈疽疮毒等病证。

（2）饮食不洁：进食不清洁的食物可引发多种胃肠道疾病，出现腹痛、吐泻、痢疾等。或引起寄生虫病，如蛔虫、蛲虫、钩虫病等，临床可见腹痛，嗜食异物，面黄肌瘦，肛门瘙痒等症。若误食有毒食品或腐败食物，则可出现剧烈腹痛、吐泻等中毒症状，重者可出现昏迷或死亡。

（3）饮食偏嗜：饮食要适当调节补充，不应有所偏嗜，才能使人体获得各种需要的营养。若饮食过寒过热，或饮食五味有所偏嗜，则可导致阴阳失调，或某些营养缺乏而发生疾病。如多食生冷寒凉，可损伤脾胃阳气，导致寒湿内生，发生腹痛、泄泻等症；若偏食辛温燥热，则可使胃肠积热，出现口渴、腹满胀痛、便秘、痔疮等病症。

2. 劳逸　包括过度劳累和过度安逸两个方面。正常的劳动和体力锻炼，有助于气血流通，增强体质。必要的休息可以消除疲劳，恢复体力和脑力，不会使人致病。只有过度劳累，包括体力劳动、脑力劳动及房劳过度，或过度安逸，完全不劳动，不运动，劳逸才能成为致病因素而使人发病。

（1）过劳：是指过度劳累，包括劳力过度、劳神过度和房劳过度三个方面。

劳力过度：是指较长时间的过度用力而积劳成疾。劳力过度则伤气，久之则气少力衰，神疲消瘦。

劳神过度：是指思虑太过，劳伤心脾而言。“脾在志为思”，而心主血藏神，所以思虑劳神过度，则耗伤心血，损伤脾气，可出现心神失养的心悸、健忘、失眠、多梦及脾不健运的纳呆、腹胀、便溏等症。

房劳过度：是指性生活不节，房事过度而言。肾藏精，主封藏。肾精不宜过度耗泄，若房事过频则肾精耗伤，临床常出现腰膝酸软，眩晕耳鸣，精神萎靡，性功能减退，或遗精，早泄，甚或阳痿等病症。

（2）过逸：是指过度安逸，不参加劳动，又不运动而言。人体每天需要适当的活动，气血才能流畅，若长期不劳动，又不从事体育锻炼，易使人体气血不畅，脾胃功能减弱，可出现食少乏力，精神不振，肢体软弱，或发胖臃肿，动则心悸、气喘以及汗出等症，或继发他病。

【其他病因】

主要指病理产物性病因，包括痰饮和瘀血等。另外还有结石、虫兽外伤、医源因素和先天因素等。本节只讨论病理产物性病因。

（一）痰饮

痰和饮都是由水液代谢障碍而产生的病理产物。一般来说，稠者为痰，稀者为饮。

1．阻滞气机，阻碍气血：痰饮停聚易阻滞脏腑气机，使其升降出入失常，又可壅塞经络，气血运行受阻。如饮停于肺，可出现咳嗽喘息，胸部满闷；痰饮流注关节，可出现肢体麻木，屈伸不利。

2．易蒙蔽神明：痰饮扰及神明，会出现一系列精神失常的症状。如痰迷心窍，可见心悸，痴呆，或癫证等。

3．致病广泛，症状复杂：古有“百病多由痰作祟”“怪病多痰”之说，是因为痰随气运行，变化多端，无所不至，引起各种病证。

4．病势缠绵，病程较长：痰饮为水湿停聚所致，故有湿邪黏滞重浊的特性，因此，痰饮致病多反复发作，缠绵难愈，治疗困难，病程较长。

（二）瘀血

瘀血是指血液运行障碍，停滞而成的病理性产物。其原因不外乎外邪入侵、情志所伤、饮食劳逸及各种外伤。形成机制可概括为气虚、气滞、血寒、血热和出血。

1．疼痛：一般多表现为刺痛，痛处固定不移，拒按，夜间痛甚。

2．肿块：肿块固定不移，在体表局部青紫肿胀，在体内多为癥积。

3．出血：瘀血阻滞，脉络不通，血不循经导致出血，一般色紫暗或夹有瘀块。

4．舌象：舌质紫黯，或有瘀点瘀斑，或舌下静脉曲张等。

5．脉象：常见沉涩、细涩或结代脉。

二、病机

病机是指疾病发生、发展、变化的机制。当致病因素作用于人体时，导致阴阳失衡，使脏腑、气血、经络功能紊乱，产生病理变化而发病。

基本病机是指在疾病过程中病理变化的一般规律及其基本原理。由于疾病种类繁多，临床表现纷繁复杂，各种疾病证候和症状都有其不同的机理，但归纳来看，都遵守邪正盛衰、阴阳失调、气血失常等基本病理变化。

（一）邪正盛衰

邪正盛衰是指疾病过程中，正气与邪气相互斗争而发生的强弱变化。这种变化不仅关系疾病的发生、发展和转归，还决定了疾病的虚实变化。

1. 邪正盛衰与疾病的虚实变化　在疾病变化过程当中，如果邪气亢盛，正气未衰，正邪斗争则剧烈，临床表现出一系列亢奋、有余、不通为特征的实性病证，多见于外感病的初、中期，一般病程较短；如果正气不足，邪气侵袭，则临床表现出一系列衰退、虚弱、不固为特征的虚损病证，多见于素体虚弱或疾病后期，以及各种慢性消耗性疾病，一般病程较长。

2. 邪正盛衰与疾病的转归　疾病的转归不外乎以下四种情况：

（1）正胜邪退：是疾病向好转或痊愈方向发展的一种结果。

（2）邪胜正衰：是疾病向恶化甚至死亡方向发展的一种结果。

（3）正虚邪恋：指正气已虚，邪气未尽，是疾病处于缠绵难愈的一种结果。

（4）邪去正虚：指邪气虽除，正气已伤，是机体处于逐渐恢复的一种结果。

（二）阴阳失调

阴阳失调是指在疾病的发生、发展过程中，由于各种致病因素的作用和邪正之间的斗争，导致机体阴阳两方面失去协调平衡，形成阴阳偏盛、偏衰和互损等病理状态。

1. 阴阳偏盛　是指人体阴或阳偏盛所引起的病理变化。

（1）阳偏盛：是指机体在疾病过程中，出现的一种阳气偏盛、功能亢奋、机体反应性增强、阳热过盛的病理状态。临床多表现为阳盛的实热证，如壮热、面红、目赤等。

（2）阴偏盛：是指机体在疾病过程中，出现的一种阴气偏盛、功能减退、产热不足、阴寒性病理产物积聚的病理状态。临床多表现为阴盛的实寒证，如恶寒、肢冷、蜷卧等。

2. 阴阳偏衰　是指人体阴或阳亏虚所引起的病理变化。

（1）阳偏衰：是指机体阳气虚损，功能活动减退，温煦失司的病理状态。临床多表现为“阳虚则寒”的虚寒证，如畏寒肢冷、神疲乏力、舌淡脉迟等。

（2）阴偏衰：是指机体的精、血、津液等物质亏虚，而导致阴不制阳，功能虚性亢奋的病理状态。临床多表现为“阴虚则热”的虚热证，如潮热盗汗、五心烦热、颧红咽干、舌红脉细数等。

3. 阴阳互损　是指在阴或阳一方虚损，累及对方，最后形成阴阳两虚的病理变化。

（1）阴损及阳：是指由于阴液亏损，累及阳气，使阳气生化不足或无所依附而耗散，从而在阴虚的基础上又导致阳虚，形成以阴虚为主的阴阳两虚的病理变化。如肾阴久虚，损及肾阳，最后导致以肾阴虚为主的阴阳两虚证。

（2）阳损及阴：是指由于阳气虚损，无阳则阴无以生，累及阴液的生化不足，从而在阳虚的基础上又导致阴虚，形成以阳虚为主的阴阳两虚的病理变化。如肾阳久亏，肾阴亦虚，最后导致以肾阳虚为主的阴阳两虚证。

（三）气血失常

气血失常是指气和血亏损不足、生理功能异常及气血关系失调等病理变化。这种病理变化总是通过脏腑生理功能的异常而反映出来。由于气与血之间有着密切的关系，所以在病理情况下，气病必及血，血病亦及气。

1. 气的失常　包括气的生成不足或耗散太过，气的运行失常，以及气的生理功能减退等，具体表现为气虚、气陷、气滞、气逆、气闭、气脱等几个方面。

2. 血的失常　主要表现为血液的生成不足或耗损太过，血液的运行失常，以及血液濡养功能减退等几个方面。血失调包括血虚、血瘀、血热和出血等。

3. 气血关系失调　“气为血之帅，血为气之母”，气与血的关系十分密切，生理上相互依存，相互为用，病理上常相互影响而致气血同病。主要有气滞血瘀、气虚血瘀、气不摄血、气随血脱和气血两虚等方面。

思考题

1. 试述风、寒、暑、湿、燥、火的性质及致病特点。
2. 试述七情的致病特点。
3. 简述瘀血的致病特点。
4. 气血失常有哪些表现?
5. 阴阳失调的病理变化有哪些?

（王　菁）

第七节　诊　法

诊法，即诊察疾病的方法，是中医在长期的医疗实践中逐步积累和发展起来的，包括望、闻、问、切四个方面，简称“四诊”。望诊是医生运用视觉观察患者全身和局部情况；闻诊是医生听患者语言、呼吸等声音和嗅气味的变化；问诊，是通过询问患者或陪诊者以了解病情和与疾病有关的情况；切诊是切按患者的脉搏和触、摸、按、压患者身体有关部位，以诊察病情的方法。

中医学认为人体是一个有机的整体，局部的病变可影响全身，内脏的病变可反映于体表形体官窍。因此，通过目察、耳闻、鼻嗅、口问和触摸按压等方法，可以了解疾病的病位、病因、病性及其内在的联系，为辨证施护提供依据。

望、闻、问、切四诊，从不同角度收集与疾病有关的情况，各有其独特的作用，但又相互联系、相互补充。因此，临床运用中必须坚持“四诊合参”，综合分析，才能对疾病做出全面正确的判断。

一、望诊

望诊是医生运用视觉观察患者的全身和局部表现、舌象、排出物的变化来诊察病情的一种方法。通过对人体外部的观察，可以了解内在的病变。望诊应在充足的光线下进行，以自然光线为佳。

（一）全身望诊

全身望诊是通过观察患者神、色、形、态的变化来诊察疾病，又称整体望诊。

1. 望神　望神就是观察人体生命活动的外在表现，即观察人的精神和功能状态。神以精气作为物质基础，精气盛则神旺，精气衰则神疲，因此，通过望神可以了解到患者脏腑精气的盛衰，从而判断疾病的轻重和预后。望神主要观察患者的目光、面色、表情、意识、体态、言语、反应等，尤其应重点观察眼神、神情、气色和体态。

（1）有神：又称“得神”。表现为双目精彩，面色荣润，表情自然，神志清楚，语言清晰，反应灵敏，活动自如。表明精气充足，正气强盛，是健康的表现；即使有病也是精气未伤，病情轻浅，易治易愈，预后良好。

（2）少神：又称“神气不足”。表现为双目少神，面色无华，表情淡漠，精神不振，倦怠乏力，气短懒言，动作迟缓等。表明精气轻度损伤，脏腑功能减弱，一般常见于病情较轻，或素体虚弱之人，或病后恢复期。

（3）失神：又称“无神”。表现为目光呆滞，精神萎靡，面色晦暗，呼吸微弱，反应迟钝，甚至神志朦胧或昏迷，二便失禁等。表明精气大伤，脏腑功能衰竭，病情深重，预后多不良。

（4）假神：是患者在垂危阶段出现的精神暂时好转的假象，如久病重病之人，原本神志模糊，突然神志清醒，精神转“佳”，欲见亲人；原来语声低微断续，突然语声响亮，言语不休；原本不思饮食或饮食甚少，突然食欲增加；原来面色晦暗，突然颧红如妆等。提示脏腑精气衰竭已极，阴不敛阳，以致虚阳外越，呈现一时“好转”的假象，因此称之为“假神”，俗称“回光返照”或“残灯复明”。多见于久病、重病，精气极度衰弱的患者，是临终前的预兆。

2. 望色　是观察面部皮肤的颜色与光泽来诊察疾病的方法。面部色泽是脏腑气血之外荣，故望面色可以了解脏腑气血的盛衰及邪气对脏腑气血的影响。

正常人的面色称为常色，我国正常人的面色是红黄隐隐，明润含蓄（红黄之色隐藏于光泽之间，皮肤之内，明亮润泽）。由于体质禀赋不同或受环境、季节、运动、饮食等因素影响，有时也可能出现偏红、偏黑、偏白等面色，但不论何色，总以明润含蓄为特征。人体在疾病状态时面部的色泽表现，称为病色，其特点是晦暗、暴露，主要有青、赤、黄、白、黑五种。

（1）青色：较常色更青者。主寒证、痛证、瘀血、肝病、惊风。

青色为经脉阻滞，气血不通之象。面色苍白而青，多属寒邪外袭，或阴寒内盛；面色青灰，口唇青紫，伴有胸闷心痛，多为心阳不振，心血瘀阻；小儿眉间、鼻柱及口唇四周青紫，常见于惊风或惊风先兆。

（2）黄色：较常色更黄者。主脾虚、湿证。

黄色是脾虚湿蕴的表现。若面色淡黄，枯槁无光，称为“萎黄”，常见于脾胃虚弱，气血不足者；面黄虚浮，称为“黄胖”，多为脾气虚损，湿邪内停所致；面目一身尽黄为黄疸，黄色鲜明如橘皮者，属“阳黄”，为湿热熏蒸，黄色晦滞如烟熏者，属“阴黄”，为寒湿阻遏。

（3）白色：较常色更白者。主虚证、寒证、气血不足、失血。

面色淡白无华，伴唇舌色淡者，多属气血不足。面色㿠白（淡白而虚浮），为阳虚或阳虚水泛；面色苍白（白中透青），伴冷汗淋漓不止，多为阳气暴脱。

（4）赤色：较常色更红者。主热证。

满面通红者，多为实热证；若仅见两颧潮红，多为虚热证。此外，病情危重之人面色苍白却颧部嫩红如妆，游移不定，多为戴阳证，是精气衰竭，阴不敛阳，虚阳浮越，属病危。

（5）黑色：较常色更黑者。主肾虚、寒证、水饮、血瘀。

面黑淡暗者，多属肾阳虚；面黑而干焦，多为肾精久耗，虚火灼阴；目眶周围色黑，多见于肾虚或水饮之证。面色黧黑（黑而晦暗）者，多为瘀血久停。

3. 望形体　主要指观察患者形体的强弱、胖瘦以及体质类型等情况，以诊察病情的方法。人的形体组织内合于五脏，故望形体可以测知内脏精气的盛衰。本节只介绍望形体强弱和胖瘦，体质分类见相关章节。

人的形体有强弱胖瘦之分。体强，即身体强壮，表现为发育良好，骨骼粗大，胸廓宽厚，肌肉充实，皮肤润泽，多属脏腑精气充足，气血旺盛，抗病力强，病则易治。体弱，即身体衰弱，表现为发育不良，骨骼细小，胸廓狭窄，肌肉瘦削，皮肤枯槁，多属脏腑精气不足，气血虚衰，体弱易病，病则多迁延难愈。体胖，指形体肥胖，体胖而食少，皮缓肉松，动则气喘，神疲乏力者，是形盛气衰，多为脾虚有痰。体瘦，指形体瘦削，形瘦而食多，为中焦有火；形瘦而食少，多为中气虚弱；大骨枯槁，大肉陷下，为气液干枯，脏腑精气衰竭。

4. 望姿态　主要指观察患者的动静姿态以及与疾病有关的体位或动作变化。一般来说，患者喜动多言者为阳证；喜静少言者为阴证。卧时蜷卧成团，喜加衣被者，多为寒证；卧时仰面伸足，常揭去衣被者，多为热证。坐而喜仰首者多为实证；坐而喜俯首者多为虚证。凡肢体蠕动，震颤，抽搐，角弓反张等属肝风内动；循衣摸床，撮空理线，多为邪热扰心，或久病大虚。

（二）局部望诊

局部望诊包括望头颈、五官、皮肤等。

1. 望头颈　主要观察头颈的外形、动态、囟门和头发的色泽变化。

小儿头形过大或过小，伴有智力发育不全者，多属先天禀赋不足、肾精亏损；小儿囟门凹陷，多为津气亏虚、脑髓不充；囟门高突，多为实热证；囟门迟闭，多属肾精不足；头颈强直或头摇不能自主者，多是风动征象；发黄干枯、稀疏易脱，多为精血不足，肾气亏虚；突现片状脱发，又称“斑秃”，多属血虚受风，或长期精神紧张，或焦虑惊恐所致；小儿发结如穗，多属疳积；若颈前颌下喉结处有肿物如瘤，或大或小，可随吞咽移动，多属瘿病，常因肝郁气结痰凝所致，或与地方水土有关。

2. 望五官

（1）望目：目为肝之外窍，五脏六腑之精气皆上注于目，主要观察眼神及眼的外形、色泽、动态等方面的变化。如目赤肿痛，多属肝经风热；眼睑浮肿，多为水肿；白睛发黄，多为黄疸；目眦淡白，为血虚、失血；目胞色黑晦暗，多属肾虚；目眦溃烂，多为湿热；目睛转动不灵活，上视或斜视，多为肝风内动；瞳孔散大，常见于颅脑损伤，出血性中风病等，病情危重；瞳孔缩小多为中毒所致，也可见于出血性中风病。

（2）望鼻：即观察鼻的外形、颜色和分泌物的变化，主要反映肺的情况。鼻翼煽动，多是肺失宣降，呼吸困难的表现；鼻柱崩塌，眉毛脱落，多见于麻风病；鼻头黄黑枯槁，多为恶候；鼻流清涕，是风寒束肺；鼻流浊涕，是风热犯肺；久流浊涕而黄稠有腥臭味者，为热证，兼有鼻中辛酸者多为“鼻渊”；鼻中出血，为鼻衄。

（3）望耳：即观察耳轮色泽、形态与分泌物，主要反映肾与肝胆的情况。耳轮瘦薄，颜色淡白为肾气不足；耳轮红赤肿胀，多为邪毒壅盛；耳轮干枯，甚则焦黑多为肾精亏耗；耳道流脓，多为肝胆湿热；小儿耳背、发际处有玫瑰红色的丘疹，多为麻疹先兆。

（4）望口唇：即观察口唇色泽、形态及润燥的变化，主要反映脾胃的情况。唇色淡白，多属血虚或失血；唇色青紫，多为血瘀；唇色深红而干，多属实热；口唇糜烂，属脾胃湿热或阴虚火旺；口唇燥裂为燥热伤津；口角㖞斜多为中风；口噤或抽搐不止，多为肝风内动。

（5）望齿、齿龈：齿为骨之余，龈为胃之络，主要观察齿、齿龈的色泽、形态和润枯的变化。牙齿干燥，多为胃热伤津；齿燥如枯骨，则为肾阴枯竭；齿龈淡白，多属血虚；齿龈红肿，多为胃火上炎；牙齿松动稀疏，齿根外露，多属肾虚；小儿睡中磨牙，多为虫积或胃肠积滞。

（6）望咽喉：即观察咽喉的色泽和形态的变化，喉、咽分别是肺胃的门户，主要反映肺胃的情况。咽喉红肿疼痛，多是肺胃热盛；咽喉嫩红，肿痛不甚，是虚火上炎；咽喉腐点成片，色灰白而不易拭去，重剥出血者为白喉，多因外感火热疫毒所致；咽喉两侧红肿疼痛，喉核表面或有黄白脓点，或脓点联合成片，且易剥离者，为乳蛾，属肺胃热盛，火毒熏蒸所致。

3. 望皮肤　主要观察皮肤色泽、形态的变化，以及有无斑疹等异常情况。

（1）色泽、形态：皮肤面目俱黄者，多为黄疸；皮肤干瘪枯槁者为津液耗伤；皮肤肿胀，按之凹陷者，为水湿泛滥；皮肤青紫者，常见于中毒；皮肤大片红肿，色赤如丹者，名为“丹毒”，多由实热火毒引起；皮肤干燥粗糙，状如鱼鳞者，称为“肌肤甲错”，常见于血瘀证。

（2）斑疹：指出现于肌肤表面的红（或紫）色片状或点状的皮疹。若大小不一，成点或片状，平摊于皮肤，抚之不碍手，压之不褪色者称为“斑”；大小均匀，点小如粟，高出于皮肤，摸之碍手，压之褪色者称为“疹”。外感热病斑疹多为热邪郁于肺胃不能外泄；内迫营血所致；内伤杂病斑疹多为血热。斑疹分布均匀而稀疏、色红润者为顺证，病情较轻；若布点稠密或根部紧束、色深者，则为逆证，病情较重。

（三）望舌

望舌又称舌诊，指观察患者舌质和舌苔的变化以诊察疾病的方法。舌质是指舌的肌肉脉络组织，又称舌体；舌苔是指舌面上附着的一层苔状物。综合舌质和舌苔的变化，统称为舌象。正常舌象为“淡红舌、薄白苔”，即舌体大小适中，颜色淡红润泽，柔软灵活，舌面上附有一层薄薄的、润燥适中、颗粒均匀的白苔。

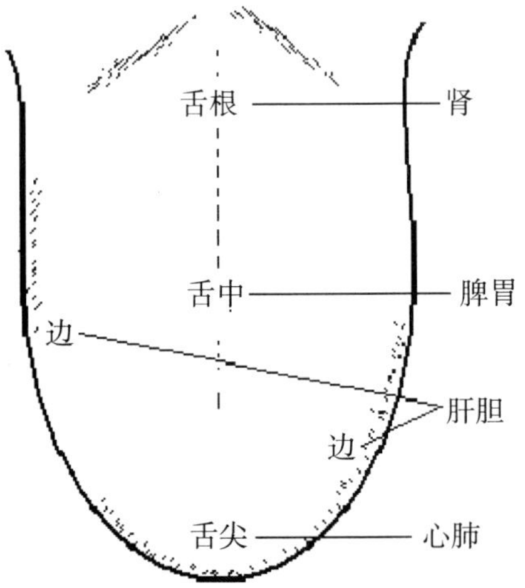

图 2-4　舌的脏腑病变分布规律

五脏六腑通过经络直接或间接地与舌相连。生理情况下，脏腑的精气充养于舌，在病理状态下，脏腑经络的变化也必然反映于舌。舌尖反映心肺的病变，舌中反映脾胃的病变，舌边反映肝胆的病变，舌根反映肾的病变（图 2-4）。但临证时应综合判断，不可生搬硬套。

通过舌诊可以了解脏腑虚实、病位深浅、病邪性质及推断病情进退。舌质的改变，主要反映内脏的虚实和气血盛衰变化；舌苔的变化，则反映疾病的性质、病邪的深浅和胃气的存亡。

望舌的方法和注意事项：望舌应在充足的自然光线下进行，要求患者取正坐姿势，将舌自然伸出口外，充分暴露舌体，舌尖略向下，舌面展平，不能蜷缩。观察时，要求医护人员应循舌尖、舌中、舌根、舌两边顺序察看，先望舌体，后望舌苔。望舌时还应注意食用某些药物或食物可出现“染苔”和其他假象，如乌梅可使舌苔染黑；饮用牛乳、豆浆等，可使舌苔变白、变厚；黄连、维生素 B_2 可使舌苔染黄；吸烟可使舌苔染灰；饮水可使舌苔湿润；进食或漱口影响舌苔厚薄；刺激性食物可使舌质变红等。因此，应注意询问患者近段时间内的饮食、服药等情况，避免各种非疾病因素对舌象造成影响。

1. 望舌质　主要包括观察舌体颜色和形态的变化。

（1）望舌色：即舌体的颜色，一般分为淡红、淡白、红、绛、青紫五种。

1）淡红舌：舌色淡红润泽。见于常人，也可见于外感病初起，病情轻浅者。

2）淡白舌：舌色比正常舌色浅淡，多主阳虚证、气血两虚证。舌色淡白胖嫩，多属阳虚水停证。舌色淡白瘦薄，多属气血虚弱。

3）红舌：舌色较正常色深，多主热证，有虚实之分。舌红起芒刺或兼黄厚苔，属实热证；舌色鲜红少苔或无苔，多为虚热证。

4）绛舌：舌色深红，主热证，比红舌病情深重。舌红绛有苔，为温热病热入营血；舌绛少苔或无苔，多为阴虚火旺；舌色红绛，舌面光亮如镜，为胃阴大伤；舌绛干枯，为肾阴枯竭。

5）青紫舌：舌色青紫，多主热证、寒证、瘀血证。舌紫而干，为热盛伤津；舌紫而湿润，多主里寒证或寒凝血瘀证；舌色紫暗或有瘀斑，多主气滞血瘀证。

（2）望舌形：舌体的形质包括老嫩、胖瘦、芒刺、裂纹、齿痕等方面的特征。

1）老嫩：舌体坚敛苍老，纹理粗糙或皱缩，舌色较暗者为老舌，多为实证；舌体娇嫩，纹理细腻，舌色浅淡者为嫩舌，多主虚证。

2）胖瘦：舌体比常人的大而厚，伸舌满口，称为胖大舌，主水湿、痰饮内停。如舌体胖大，舌色鲜红或青紫，甚则舌肿胀而不能缩回口中，称为肿胀舌，多为心脾热盛，色青紫者多为中毒。舌体比正常舌瘦小而薄，称为瘦薄舌，伴有舌色淡白者，多见于久病气血两虚；舌体瘦薄，舌色红绛，舌干少苔或无苔者，多见于阴虚火旺。

3）芒刺：舌乳头增生、肥大，高突如刺，称为芒刺舌，提示脏腑阳热亢盛，或为血分热盛。舌尖生点刺，多为心火亢盛；舌中生点刺，多为胃肠热盛等。

4）裂纹：舌面上出现各种形状的裂纹、裂沟，深浅不一，多少不等，统称为裂纹舌，是阴液津血亏损的表现。舌质红绛，干燥而有裂纹，为热盛伤阴；舌质淡白而有裂纹，为气血不足。若沟裂中有舌苔覆盖，则多见于先天性裂纹舌，要注意与病理性裂纹加以鉴别。

5）齿痕：舌体边缘有牙齿压迫的痕迹。主脾虚、水湿内盛。

（3）望舌态：舌态，指舌的动态。常见的病理舌态包括痿软、强硬、歪斜、颤动、吐弄和短缩等。

1）痿软舌：舌体软弱无力，不能随意伸缩回旋称为痿软舌。多为伤阴或气血俱虚所致。

2）强硬舌：舌体失其柔和，卷伸不利，或板硬强直，不能转动者，称为强硬舌。兼舌色红绛少津者，多见于外感热病；兼苔厚腻者，多主风痰；若突然舌强语蹇，伴有肢体麻木、眩晕者，多为中风先兆。

3）歪斜舌：伸舌时舌体偏向一侧，称为歪斜舌，多见于中风或中风先兆。

4）颤动舌：舌体不自主地颤动，动摇不宁者，称为颤动舌，为肝风内动之象。淡白而颤动者，多见于血虚动风；舌绛紫而颤动者，多见于热极生风；舌红少苔而颤动者，多见于阴虚动风。

5）吐弄舌：舌伸于口外，不能回缩者，称为吐舌；伸舌即回缩，或反复舐口唇四周，称为弄舌，二者都属心脾有热。弄舌多为热盛动风的先兆。吐弄舌也可见于小儿智能发育不良。

6）短缩舌：舌体卷缩、紧缩，不能伸长，严重者舌不抵齿，称为短缩舌。兼舌色淡或青紫而湿润者，多属寒凝筋脉；兼舌色红绛而干者，多属热盛津伤；若舌短而胖大，多属风痰阻络。

2. 望舌苔　舌苔主要反映病证的寒热深浅和邪正的消长变化。望舌苔要注意观察苔质和苔色两方面。

（1）望苔质：苔质即舌苔的质地、形态。主要观察舌苔的薄厚、润燥、腐腻、剥脱等方面的改变。

1）薄厚：透过舌苔能隐隐见到舌体的苔称为薄苔，不能见到舌体的苔则称厚苔。舌苔的薄厚可反映正邪盛衰和病情的深浅。薄苔见于外感表证及内伤气郁；厚苔见于痰湿、食积、里热。舌苔由薄变厚，病邪自表入里，邪盛病进；舌苔由厚变薄，为病邪自里达表，正胜病退。

2）润燥：舌苔干湿适中，不滑不燥，称为润苔，是正常舌苔的表现之一；舌面水分过多，伸舌欲滴，扪之湿而滑，称为滑苔，主痰饮、寒、湿；舌苔干燥，扪之无津，甚则舌苔干裂，称为燥苔，提示体内津液已伤。

3）腐腻：苔质颗粒较粗大而根底松浮，如豆腐渣堆铺舌面，刮之易去者为腐苔，多主胃气衰败，湿浊上泛；苔质颗粒细腻致密，融合成片，刮之不易脱落者，称为腻苔，多主痰湿、食积。

4）剥脱：舌苔全部或部分剥落，剥落处舌面光滑无苔者，称为剥苔。舌苔剥落多处，舌质红而干燥，剥脱界限明显为花剥苔，主胃阴不足；舌苔光脱如镜面，称为镜面舌，色红主胃阴枯竭，色白主营血大伤，病危难治。

（2）望苔色：苔色可分为白苔、黄苔、灰黑苔三类，临床上可单独出现，也可相兼出现，需同苔质、舌色、舌的形质变化结合起来，综合分析。

1）白苔：主表证、寒证。白苔有薄厚之分。薄白而润，可为正常舌象，也可是病情较轻浅之征；薄白而干，常见于风热表证；薄白而滑，多为外感寒湿，或脾虚湿盛；苔白厚腻多为湿浊内停，亦可见于食积；苔白如积粉，扪之不燥者，称为积粉苔，常见于外感温热病；苔白而燥裂，扪之粗糙，提示燥热伤津。

2）黄苔：主热证、里证。黄苔有淡黄、深黄和焦黄苔之别。苔色越黄，邪热越甚。舌苔由白转黄，提示邪已化热入里。苔黄而干燥，主邪热伤津，燥结腑实之证；苔黄腻者，主湿热或食积等证。

3）灰黑苔：灰苔与黑苔同类，灰苔即浅黑苔。灰黑苔多由白苔或黄苔转化而成，其中苔质润燥是鉴别灰黑苔寒热属性的重要指征。但不论寒热，均属重症。灰黑而润多主寒湿内蕴；苔焦黑干燥，舌质干裂起刺者，为热极津枯之证。

知识链接

望舌下络脉

舌下络脉是位于舌系带两侧纵行的大络脉，络脉颜色为淡紫色。望舌下络脉主要观察其长度、形态、颜色、粗细、舌下小血络等变化。

知识链接

舌下络脉的观察方法是：先让患者张口，将舌体向上腭方向翘起，舌尖可轻抵上腭，使舌体保持自然松弛，舌下络脉充分显露。首先观察舌系带两侧的大络脉的粗细、颜色，是否有怒张、弯曲等改变，然后再察看周围细小络脉的颜色、形态，以及有无紫暗的珠状结节和紫色血络。

舌下络脉异常及其临床意义：舌下络脉细而短，色淡红，周围小络脉不明显，舌色和舌下黏膜色偏淡者，多属气血不足；舌下络脉粗胀，或舌下络脉呈青紫、紫红、绛紫、紫黑色，或舌下细小络脉呈暗红色或紫色网状，或舌下络脉曲张如紫色珠子状大小不等的瘀血结节等改变，都是血瘀的征象。

（四）望排出物

望排出物指观察患者的分泌物和排泄物的形、色、质、量变化来诊察病情的方法。一般来说，排泄物色白、质清稀者，多属寒证；色黄、质稠厚者，多属热证。望排出物应重点观察痰涎、呕吐物和二便。

1. 望痰涎　痰涎是机体水液代谢障碍的病理产物，其形成主要与肺、脾、肾三脏功能失常关系密切。痰白而清稀为寒痰；痰黄稠而黏为热痰；痰少而黏，难于咳出者，多为燥痰；咳痰量多而白滑、容易咳出者为湿痰。痰中带血，或咳吐鲜血者，多为火邪灼伤肺络；咳吐脓血腥臭痰者为肺痈，是热毒蕴肺所致。口中多涎，清稀自出的，多为脾胃阳虚；口常流黏涎者，多为湿热蕴脾。

2. 望呕吐物　胃中之物上逆自口而出为呕吐物。若呕吐物清稀无臭，多是寒呕；呕吐物酸臭秽浊，多为热呕；呕吐痰涎清水，量多，多是痰饮内阻；呕吐未消化的食物，酸腐味臭，多属食积；呕吐频发频止，呕吐不化食物而少有酸腐，为肝气犯胃所致；呕吐黄绿苦水，多由肝胆郁热或肝胆湿热所致；呕吐鲜血或紫暗有块，夹杂食物残渣，多因胃有积热或肝火犯胃，或素有瘀血所致；呕吐脓血腥臭者，多是内痈。

3. 望二便　望大便主要是诊察大便的形、色、质、量、次等变化。大便清稀，完谷不化，或便溏者，多属脾虚或兼肾虚；大便色黄褐如糜，伴烦渴灼肛者，属湿热泄泻；大便如黏冻而夹有脓血，且兼腹痛、里急后重者，为痢疾；大便燥结者，多属实热证；大便干结如羊屎，排出困难，或多日不便而不甚痛苦者为肠燥津亏；血随大便而下，是便血，如先便后血，血色黑者，为远血，多见于肠胃病；先血后便，血色鲜红者，为近血，多见于痔疮。

望小便要注意其色、质、量和次数的变化。小便清长量多，伴有形寒肢冷，多属寒证；小便短赤量少，灼热疼痛者，多属热证；小便浑浊如米泔，排尿不利，为膏淋；尿有砂石，小便困难而痛，为石淋；尿血，伴有排尿困难而灼热刺痛者，为血淋。

（五）望小儿指纹

望小儿指纹是指通过观察小儿示指掌侧前缘浮露可见的脉络来诊察疾病的方法。指纹按部位分为风、气、命三关。示指第一节为风关，第二节为气关，第三节为命关（图 2-5）。望小儿指纹诊法适用于 3 岁以内的幼儿。

1. 望指纹的方法　抱小儿向光，以充足的自然光线为佳，医护人员用左手固定小儿示

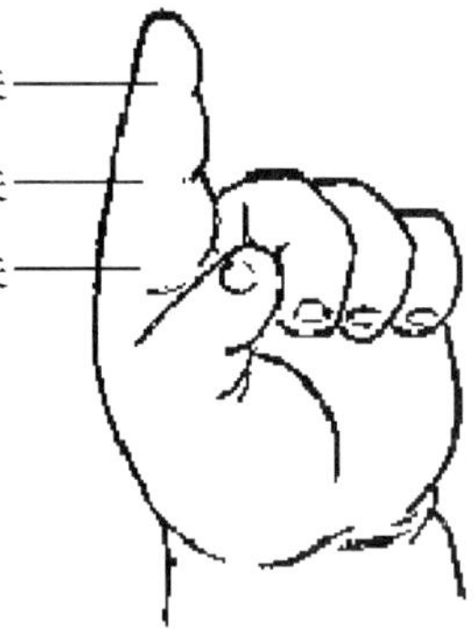

图 2-5　小儿指纹三关示意图

指，以右手大拇指轻推其桡侧浅静脉，从命关向气关、风关直推数次，使其容易显露，边推边诊察指纹的色泽、浮沉和出现的部位。

2. 望指纹的内容及意义　正常小儿指纹色泽红黄相兼，隐现于风关之内。当小儿患病时，指纹的色泽、部位、浮沉、形态等都将发生变化。

（1）浮沉分表里：指纹浮现明显者，主病在表；指纹沉稳不明显者，主病在里。

（2）淡滞定虚实：指纹色淡主虚证，多见于气血不足；指纹色郁滞主病邪滞留，营卫阻遏，常见于痰湿、食滞、邪热郁结。

（3）色泽辨病性：指纹色鲜红为外感风寒；色紫红多主热；色青多主惊风、痛证；色淡白主虚证；色紫黑主血络郁闭。指纹色淡，纹理极细者，多属正虚；纹色深浓，脉纹粗大者，多属邪盛病重。

（4）三关测轻重：指纹现于风关，病多轻浅易治；现于气关，病情较重；现于命关，则病情更重；若指纹一直延伸到指端，即所谓“透关射甲”，主病情凶险，预后不良。

二、闻诊

闻诊包括听声音和嗅气味两方面的内容，是通过听觉和嗅觉来了解由病体发出的各种异常声音和气味，以诊察病情的方法。听声音是听患者语言、呼吸、咳嗽、呃逆等各种声响的变化；嗅气味是指嗅患者体内或排泄物及病室的气味变化。

（一）闻声音

1. 发声异常　一般而言，患者语声高亢有力，多言而躁动，多属实证、热证；语声低微无力，寡言而沉静的，多属虚证、寒证；声音重浊，常见于外感风寒或湿浊阻滞。

（1）音哑、失音：见于新病者，多是实证，由外邪或痰浊阻肺所致；久病多是虚证，由肺肾阴虚所致。

（2）鼻鼾：是气道不利时发出的异常呼吸声，正常人熟睡时也可见鼾声。若鼾声不绝、昏睡不醒，多见于高热神昏，如伴有手撒遗尿者，是中风入脏之危证。

（3）呻吟、惊呼：呻吟是因痛苦而发出的声音，惊呼是由于出乎意料的刺激而突然发出喊叫声。小儿阵发惊呼，发声尖锐，表情惊恐，多属惊风。

2. 语言异常　言为心声，语言的异常多与心神的病变有关。

（1）狂言与癫语：两者都是患者神志错乱、意识思维障碍时出现的语无伦次。狂言表现为笑骂不休，打人毁物，不避亲疏，登高而歌，弃衣而走，多因情志不遂，气郁化火，痰火扰神所致，多属实证、阳证。癫语表现为语无伦次，自言自语或默默不语，哭笑无常，精神恍惚，不欲见人，多因痰浊郁闭或心脾两虚所致，属阴证。

（2）谵语与郑声：两者均是患者在神志昏迷或朦胧时出现的语言异常，为病情垂危、失神状态的表现。谵语表现为神志不清，胡言乱语，声高有力，往往伴有身热烦躁等，多属实证、热证。郑声表现为神志昏沉，语言重复，低微无力，时断时续，多因心气大伤、神无所依导致，属虚证。

（3）独语与错语：两者均是患者在神志清醒、意识思维迟钝时所出现的语言异常，多见于虚证患者，以老年人或久病之人多见。独语表现为独自说话，喃喃不休，首尾不续，见人便止，多因气血不足、心神失养，或痰浊扰心所致。错语表现为语言颠倒错乱，或言后自知说错，多因肝郁气滞、痰浊内阻、心脾两虚所致。

3. 呼吸异常 呼吸与肺肾的病变有关，通过呼吸变化可推测脏腑的虚实。

呼吸气粗，属热证、实证，常见于外感病证；呼吸气微，属寒证、虚证，常见于内伤久病。呼吸急促困难，甚至张口抬肩，鼻翼煽动，不能平卧者，是喘证，其发病与肺肾有关，有虚实之分；呼吸喘促，喉中有哮鸣音，多因素有痰饮宿疾，复感外邪引动而发；呼吸气急而短，不足以息，为短气，多见于实证；呼吸微弱，短而声低，气不足以息，为少气，多见于虚证。

4. 咳嗽 为肺失肃降，肺气上逆所致。咳声重浊有力，多属实证；咳声无力，声低气怯，多属虚证。咳痰色白，易咳量多，为寒痰或痰湿阻肺；咳痰黏稠色黄，咳痰不爽，多为肺热；干咳无痰或痰少而黏，为阴虚肺燥或燥邪伤肺；咳嗽阵发，咳时气急，连声不断，终止作鹭鸶叫声，为顿咳或百日咳。

5. 呕吐 为胃失和降，胃气上逆所致。有声有物为呕，有物无声为吐，有声无物为干呕。吐势徐缓，声音低弱无力，吐物呈清水痰涎，多属虚寒；吐势较猛，声响洪亮有力，吐物呈黏痰黄水，多为实证、热证。呕吐酸腐，多因暴饮暴食，过食肥甘厚味，食滞中脘所致；呕吐呈喷射状，为热扰神明之重症。

6. 呃逆、嗳气

（1）呃逆：是气逆上冲咽喉，发出一种不能自主的冲击声，声短而频，其声呃呃，为胃气上逆动膈所致，俗称“打呃”。呃声频作，声高有力，属实热；呃声低沉，气弱无力，多属虚寒；久病呃逆，声低无力，为胃气衰败之兆。若因饮食刺激或偶感风寒而致的短暂呃逆，不为病态。

（2）嗳气：是气体自胃向上，出于喉间所发出的声响，俗称“打饱嗝”。嗳气酸腐，多为食滞胃脘；嗳气频作，声音响亮，得嗳则舒，多是肝气犯胃；嗳气低沉，纳呆乏力，多是脾胃气虚；嗳声频作，脘腹冷痛，属寒邪客胃。

（二）嗅气味

嗅气味主要是嗅闻患者病体、排出物、病室等的异常气味，以了解病情，判断疾病的寒热虚实。

1. 病体的气味

（1）口臭：指患者张口时，口中发出的臭秽之气。口气秽臭，多是胃热；口出酸臭气，是胃有宿食；口气腐臭，多是牙疳或内痈。

（2）汗气：因引起出汗的原因不同，汗液的气味也不同。汗有腥膻气，是风湿热邪久蕴肌肤；汗出有尿味，为水肿晚期。

（3）身臭：可见于病体有疮疡溃烂流脓水或狐臭等病证。

2. 排出物的气味

（1）痰、涕之气：咳吐浊痰脓血，有腥臭味，多是热毒炽盛，郁结成脓之肺痈；鼻出臭气，流稠浊腥臭之涕，多是湿热上蒸之鼻渊。

（2）呕吐物之气：呕吐物气味臭秽，多因胃热炽盛；若呕吐物气味酸腐，呈完谷不化之状，则为宿食内停；呕吐物腥臭，夹有脓血，可见于胃痈；呕吐物为清稀痰涎，无臭气或有腥气者，为胃寒。

(3) 二便之气：大便臭秽为肠中积热，而气味腥者属寒；矢气奇臭，多为消化不良，宿食停滞。小便臊臭，其色浑浊，属实热证；小便清长，微有腥臊或无特殊气味，属虚证、寒证。

(4) 经、带、恶露之气：月经或产后恶露臭秽，为热邪侵袭胞宫；带下臭秽、色黄，为湿热下注；带下气腥、色白，为寒湿下注；崩漏或带下奇臭，并杂见异常颜色，常见于癌肿，多属危重病症。

3. 病室气味　若病室之中有血腥气者，多为失血；有腐臭气者，多为疮疡；有尸臭气味，为脏腑败坏；有尿臊味者，多见于水肿晚期；有烂苹果样气味，多为消渴病。

三、问诊

问诊是医生对患者或陪诊者进行有目的的询问，以了解病情的一种诊察方法，在四诊中占有重要地位。对于疾病的许多情况，如发病时间、自觉症状、起病过程、治疗情况、既往病史、生活习惯、饮食嗜好等，只有通过问诊才能获得，这些常是辨证中不可缺少的重要依据，有利于对疾病的病因、病位、病性等做出正确的判断。问诊的方法及注意事项如下：

1. 问诊应选择较安静适宜的环境进行，以免受到干扰，尤其对某些病情不便当众表述者，应单独询问，以便使其能够无拘束地叙述病情。

2. 问诊时对待患者的态度，既要严肃认真，又要和蔼可亲，细心询问、耐心听取病情，并应遵循为患者保密的原则。

3. 询问病情时，切忌使用患者听不懂的医学术语，应当使用群众通俗易懂的语言。

4. 应重视患者主诉，围绕主诉进行深入细致的询问，既要有重点，又要考虑全面，做到准确、简要而无遗漏。

5. 要善于抓住重点询问，启发诱导，但不能依主观意愿暗示或套问患者，这样才能抓住要领，获得可靠资料。

6. 对危急患者应扼要询问，不必面面俱到，以便迅速抢救患者，待病情缓解后，再进行详细询问。

知识链接

十问歌

明代医家张景岳在总结前人问诊要点的基础上写成《十问歌》，清代陈修园又将其略作修改补充为：一问寒热二问汗，三问头身四问便，五问饮食六胸腹，七聋八渴俱当辨，九问旧病十问因，再兼服药参机变，妇女尤必问经期，迟速闭崩皆可见，再添片语告儿科，天花麻疹全占验。

《十问歌》内容言简意赅，可作为问诊的参考。但应注意的是，实际问诊中还必须根据患者的具体病情灵活而重点地询问，不能千篇一律地机械套问。

问诊的内容广泛，主要包括一般情况、主诉和病史、现在症状等。

(一) 问一般情况

问一般情况包括姓名、性别、年龄、婚否、民族、职业、籍贯、工作单位、现住址等。了解一般情况，可取得与疾病有关的资料，为诊断和治疗提供依据，又有利于进行随访联系。

（二）问主诉和病史

1. 主诉 指患者就诊时最明显或最痛苦的主要症状及其持续的时间。主诉通常是患者就诊的主要原因，通常是疾病的主要矛盾所在，是调查、认识、分析及处理疾病的重要线索。

2. 现病史

（1）起病情况：起病指从发病到就诊时疾病发生、发展和变化的过程。包括要询问起病的环境和时间，自觉有无明显的起病原因或诱因，起病的轻重缓急，疾病初起的症状及其部位、性质、程度、持续时间及其发展变化等，以及从发病到就诊前所作过的诊断和治疗经过。问起病情况，可以全面掌握疾病的发生、发展和变化规律，有助于疾病的辨证治疗。

（2）现在症状：要询问此次就诊的全部自觉症状，这是问诊的主要内容，将另列于后详述。

3. 既往病史、生活史、家族史

（1）既往史：包括既往健康状况，曾患过何种主要疾病、诊治情况，现在是否痊愈，或留有何种后遗症；有无药物或其他过敏史；是否患过传染病；对小儿还应注意询问既往预防接种情况。既往的健康与患病情况常与现患疾病有一定的联系，可作为诊断现有疾病的参考。

（2）生活史：生活史包括患者的经历、生活习惯、饮食嗜好、劳逸起居等。生活经历应注意询问出生地、居住地及生活时间较长的地区，尤其注意某些地方病或传染病的流行区域；还应询问精神状况如何；询问其生活习惯，饮食嗜好，以及有无烟酒等其他嗜好；妇女应注意询问月经及生育史等。生活史对疾病可能有一定的影响，分析这些情况可为辨证论治提供一定的依据。

（3）家族史：是指患者直系亲属或者血缘关系较近的旁系亲属的患病情况，有无传染性疾病或遗传性疾病。

（三）问现在症状

现在症状指患者就诊时的全部症状，是问诊的主要组成部分。通过问现在症状，可以掌握疾病目前的主要矛盾，并围绕主要矛盾进行辨证，从而揭示疾病的本质，对疾病做出正确的判断。问现在症状主要包括问寒热、问汗出、问疼痛、问饮食、问二便、问睡眠、问经带胎产等方面。

1. 问寒热 寒热指疾病过程中常见的怕冷、发热症状。寒有恶风、恶寒、畏寒、寒战之别：恶风是指患者遇风觉冷，避之可缓；畏寒是指患者身寒怕冷，多加衣被或近火取暖即可缓解；恶寒是指患者身寒怕冷，虽多加衣被或近火取暖，仍不缓解。发热是指患者体温升高，或体温正常而自觉全身或局部有发热的感觉。问寒热要注意问寒热的有无、特征、发作时间及兼症。通过询问寒热，可辨别疾病的性质、部位和人体阴阳盛衰变化等情况，临床常见的寒热症状有以下四种情况：

（1）恶寒发热：指恶寒发热并存，是外感表证的主要症状之一。恶寒重，发热轻，为风寒表证；发热重，恶寒轻，为风热表证。表证寒热的轻重，不仅与病邪性质有关，而且与正气的盛衰有密切关系。

（2）但寒不热：指只感怕冷而不发热，多属里寒证。

（3）但热不寒：指只有发热而不恶寒，或反而恶热，多见于里热证。有以下三种情况：

1）壮热：患者持续高热不退，不恶寒而反恶热，称为“壮热”，多见于里实热证，多兼面赤、汗多、烦渴、舌红苔黄、脉洪大等症。

2）潮热：患者定时发热，或定时热甚，如潮汐之有定时者，称为潮热。①阴虚潮热：

午后或夜间低热，晨起热减，伴五心烦热、盗汗、咽干、舌红少苔、脉细数等症，属阴虚证。②阳明潮热：每至日晡之时（下午3～5时），热势增高，伴面赤、口渴、汗出、腹满便秘、舌红苔黄、脉洪大滑数等症，属阳明腑实证。③湿温潮热：午后热甚，身热不扬，伴头身困重，舌苔厚腻者，因湿邪困阻，湿遏热伏所致。

3）低热：即微热。指患者长期发热，而热度不高（体温一般不超过38℃），或患者自觉发热而体温正常的病证，多为阴虚发热、气虚发热、气郁发热、小儿夏季热。

（4）寒热往来：指患者恶寒与发热交替发作，是邪正交争、互为进退的表现，多见于伤寒少阳病或疟疾。

2. 问汗　汗是阳气蒸化津液出于腠理而形成的，通过询问汗出，可诊察患者津液的盈亏、阴阳的盛衰、病情的轻重和预后。问诊时要注意询问汗出的有无、多少、性状、时间、部位以及兼症等。

（1）表证辨汗：表证无汗，见于外感风寒表实证；表证有汗，见于外感风热或表虚证。

（2）里证辨汗：①自汗：指经常日间汗出不止，活动后更甚，常见于气虚、阳虚证。②盗汗：指睡时汗出，醒后汗止，多属阴虚内热证。③大汗：指全身大量汗出，若大汗出伴壮热、口渴、喜冷饮等症，多为里实热证。④冷汗：冷汗不止，伴见四肢厥冷，脉微欲绝等症，是阳气将亡，元气欲脱之危候。⑤战汗：指病势沉重之时，先见全身战栗抖动，而后汗出，为邪正相争，病变发展的转折点，若汗出后热退，脉静身凉，则提示邪去正复；若汗出后身热不减，烦躁不安，脉来疾急者，则为邪胜正衰之危候。

（3）局部辨汗：①头汗：仅头部或头颈部汗出较多，多为上焦邪热郁蒸；或伴脘闷纳呆，头身困重，舌苔黄腻者，为中焦湿热。②半身汗出：近身体的一半有汗，另一半无汗。无汗的部位是病变的部位，多见于风痰阻络。③手足汗出：指手足心汗出过多，多为脾胃湿热。

3. 问疼痛　疼痛是疾病过程中最常见的症状之一。其形成机制不外虚实两个方面，疼痛属实证者，多由邪气壅盛，阻滞气血、经络而致，即“不通则痛”；疼痛属虚证者，多由阴阳气血不足，脏腑经络失于濡养而致，即“不荣则痛”。问疼痛，应注意询问疼痛的部位、性质、程度、时间、加剧或缓解的因素以及兼症等，有助于辨别病变部位及病性寒热虚实等情况。

（1）问疼痛部位

1）头痛：经脉在头部的循行部位不同，因此，根据头痛部位可辨别病在何经。如头痛连及颈项者，属太阳经；两侧头痛者，属少阳经；前额连眉棱骨痛者，属阳明经；巅顶痛者，属厥阴经。

2）胸痛：心肺的病变可致胸痛。胸痛发热，咳喘，吐黄痰者，多属肺热；胸痛身热，咳吐脓血腥臭痰者，多为痰热蕴肺的肺痈；胸痛憋闷，痛引肩背，多为胸痹；胸背彻痛如针刺刀绞，面色青紫，脉微欲绝者，为真心痛。

3）胁痛：多与肝胆病有关。胁肋胀痛，身目发黄，口苦口干者，多为肝胆湿热；胁肋胀痛，善太息易怒者，为肝气郁结；胁部刺痛，痛处固定不移，多属瘀血阻滞。

4）腹痛：腹部范围较广，可分为大腹、小腹、少腹三部分。脐以上部位疼痛为大腹痛，多属脾胃病变；脐以下部位疼痛为小腹痛，多属膀胱，大、小肠及胞宫病变；小腹两侧疼痛为少腹痛，为肝经循行之处。既可因热结、寒凝、气滞、血瘀、食积而发，也可由气虚、血虚、阳虚所致，临床需结合询问疼痛的性质及按诊，进行综合分析。一般腹痛喜暖为寒，喜凉为热，拒按为实，喜按为虚。

5）腰痛：多为肾的病变。一般来说，由外伤所致的急性腰痛，多为实证；慢性反复发作的腰痛，多为肾虚。腰痛遇冷或阴雨天加重，多为寒湿所致；腰痛如针刺，固定不移，难于转侧者，多为瘀血阻滞。

6）四肢痛：多见于痹证。若疼痛较剧，痛有定处，遇寒痛增，得热痛减者，属痛痹（寒痹）；若疼痛游走，痛无定处，时见恶风发热者，属行痹（风痹）；若肢体关节酸痛重着，或有肿胀，肌肤麻木不仁，遇阴雨天加重或发作，属着痹（湿痹）；若关节疼痛，局部灼热红肿，痛不可触，伴有发热口渴者，属热痹；若独见足跟疼痛，甚者掣引腰背，或胫膝酸痛者，多属肾虚。

（2）问疼痛性质

1）胀痛：痛而有胀感为胀痛，多属气滞。但头目胀痛多见于肝阳上亢或肝火上炎的病症。

2）重痛：疼痛并有沉重感为重痛，多是湿邪阻遏气机。

3）灼痛：疼痛有灼热感而喜冷恶热的，为灼痛，为阳热亢盛或阴虚生热。

4）冷痛：疼痛有冷感，得温则舒为冷痛，为寒邪阻络或阳虚内寒。

5）刺痛：疼痛如针刺或刀割为刺痛，多属瘀血。

6）隐痛：疼痛隐隐，绵绵不休为隐痛，多为虚证。

7）绞痛：疼痛剧烈如刀绞为绞痛，疼痛程度剧烈，多因瘀血、结石或蛔虫等有形实邪闭阻气机所致。

8）窜痛：痛无定处，游走不定为窜痛，多为风中经络关节或气滞。

（3）问疼痛持续时间及影响因素：一般新病不久，痛势较剧，胀满颇重，持续不缓解，或疼痛拒按者，多属实证；久病痛势较缓，胀满不甚，时痛时止，或疼痛喜按者，多属虚证。痛而喜温者多为寒证，痛而喜冷者多为热证。

4. 问饮食与口味　问饮食口味是指对食欲与食量、口渴、饮水、口味等情况的询问。询问饮食口味，可了解脾胃的盛衰，判断病势的进退，以及疾病的寒热等情况。

（1）问食欲与食量：食欲是指进食的要求，食量是指实际的进食量，询问食欲与食量可以推测脾胃功能的盛衰及疾病的转归预后。食欲不振，食量减少，多为脾胃虚弱，或湿邪困脾；厌食者，多为饮食积滞，或肝胆湿热；多食易饥，为胃火亢盛；饥不欲食，为胃阴不足；厌食油腻，胁胀呕恶，可见于肝胆湿热，横逆犯胃；嗜食异物者，多为寄生虫病。

（2）问口渴与饮水：口渴与否反映人体津液的盈亏和输布情况。口不渴是津液未伤；口渴喜冷饮，饮水量多，为热盛津伤；口渴喜热饮，饮水量少，为寒湿内停；口干，但欲漱口不欲咽，多属瘀血内停；多饮、多食、多尿伴有形体消瘦者，为消渴病。

（3）问口味：指患者口中有异常的味觉或气味，主要反映脾胃功能，或其他脏腑病变。口淡无味，多是脾胃气虚；口甜提示脾胃湿热或脾气亏虚；口中泛酸，多是肝胃郁热或肝胃不和；口苦多见于热证，如肝胆火旺、湿热内蕴等；口咸为肾虚或寒水上犯；口涩见于燥热伤津或脏腑阳热偏盛；口黏腻，多由湿浊、痰饮、食积等引起。

5. 问二便　二便情况反映脾胃运化功能、水液代谢以及病证的寒热虚实变化。问二便主要询问排便次数、便量、气味、色质变化，以及排便感觉等。

（1）问小便：一般情况下，健康人日间排尿 3 ~ 5 次，夜间 0 ~ 1 次。尿量过多，见于消渴病或虚寒证；尿量减少，见于热盛伤津或水湿内停；小便清长，为寒证；小便短赤，为热证；小便频数，多属下焦湿热或肾气不固；小便癃闭，多见于湿热下注，结石阻滞，或肾阳不足等；小便失禁，多为肾气不固。

（2）问大便：健康人一般每日大便 1 ～ 2 次，或 2 日 1 次，粪便形状为黄色成形软便，排便通畅。新病大便秘结，伴见腹痛或发热，多属实证、热证；久病、老人、产后便秘，多属津亏血少，或气阴两虚。大便溏泄，伴纳呆腹胀，多为脾胃虚弱；五更泄泻，多为脾肾阳虚；大便脓血，伴腹痛、里急后重者，为大肠湿热，见于痢疾；排便不爽，多因大肠湿热等阻滞气机或脾虚气陷；里急后重，多因湿热蕴结大肠，为痢疾的主症之一。

6. 问睡眠　睡眠与人体卫气循行、气血阴阳盛衰以及心肾的功能活动有着密切的关系。应主要询问睡眠时间的长短、入睡难易、有无多梦等情况，临床常见的睡眠异常有失眠、嗜睡。

（1）失眠：又称不寐，是指入睡困难，或睡而易醒，甚至彻夜不眠，常伴有多梦。失眠是阳不入阴、神不守舍的表现。失眠有虚实之分：失眠伴心悸、多梦，多属心血不足；心烦失眠，潮热盗汗，多属阴虚火旺，心肾不交；口苦，呕吐痰涎，心烦而失眠，多为痰火扰心。

（2）嗜睡：不论昼夜，频频思睡，经常不自主地入睡，谓之嗜睡。嗜睡总的病机为阳虚阴盛。多由痰湿困脾、心肾阳虚、脾胃虚弱所致。

7. 问经带　月经、带下、妊娠、产育四个方面的异常，不仅是妇科常见疾病，也是全身病理变化的反映。因此，妇女即使患一般疾病，也应询问经、带、胎、产的具体情况，作为诊察疾病的依据。

（1）问月经：正常情况下，月经周期一般为 28 天左右，经期 3 ～ 7 天，量适中，色正红，经质不稀不稠，不夹血块。问月经应注意询问月经周期、经期、经量、经色、经质、末次月经以及有无痛经等。

1）月经先期：月经周期提前 7 天以上，连续两个周期以上，称为“月经先期”。可由脾气亏虚、肝郁血热或阴虚火旺导致。

2）月经后期：月经周期延后 7 天以上，连续两个周期以上，称为“月经后期”。可由精血亏虚、气滞或寒凝血瘀导致。

3）月经先后无定期：指月经周期时或提前、时或延后 7 天以上，且连续三个月经周期者，称为“月经先后无定期”。多见于肝郁气滞，或肾虚冲任失调。

4）月经过多：指月经量较正常明显增多而周期基本正常者。多因血热、气虚、肾虚、血瘀所致。

5）月经过少：指月经周期基本正常，而经量过少，甚或点滴即净。多由血虚、肾虚、血瘀所致。

6）闭经：指女子年逾 16 周岁月经尚未初潮，或已行经而又中断 6 个月以上者。在妊娠期、哺乳期以及停经后期出现的无月经均属生理性闭经。闭经有虚实之分，虚者多因肝肾不足，气血虚弱，阴虚血燥而成；实者多由气滞血瘀，痰湿阻滞所致。

7）崩漏：指经血非时暴下不止或淋漓不尽，前者称崩中或经崩，后者称漏下或经漏。多因肾虚、脾虚、血热、血瘀，使冲任受损，不能约束经血所致。

（2）问带下：正常情况下，妇女阴道内有少量乳白色、无臭的分泌物，有濡润阴道作用。问带下主要了解其色、量、质、气味等情况。带下量多，稀白少臭，多属脾肾虚寒；带下色深，黄稠臭秽，多属湿热下注。

8. 问小儿　小儿科古称“哑科”。问小儿应结合小儿不同发育时期的生理、病理特点进行询问。注意了解小儿出生前后的情况（包括母亲孕、产期的情况），预防接种史，以及喂养、发育情况，尤应注意发病时有无受惊、伤食、受寒、受热等情况。此外，对于家庭成员的健康状况和有无遗传性疾病等均应做全面了解。

四、切诊

切诊是医生运用双手，对患者身体的一定部位进行触、摸、按、压等操作，借以了解病情的方法，包括脉诊和按诊两部分。

（一）脉诊

脉诊又称切脉，是医生以手指切按患者脉搏，根据脉动应指的形象，以了解病情、辨别病证的方法。

1. 脉诊的部位和方法

（1）部位：临床常用“寸口诊法”。寸口位于两手腕后桡动脉搏动处，分寸、关、尺三部。通常以正对腕后桡骨茎突为关部，关之前为寸部，关之后为尺部（图2-6）。两手各有寸、关、尺三部，共称六脉，寸口脉可分候脏腑之气，左寸候心，左关候肝胆，左尺候肾；右寸候肺，右关候脾胃，右尺候肾（命门）。

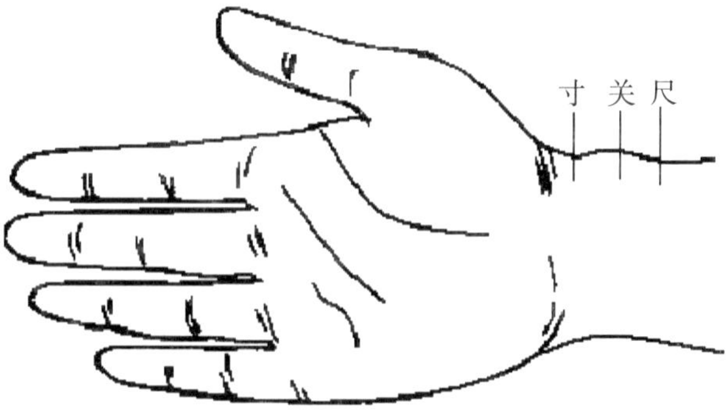

图 2-6 脉诊寸关尺部位图

（2）方法：诊脉应注意时间、环境、姿势和指法。时间以清晨患者未活动时最佳，若患者活动，应休息15min左右再进行脉诊；诊脉时要求环境安静，患者气血平和，医生也要平心静气；切脉时，患者取坐位或卧位，手臂与心脏近于同一水平，掌心向上，前臂平放，腕下垫脉枕；对成人切脉，用三指定位，先用中指按在掌后高骨（桡骨茎突）定关位，然后示指在前定寸，环指在后定尺。三指呈弓形斜按在同一水平，以指目接触脉体，以便寻按。三指的疏密应视患者的高矮适当调整。小儿寸口部位较短，可单用拇指切脉，即“一指定关法”。三岁以下小儿还可望指纹以代脉诊。

切脉常用三种指力来探测脉象。轻手浮取，名为“举”；重手沉取，名为“按”；用力不轻不重，委屈求之，名为“寻”。切诊时可根据需要，三指同时用力，也可用一个手指诊察一部脉象，用举、寻、按反复触按体察脉象，诊脉时间应以 3 ～ 5min 为宜。

2. 正常脉象　又称平脉、常脉，是正常人的脉象。平脉的基本脉象表现为：寸、关、尺三部有脉，不浮不沉，不大不小，从容和缓有力，一息四五至，节律一致，尺部沉取应指有力。

3. 常见病脉与主病　疾病反映于脉象的变化，即为病脉。不同的病证表现出不同的脉象，诊察病脉是对可能的诊断做进一步的证实，因此临床应用时，必须做到“四诊合参”。常见病脉与主病见表 2-10。

表 2-10　常见病脉与主病

脉名	脉　　象	主　　病
浮脉	轻取即得，按之稍减	表证。有力为表实，无力为表虚
沉脉	轻取不应，重按始得	里证。有力为里实，无力为里虚
迟脉	脉来迟缓，一息不足四至（每分钟不足 60 次）	寒证（虚寒或积冷）。有力为里实寒，无力为里虚寒
数脉	脉来急促，一息脉来超过五至（每分钟 90 次以上）	热证。有力为实热，无力为虚热
虚脉	三部脉轻取重按皆无力，按之空虚	虚证。多为气血不足
实脉	三部脉轻取重按皆有力	实证
滑脉	往来流利，应指圆滑，如珠走盘	痰饮、食滞、实热，亦为青壮年的常脉和妇人的孕脉
涩脉	往来涩滞不畅，如轻刀刮竹	气滞、血瘀、精伤、血少
洪脉	脉来洪大有力，如波涛汹涌，来盛去衰	热盛
细脉	脉细如线，应指明显	诸虚劳损，以阴血虚为主，又主湿证
濡脉	浮而细软，重按即无	诸虚证、湿证
弦脉	端直以长，如按琴弦	肝胆病，痛证，痰饮
紧脉	脉来绷急，应指紧张有力，状如牵绳转索	寒证、痛证
结脉	脉来缓慢而时一止，止无定数	阴盛气结，寒痰瘀血证，亦主气血虚衰
代脉	脉来迟缓无力，时有一止，止有定数	脏气衰微、痛证、惊恐、跌仆损伤
促脉	脉来急促，时有一止，止无定数	阳热亢盛或实邪阻滞，亦主阴血衰少

（二）按诊

按诊是医生用手触按患者身体一定部位，来测知局部的冷热、润燥、软硬、疼痛、痞块或其他异常情况，从而了解病情的一种诊察方法。主要用于诊查病变的部位、寒热虚实的性质和病情的发展趋势。

1. 按肌肤　可测知肌肤的寒热、润燥以及肿胀情况。

肌肤灼热者，多为阳证、热证；肌肤寒凉者，多为阴证、寒证。肌肤湿润者，为汗出或津液未伤；肌肤干燥者，为无汗或津液已伤。按之凹陷不起者为水肿；按之凹陷，随手而起者为气胀。

2. 按手足　可探明病证的寒热虚实。

手足俱冷者，为阳虚或阴盛；手足俱热者，为阴虚或阳盛；手足心热者，多为内伤发热。

3. 按脘腹　主要了解胃脘及腹部的寒热、软硬、胀满、肿块、压痛等情况。

脘腹疼痛，局部柔软喜按，按之痛减者，为虚证；按压后疼痛加剧，且局部坚硬者，为实证。腹中包块，固定不移，痛有定处，按之有形者，为“积”或“癥”；若包块往来不定，痛无定处，聚散无常者，为“聚”或“瘕”。左下腹按之包块累累者，多为燥屎内结；右下腹作痛，按之疼痛，有包块应手者，多为肠痈。

思考题

1. 神的表现类型及意义有哪些？

2．我国正常人的面色如何描述？简述面色青、赤、黄、白、黑的临床意义。
3．试述望舌的方法和注意事项。
4．简述舌色淡红、淡白、红、绛、青紫的临床意义。
5．简述白苔、黄苔、灰黑苔的临床意义。
6．简述闻咳嗽声音的不同及临床意义。
7．临床常见的寒热症状有哪四种情况？试述其临床意义。
8．试述疼痛的性质及其临床意义。
9．简述常见病脉及其主病。

（李 淼）

第八节 辨 证

辨证是对望闻问切四诊所收集的病情资料，运用中医基础理论加以辨别、分析、综合、判断确定其病机，进而做出证候诊断的思维过程。辨证之所以重要，是因为证候是中医治疗的首要依据。

在长期的临床实践中，历代医家创造了很多辨证方法，包括八纲辨证、脏腑辨证、病因辨证、气血津液辨证、六经辨证、卫气营血辨证、经络辨证等。这些辨证方法各有侧重，互相补充。本节主要讲述八纲辨证、脏腑辨证和气血津液辨证。

一、八纲辨证

八纲，即阴、阳、表、里、寒、热、虚、实八个纲领。

八纲辨证是通过四诊所收集的资料进行综合分析，根据病位的深浅、病邪的性质、人体正气的强弱等多方面的情况，归纳为八类不同的证候。

疾病的表现基本上都可以用八纲加以归纳。如疾病的类别可分为阴证与阳证；病位的浅深可分为表证与里证；疾病的性质可分为寒证与热证；邪正的盛衰可分为实证与虚证。这样运用八纲辨证就将错综复杂的临床表现，归纳为表里、寒热、虚实、阴阳四对纲领性证候，从而找出疾病的关键，掌握其要领，确定其类型，预测其趋势，为治疗指明方向。其中，阴阳又可以概括其他六纲，即表、热、实证为阳，里、寒、虚证属阴，因此，阴阳是八纲中的总纲。

八纲辨证并不意味着把各种证候截然划分为八个区域，它们是相互联系而不可分割的。如表里与寒热虚实相联系，寒热与虚实表里相联系，虚实又与寒热表里相联系。疾病的变化经常会出现表里、寒热、虚实交织在一起的夹杂情况，如表里同病、寒热错杂、虚实夹杂等。在一定的条件下，疾病还可出现不同程度的转化，如表邪入里、里邪出表、寒证化热、热证转寒、实证转虚、因虚致实等。在疾病发展到一定阶段时，还可以出现一些与疾病性质相反的假象，如真寒假热、真热假寒、真虚假实、真实假虚等。阴证、阳证也是如此，阴中有阳，阳中有阴，疾病可以由阳入阴，由阴出阳，又可以从阴转阳，从阳转阴。因此，进行八纲辨证，不仅要熟练掌握各类证候的特点，还要注意它们之间的相兼、转化、夹杂、真假。

（一）表里辨证

表里是辨别疾病病位内外和病势深浅的一对纲领。

表里是一个相对的概念。一般而言，身体的皮毛、肌腠、经络在外，属表，血脉、骨髓、脏腑相对在内，属里。因此，临床上把外邪侵犯肌表，病位浅者，称为表证；病在脏腑，病位深者，称为里证。表邪入里为病进，里邪出表为病退。因此，表里辨证可以察知病情的轻重，明确病变部位的深浅，预测病理变化的趋势。

1. 表证　表证是指六淫、疫疠邪气经皮毛、口鼻侵入时所产生的证候。多见于外感病的初期，具有起病急、病位浅、病邪轻、病程短的特点。

【临床表现】恶寒发热，头身疼痛，舌苔薄白，脉浮，兼有鼻塞、流涕、咳嗽、喷嚏、咽喉痒痛等症。

【证候分析】由于六淫邪气客于肌表，阻遏卫气的正常宣发，郁而发热。卫气受遏，失去温养肌表的功能，肌表得不到正常的温煦，故见恶寒。邪气郁滞经络，使气血流行不畅，致头身疼痛。肺主皮毛，鼻为肺窍，邪气从皮毛、口鼻而入肺，肺系皆受邪气，肺气失宣，故鼻塞、流涕、咳嗽、喷嚏、咽喉痒痛诸症常并见。邪气在表，未伤及里，故舌苔可无变化，仍以薄白为主。正气奋起抗邪，脉气鼓动于外，故脉浮。

根据感受的外邪和体质强弱的不同，表证的临床表现比较复杂，常见的有表寒证、表热证。

（1）表寒证：是寒邪侵袭肌表所致的一种病证。

【临床表现】恶寒重，发热轻，头身疼痛，无汗，苔薄白润，脉浮紧。

【证候分析】寒邪袭表，卫阳受伤，不能温煦肌表而恶寒，正与邪争，阳气被遏则发热，寒为阴邪，故恶寒重而发热轻。寒邪凝滞经脉，经气不利则头身疼痛。寒邪收敛，腠理闭塞故无汗，脉浮紧是寒邪束表之象。

（2）表热证：是热邪侵袭肌表所致的一种病证。

【临床表现】发热，微恶风寒，头痛，口干，微渴，或有汗，舌边尖红赤，脉浮数。

【证候分析】热邪犯表，卫气被郁，故发热恶寒。热为阳邪，故发热重而恶寒轻，且伴口干微渴。热性升散，腠理疏松则汗出，热邪上扰则头痛。舌边尖红赤，脉浮数均为温热在表之症。

2. 里证　里证是疾病深在于里（脏腑、气血、骨髓）的一类证候。它与表证相对而言。多见于外感病的中、后期或内伤疾病。

里证的范围甚广，除了表证及半表半里证外，其他疾病都属于里证。里证具有病位深、病情重的特点。

【临床表现】里证病因复杂，病位广泛，症状繁多，常以或寒或热，或虚或实的形式出现，详细内容见有关章节。

【证候分析】里证的成因大致有三种情况：一是表邪内传入里，侵犯脏腑所致；二是外邪直接侵犯脏腑而成；三是七情刺激、饮食不节、劳逸过度等因素，损伤脏腑，引起功能失调，气血逆乱而致病。由于其成因及临床表现不同，其发病机制也各不相同。

［附］半表半里证

外邪由表内传，尚未入于里，或里邪透表，尚未至于表，邪正相搏于表里之间，称为半表半里证。其表现为寒热往来，胸胁苦满，心烦喜呕，默默不欲饮食，口苦，咽干，目眩，脉弦等。

3. 表证和里证的鉴别 辨别表证和里证，主要是审察其寒热、舌象、脉象等变化（表2-11）。

表 2-11 表证和里证鉴别表

证候	病程	寒热	舌象	脉象
表证	起病急，病程短	发热恶寒	变化不明显	浮
里证	病程长	但寒不热或但热不寒	多有异常	沉

（二）寒热辨证

寒热是辨别疾病性质的两个纲领，反映机体阴阳的偏盛与偏衰。阴盛或阳虚表现为寒证；阳盛或阴虚表现为热证。寒热辨证在治疗护理上有重要意义，是确定“寒者热之”或“热者寒之”治疗护理原则的重要依据。

1. 寒证 寒证是由感受寒邪或机体自身阳虚阴盛而致。由于阴盛和阳虚均可表现出寒证的证候，因此，寒证有实寒和虚寒之分。

【临床表现】各类寒证的临床表现不尽一致，但常见的有：恶寒喜暖，面色皖白，肢冷蜷卧，口淡不渴，痰、涎、涕清稀，小便清长，大便稀溏，舌淡苔白润滑，脉迟或紧等。

【证候分析】阳气不足或为外寒所伤，不能发挥其温煦形体的作用，故见形寒肢冷，蜷卧，面色皖白。阴寒内盛，津液不伤，故口淡不渴。阳虚不能温化水液，以致痰、涎、涕、尿等排出物皆澄澈清冷。寒邪伤脾，或脾阳久虚，则运化失司而见大便稀溏。阳虚不化，寒湿内生，则舌淡苔白而润滑。阳气虚弱，鼓动血脉运行之力不足，故脉迟；寒主收引，受寒则脉道收缩而拘急，故见紧脉。

2. 热证 热证是由感受热邪，或脏腑阳气亢盛，或阴虚阳亢而致。由于感受外邪、阳盛以及阴虚阳亢均可表现为热证，因此，热证有实热和虚热之分。

【临床表现】各类热证的证候表现不尽一致，但常见的有：恶热喜冷，口渴喜冷饮，面红目赤，烦躁不宁，痰、涕黄稠，吐血衄血，小便短赤，大便干结，舌红苔黄而干燥，脉数等。

【证候分析】阳热偏盛，则恶热喜冷。火热伤阴，津液被耗，故小便短赤，津伤则需引水自救，故口渴喜冷饮。火性上炎，则见面红目赤。热扰心神，则烦躁不宁。津液被阳热煎熬，则痰、涕等分泌物黄稠。火热之邪灼伤血络，迫血妄行，则吐血衄血。肠热津亏，传导失司，势必大便秘结。舌红苔黄为热证，舌干少津为伤阴。阳热亢盛，血行加速故见数脉。

3. 寒证和热证的鉴别 辨别寒证与热证，不能孤立地根据某一症状作判断，要对疾病的全部表现进行综合观察、分析，尤其是寒热的喜恶、口渴与不渴、面色的赤白、四肢的凉温，以及二便、舌象、脉象等方面更应细致观察（表2-12）。

表 2-12 寒证和热证鉴别表

证候	寒热	面色	口渴	痰、涕	四肢	大便	小便	舌象	脉象
寒证	恶寒喜温	白	不渴	色白清稀	冷	稀溏	清长	舌淡苔白润	迟或紧
热证	恶热喜凉	红	渴喜冷饮	黄稠	热	秘结	短赤	舌红苔黄燥	数

4. 寒证和热证的关系　寒证和热证虽有本质的不同，但又相互联系，它们既可以在同一患者身上同时出现，表现为寒热错杂的证候，又可以在一定的条件下互相转化，出现寒证化热、热证化寒。在疾病发展过程中，特别是危重阶段，有时还会出现真热假寒或真寒假热的现象。

(1) 寒热错杂：在同一患者身上同时出现寒证和热证，呈现寒热交错的现象，称为寒热错杂。常见的有上下寒热错杂和表里寒热错杂。

1) 上下寒热错杂：患者身体上部与下部的寒热性质不同，称为上下寒热错杂。包括上寒下热和上热下寒两种情况。上下是一个相对的概念，如以膈为界，则胸为上，腹为下。上腹胃脘又为上，下腹膀胱、大小肠等又属下。

上寒下热：患者在同一时间内，上部表现为寒，下部表现为热的证候。如胃脘冷痛，呕吐清涎，同时又兼见尿频、尿痛、小便短赤，为寒在胃而热在膀胱之表现。

上热下寒：患者在同一时间内，上部表现为热，下部表现为寒的证候。如患者既见胸中烦热、咽痛、口干，又见腹痛喜暖，大便稀溏，为胸中有热，肠中有寒的表现。

2) 表里寒热错杂：患者表里同病而寒热性质不同，称为表里寒热错杂。包括表寒里热和表热里寒两种情况。

表寒里热；患者表里同病，寒在表热在里的一种证候。常见于本有内热，又外感风寒，或外邪传里化热而表寒未解的病证。如恶寒发热，无汗，头痛身痛，气喘，烦躁，口渴，脉浮紧即是寒在表而热在里的证候。

里寒表热：患者表里同病，表有热里有寒的一种证候。常见于素有里寒而复感风热；或表热证未解，误下以致脾胃阳气损伤的病证。如平素脾胃虚寒，又感风热，临床上既能见到发热，头痛，咳嗽，咽喉肿痛的表热证，又可见到大便溏泄，小便清长，四肢不温的里寒证。

寒热错杂的辨证，除了要辨别上下表里的部位之外，关键在于辨清寒热的多少。寒多热少者，应以治寒为主，兼顾热证；热多寒少者，应以治热为主，兼顾寒证。

(2) 寒热转化

1) 寒证转化为热证：患者先有寒证，后来出现热证，热证出现后，寒证便逐渐消失，为寒证转化为热证。多因机体阳气偏盛，寒邪从阳化热所致，也可见于治疗不当，过服温燥药物的患者。

2) 热证转化为寒证：患者先有热证，后出现寒证，寒证出现后，热证便随之消失，为热证转化为寒证。多因邪盛或正虚，正不胜邪，机体衰败所致；也见于误治、失治，损伤阳气的患者。

(3) 寒热真假：当寒证或热证发展到极点时，有时会出现与疾病本质相反的一些假象，即所谓真寒假热、真热假寒。这些假象常见于病情危笃的严重关头，如不细察，往往容易贻误生命。

1) 真寒假热：是内有真寒，外见假热的证候。其产生机制是由于阴寒内盛格阳于外，故又称“阴盛格阳”，形成虚阳浮越，阴极似阳的现象，其表现为：身热，面色浮红，口渴，脉大等似属热证，但患者身虽热却反欲盖衣被，渴欲热饮而饮不多，面红时隐时显，浮嫩如妆，不像实热之满面通红，脉大却按之无力。同时还可见到四肢厥冷，下利清谷，小便清长，舌淡苔白等症状。所以热象是假，阳虚寒盛是疾病的本质。

2) 真热假寒：是内有真热而外见假寒的证候。其产生机制是由于阳热内盛，阳气闭郁于内，不能布达于四肢末端而形成，或者阳盛于内，拒阴于外，故也称为“阳盛格阴”。其表现为：手足冷，脉沉等，似属寒证，但四肢冷而身体不恶寒反恶热，脉沉数而有力，更见烦渴喜冷饮，咽干、口臭、谵语、小便短赤，大便燥结或热痢下重，舌质红，苔黄而干等症。

（三）虚实辨证

虚实是辨别邪正盛衰的两个纲领。虚指正气不足；实指邪气盛实。虚证反映人体正气虚弱而邪气也不太盛。实证反映邪气太盛，而正气尚未虚衰，邪正相争剧烈。虚实辨证可以掌握病者邪正盛衰的情况，为治疗提供依据，实证宜攻，虚证宜补。

1. 虚证　虚证是对人体正气虚弱各种临床表现的病理概括。根据阴阳虚损程度的不同，虚证又可分为阴虚、阳虚。

【临床表现】各种虚证的表现极不一致，常见的有：面色淡白或萎黄，精神萎靡，身疲乏力，心悸气短，形寒肢冷，自汗，大便滑脱，小便失禁，舌淡胖嫩，脉虚沉迟，或为五心烦热，消瘦颧红，口咽干燥，盗汗潮热，舌红少苔，脉细数。

【证候分析】虚证的形成，有先天不足、后天失养和疾病耗损等多种原因。虚证病机主要表现在伤阴或伤阳两个方面。若伤阳者，以阳气虚的表现为主。由于阳失温运与固摄无权，故见面色淡白，形寒肢冷，神疲乏力，心悸气短，大便滑脱，小便失禁等现象。若伤阴者，以阴精亏损的表现为主。由于阴不制阳，失去濡养、滋润的功能，故见手足心热，心烦心悸，面色萎黄或颧红，潮热盗汗现象。阳虚则阴寒盛，故舌胖嫩，脉虚沉迟；阴虚则阳偏亢，故舌红少苔，脉细数。

2. 实证　实证是对人体感受外邪，或体内病理产物堆积而产生的各种临床表现的病理概括。实证的成因有两个方面：一是外邪侵入人体；一是脏腑功能失调以致痰饮、水湿、瘀血等病理产物停积于体内所致。由于外邪性质的差异、致病之病理产物的不同，而有各自不同的证候表现。

由于实证的表现多样化，所以在此介绍一些共同的、一般性的问题。

【临床表现】由于病因不同，实证的表现亦极不一致，而常见的表现为：发热，腹胀痛拒按，胸闷，烦躁，甚至神昏谵语，呼吸气粗，痰涎壅盛，大便秘结，或下痢，里急后重，小便不利，淋沥涩痛，脉实有力，舌质苍老，舌苔厚腻。

【证候分析】邪气过盛，正气与之抗争，阳热亢盛，故发热。实邪扰心，或蒙蔽心神，故烦躁，甚则神昏谵语。邪阻于肺，则宣降失常而胸闷，喘息气粗。痰盛者尚可见痰声漉漉。实邪积于肠胃则腑气不通，大便秘结，腹胀满痛拒按。湿热下攻，可见下痢里急后重。水湿内停，不得气化，所以小便不利。湿热下注膀胱，致小便淋漓涩痛。邪正相争，搏击于血脉，故脉盛有力。湿热蒸腾则舌苔多见厚腻。

3. 虚证与实证的鉴别要点　从临床来看，某些症状可出现于实证，也可见于虚证。如腹痛，虚证实证均可发生。因此，要鉴别虚实，必须四诊合参，通过望形体，舌象，闻声息，问起病，按胸腹，脉象等多方面进行综合分析。一般来说，虚证必身体虚弱，实证多身体粗壮。虚证者声息低微，实证者声高息粗。久病多虚，暴病多实。舌质淡嫩，脉象无力为虚；舌质苍老，脉象有力为实（表 2-13）。

表 2-13　虚证和实证的鉴别要点

证候	病程	体质	呼吸语言	神态	疼痛	二便	舌象	脉象
虚证	长	虚弱	气息微弱，声低懒言	神疲乏力，精神不振	喜按	大便溏薄，小便清长	舌淡嫩，少苔或无苔	无力
实证	短	强壮	气急吸粗，声高多言	烦躁	拒按	便秘，溲赤	舌苍老，苔厚腻	有力

4. 虚证和实证的关系　疾病是一个复杂的发展过程，由于体质、治疗、护理等因素的影响，虚证与实证常发生虚实错杂、虚实转化、虚实真假等证候表现。若不加以细察，容易误诊。

（1）虚实错杂：凡虚证中夹有实证，实证中夹有虚证，以及虚实并见，都是虚实错杂证。如表虚里实，表实里虚，上虚下实，上实下虚等。虚实错杂的证候，由于虚和实错杂互见，故在治疗上便有攻补兼施法。但在攻补兼施中还要分清虚实的孰多孰少，因而用药就有轻重主次之分。虚实错杂中根据虚实的多少有实证夹虚、虚证夹实、虚实并重三种情况。

1）实证夹虚：此证常发生于实证过程中正气受损的患者，亦可见于原来体虚而新感外邪的患者。它的特点是以实邪为主，正虚为次。如《伤寒论》的白虎加人参汤证，本来是阳明经热盛，证见壮热、口渴、汗出、脉洪大。由于热炽伤及气阴，又出现口燥渴，心烦，背微恶寒等气阴两伤的症状，这就是邪实夹虚。治疗以白虎汤攻邪为主，再加人参兼扶正气。

2）虚证夹实：此证往往见于实证深重，拖延日久，正气大伤，余邪未尽的患者；亦可见于素体大虚，复感邪气的患者。其特点是以正虚为主，邪实为次。如春温病的肾阴亏损证，出现在温病的晚期，是邪热劫烁肝肾之阴而呈现邪少虚多的证候。症见低热不退，口干，舌质干绛，此时治法以滋阴养液，扶正为主，兼清余热。

3）虚实并重：此证见于以下两种情况：一是原为严重的实证，迁延时日，正气大伤，而实邪未减者；二是原来正气甚弱，又感受较重邪气的患者。其特点是正虚与邪实均十分明显，病情较重。如小儿疳积，大便泄泻，贪食不厌，苔厚浊，脉细稍弦，病起于饮食积滞，损伤脾胃，虚实并见，治应消食化积与健脾同施。

（2）虚实转化：疾病的发展过程往往是邪正斗争的过程，邪正斗争在证候上的反映主要表现为虚实的变化。在疾病过程中，有些实证由于病邪久留，损伤正气，而转为虚证；有些由于正虚，脏腑功能失常，而致痰、食、血、水等凝结阻滞为患，成为因虚致实证。如高热、口渴、汗出、脉洪大之实热证，因治疗不当，日久不愈，可导致津气耗伤，而见肌肉消瘦，面色枯白，不欲饮食，虚羸少气，舌苔光剥，脉细无力等症，证已由实转虚；又如病本心脾气虚，常见心悸，气短，久治未愈，突然心痛不止，这是气虚血滞引致心脉瘀阻之证，虚证已转变为实证，治当活血去瘀止痛。

（3）虚实真假：虚证和实证有真假疑似之分，辨证时要从错杂的证候中辨别真假，以去伪存真，才不致犯“虚虚实实”之戒。辨虚实之真假与虚实之错杂证绝不相同，应注意审察鉴别。

1）真实假虚：指疾病本身属实证，但又表现出“虚”的临床表现。如热结肠胃，痰食壅滞，大积大聚之实证，却见神情沉静，身寒肢冷，脉沉伏或迟涩等症脉。若仔细辨别则可以发现，神情虽沉静，但语出则声高气粗；脉虽沉伏或迟涩，但按之有力；虽然形寒肢冷，但胸腹久按灼手。导致这类似虚之症脉的原因并不是病体虚弱，而是实邪阻滞经络，气血不能外达之故，因此，称这类症脉为假象，古称之为“大实有羸状”。此时治疗仍然应专力攻邪。

2）真虚假实：指疾病本质属虚证，但又表现出“实”的临床表现。如素体脾虚，运化无力，因而出现腹部胀满而痛，脉弦等症脉。仔细辨别，腹部胀满，有时减轻，不似实证的常满不减；虽有腹痛，但喜按；脉虽弦，但重按则无力。导致这类似实之症脉的原因并不是实邪，而是身体虚弱的结果，故亦称为假象，古人所谓“至虚有盛候”，就是指此而言。治疗应用补法。

5. 虚实与表里寒热的关系　虚实常通过表里寒热几个方面反映出来，形成多种证候，临床常见的有表虚、表实、里虚、里实、虚热、实热、虚寒、实寒等类。

（1）表虚证：表虚证有两种，一是指感受风邪而致的表证，以恶风、自汗为特征，为外感表虚。二是肺脾气虚，卫气不能固密，肌表疏松，经常自汗，易被外邪侵袭的表虚者，属内伤表虚。

【临床表现】外感表虚：头痛、项强、发热、汗出、恶风、脉浮缓。内伤表虚：平时常自汗出，容易感冒，兼有面色淡白，短气，动则气喘，怠倦乏力，纳少便溏，舌淡苔白，脉细弱等气虚表现。

【证候分析】表证之表虚证，是感受风邪所致的一种表证，由于风邪外束于太阳经，故头痛，项强；正气卫外，阳气浮盛而发热；肌腠疏，玄府不固，故汗出恶风；风邪在表，故脉浮缓。

里证之表虚证，主因肺脾气虚。肺主皮毛，脾主肌肉，其气虚则肌表疏松，卫气不固而自汗出；卫外力差，故常感冒；肺脾气虚，必见气虚的一般表现，如面色淡白，短气，动则气喘，怠倦乏力，纳少便溏，舌淡苔白，脉细弱等。

（2）表实证：表实证是寒邪侵袭肌表所致的一种证候。

【临床表现】发热恶寒，头身疼痛，无汗，脉浮紧。

【证候分析】感受外邪，阳气向上向外抗邪，便出现发热；邪客于肌表，阻遏卫气的正常宣发，肌表得不到正常的温煦而恶寒；邪阻经络，气血流行不畅而致头身疼痛；寒主收引，营气不能通于表，玄府不通，则无汗；脉象浮紧，是寒邪束表之征。

（3）里虚证：里虚证的内容也较多，各脏腑经络，阴阳气血亏损，都属里虚证的范围，将于以后各有关章节阐述。里虚证若按其寒热划分，则分为虚寒证、虚热证两类，详见于后。

（4）里实证：里实证包括的内容也较多，不但有各脏腑经络之分，还有各种不同邪气之别。许多具体证型将在以后的各篇辨证中介绍。里实证若按寒热划分，亦可分为实寒证、实热证两大类，详见于后。

（5）虚寒证：虚寒证是由于体内阳气虚衰所致的一种证候。

【临床表现】精神不振，面色淡白，畏寒肢冷，腹痛喜温喜按，大便溏薄，小便清长，少气乏力，舌质淡嫩，脉微或沉迟无力。

【证候分析】本证的病机是阳气虚衰。阳气推动和气化功能不足，精神不振，面色淡白，少气乏力，舌质淡嫩，脉微或沉迟无力；阳气温煦不足，则畏寒肢冷，腹痛喜温，大便溏薄，小便清长。

（6）虚热证：虚热证是由于体内阴液亏虚所致的一种证候。

【临床表现】两颧红赤，形体消瘦，潮热盗汗，五心烦热，咽干口燥，舌红少苔，脉细数。

【证候分析】人体阴液耗损，故人渐消瘦；阴虚则不能制阳，虚火内扰故心烦，手足心热，潮热盗汗；虚火上升则见两颧红赤，咽干口燥，舌红少苔；阴血不足故脉细，内有虚热，故脉细兼数。

（7）实寒证：实寒证是寒邪（阴邪）侵袭人体所致的一种证候。

【临床表现】畏寒喜暖，面色苍白，四肢欠温，腹痛拒按，肠鸣腹泻，或痰鸣喘嗽，口淡多涎，小便清长，舌苔白润，脉迟或紧。

【证候分析】寒邪客于体内，阻遏阳气，故畏寒喜暖，四肢不温；阴寒凝聚，经脉不通，不通则痛，故见腹痛拒按；阳气不能上荣于面，则面色苍白；寒邪困扰中阳，运化失职，故肠鸣腹泻；若为寒邪客肺，则痰鸣喘嗽，口淡多涎；小便清长，舌苔白润，皆为阴寒之症。脉迟或紧，是寒凝血行迟滞的现象。

（8）实热证：阳热之邪侵袭人体，由表入里所致的实证、热证。

【临床表现】壮热喜凉，口渴饮冷，面红目赤，烦躁或神昏谵语，腹胀满痛拒按，大便秘结，小便短赤，舌红苔黄而干，脉洪滑数实。

【证候分析】热邪内盛，故身见壮热喜凉；火热上炎而面红目赤；热扰心神，轻者烦躁，重者神昏谵语；热结胃肠则腹胀满痛拒按，大便秘结；热伤阴液则小便短赤，口喜冷饮，引水自救；舌红苔黄为热邪之症，舌干说明津液受伤；热为阳邪，鼓动血脉，所以脉象洪滑数实。

（四）阴阳辨证

阴阳是八纲辨证的总纲。在诊断上，可根据临床证候表现的病理性质，将一切疾病分为阴阳两个主要方面。它可概括其他六个方面的内容，即表、热、实属阳；里、寒、虚属阴。故有人称八纲为“二纲六要”。

在临床上，表里寒热虚实之间是相互联系的，不能截然划分。因此，阴证和阳证之间也不是截然分开的，往往出现阴中有阳，阳中有阴的复杂证候。如前述的表里同病，寒热错杂，虚实夹杂等证型就属这类情况。

以阴阳命名的除了阴证、阳证以外，还有真阴不足、真阳不足及亡阴亡阳等证。

1. 阴证和阳证

（1）阴证：凡符合“阴”的一般属性的证候，称为阴证。如里证、寒证、虚证概属阴证范围。

【临床表现】不同的疾病，所表现的阴性证候不尽相同，各有侧重，常见的有：面色暗淡，精神萎靡，身重蜷卧，形寒肢冷，倦怠无力，语声低怯，纳差，口淡不渴，大便稀溏，小便清长，舌淡胖嫩，脉沉迟，或弱或细涩。

【证候分析】精神萎靡，乏力，声低是虚证的表现；形寒肢冷，口淡不渴，大便溏，小便清长是里寒的表现；舌淡胖嫩，脉沉迟，弱细涩均为虚寒舌脉。

（2）阳证：凡符合“阳”的一般属性的证，称为阳证。如表证、热证、实证概属于阳证范围。

【临床表现】不同的疾病，表现的阳性证候也不尽相同。常见的有：面色红赤，恶寒发热，肌肤灼热，神烦，躁动不安，语声粗浊或骂詈无常，呼吸气粗，喘促痰鸣，口干渴饮，大便秘结，奇臭，小便涩痛，短赤，舌质红绛，苔黄黑生芒刺，脉象浮数、洪大、滑实。

【证候分析】阳证是表证、热证、实证的归纳。恶寒发热并见表证的特征；面色红赤，神烦躁动，肌肤灼热，口干渴饮为热证的表现；语声粗浊，呼吸气粗，喘促痰鸣，大便秘结等，又是实证的表现；舌质红绛，苔黄黑起刺，脉洪大、浮数、滑实均为实热之征。

（3）阴证和阳证的鉴别：阴证和阳证的鉴别，按四诊对照如下（表 2-14）。

表 2-14 阴证和阳证的鉴别

	阴证	阳证
望诊	面色苍白或暗淡，身重蜷卧，倦怠无力，萎靡不振，舌质淡而胖嫩，舌苔润滑	面色潮红或通红，喜凉，狂躁不安，口唇燥裂，舌质红绛，苔色黄或老黄，甚则燥裂，或黑而生芒刺
闻诊	语声低微，静而少言，呼吸怯弱，气短	语声壮厉，烦而多言，呼吸气粗，喘促痰鸣，狂言叫骂
问诊	大便气腥臭，饮食减少，口中无味，不烦不渴，或喜热饮，小便清长短少	大便或硬或秘，或有奇臭，恶食，口干，烦渴引饮，小便短赤
切诊	腹痛喜按，身寒足冷，脉象沉微细涩，弱迟无力	腹痛拒按，身热足暖，脉象浮洪数大滑实而有力

阴阳消长是相对的，阳盛则阴衰，阴盛则阳衰。如诊得脉象洪大，舌红苔燥，兼见口渴、壮热等，便可知阳盛阴衰。如诊得脉象沉迟，舌白苔润，兼见腹痛，下痢等证，便可知其阴盛阳衰。此外，阴阳错综复杂的变化，具体表现于表里寒热虚实等六纲中，前面各节已述及，不再重复。

2. 真阴不足与真阳不足　阴虚证也称虚热证，阳虚证也称虚寒证。肾为人体阴阳之根本，当阴阳两虚日久或久病，会耗伤肾阴肾阳而致肾阴不足或肾阳不足，即真阴不足、真阳不足。

（1）真阴不足

【临床表现】虚火上炎，面白颧赤，唇若涂丹，口燥咽干，心烦，手足心热，头晕眼花，耳鸣，腰腿酸软无力，骨蒸盗汗，发梦遗精，大便秘结，小便短少，舌红干少苔，脉细数无力。

【证候分析】病程日久，损伤阴精，累及真阴，阴不制阳，致虚火上炎，出现阴虚之证，故见面白颧赤，唇红，口燥，五心烦热，盗汗便秘，尿少，舌红干少苔，脉细数无力。同时由于病已伤及肾阴，故出现肾功能异常的症状，如肾生髓、主骨的功能失常，见头晕、眼花、腰腿酸软无力、骨蒸；耳失肾阴濡养则耳鸣如蝉；肾主生殖，虚热内扰精室，故发梦遗精。

（2）真阳不足（肾阳不足）

【临床表现】面色㿠白，形寒肢冷，唇舌色淡，口淡多涎，喘咳身肿，自汗，头眩，不欲食，腹大胫肿，大便溏薄或五更泄泻，阳痿早泄，精冷不育，或宫冷不孕，舌淡胖嫩，苔白滑，脉沉迟无力。

【证候分析】病程日久，损伤阳气，累及真阳，阳不制阴，致阴寒内盛，出现阳虚之证，故见面色㿠白，形寒肢冷，唇舌色淡，口淡多涎，自汗，不欲食，舌淡胖嫩，苔白滑，脉沉迟无力。同时由于病已伤及肾中之阳，故出现肾功能异常的症状，如肾主纳气、主水的功能失常，则喘咳身肿，腹大胫肿；肾主生殖功能失常，则阳痿早泄，精冷不育，宫冷不孕；肾虚火衰，主二便的功能失常则五更泄泻。

3. 亡阴与亡阳　亡阴亡阳是疾病的危险证候，辨证一差或救治稍迟，死亡立见，亡阴与亡阳是两个性质不同的病证。亡阴的根本原因是机体内脱失大量津液，从而导致亡阴。亡阳的主要病因是阳气亡脱。因为气可随液脱，亦可随血脱，所以亡阳也常见于汗、吐、下太过以及大出血之后，同时，许多疾病的危笃阶段也可出现亡阳。由于阴阳是依存互根的，所以亡阴可导致亡阳，亡阳也可使阴液耗损。宜分清亡阴、亡阳之主次，及时救治。

（1）亡阴

【临床表现】身热肢暖，烦躁不安，口渴咽干，唇干舌燥，肌肤皱瘪，小便极少，舌红干，脉细数无力。通常还以大汗淋漓主亡阴的特征，其汗温、咸而稀（吐、下之亡阴有时可无大汗出）。

【证候分析】阴液耗竭，失去濡润之功，故口渴咽干，唇干舌燥，肌肤皱瘪。津液化源告竭，故小便极少。阴虚则内热，故身热肢暖。虚热上扰则烦躁不安。舌红干，脉细数无力为津枯虚热之象。大汗淋漓多发生于原来为热病之患者，热邪逼迫则汗液外泄，也可见于治疗不当，发汗太过的患者。此时，大汗出既是亡阴之因，又是亡阴之症。

（2）亡阳

【临床表现】大汗出，汗冷，味淡微黏，身凉恶寒，四肢厥冷，蜷卧神疲，口淡不渴，或喜热饮，舌淡白润，脉微欲绝。

【证候分析】亡阳发生在各种原因所致的阳气虚弱以致亡脱的阶段。阳虚固摄无权，故腠理开而汗大出，汗冷，味淡微黏此乃亡阳的必备症状。阳虚则寒，故身凉恶寒、四肢厥冷。人体功能活动低下，则见蜷卧神疲。口淡，舌淡白，脉微欲绝均为阳微虚寒之症。

二、脏腑辨证

脏腑辨证是在认识脏腑生理功能、病变特点的基础上，将四诊所收集的症状、体征及有关病情的资料，进行综合分析，借以推究病机，判断疾病所在的脏腑部位、病因、病性等，为临床治疗提供依据的一种辨证方法。简言之，即以脏腑病位为纲，对疾病进行辨证，是临床各科的诊断基础，是中医辨证体系中重要的组成部分。其包括脏病辨证、腑病辨证及脏腑兼病辨证。其中脏病辨证是脏腑辨证的主要内容。由于临床上单纯的腑病较为少见，多与一定的脏病有关，故将腑病编入相关病中进行讨论。本节仅介绍临床常见的一些证候。

（一）心与小肠病辨证

心居胸中，心包络围护于外。其经脉下络小肠，两者互为表里。心的主要生理功能一是主血脉，具有推动血液在脉道中运行不息，以濡养脏腑、组织、官窍的作用；二是主神志，为人之精神和意识思维活动的中枢，是生命活动的主宰。小肠有泌别清浊、受盛化物的功能。

心病有虚实之分，虚证多由久病伤正，禀赋不足，思虑伤心等因素，导致心气心阳受损，心血心阴亏耗；实证多由痰阻、火扰、寒凝、气郁、血瘀等引起。心的病变主要表现为心本身及其主血脉功能的失常、心神的意识思维等精神活动的异常，常见心悸、心痛、失眠、神昏、精神错乱、脉结代或促等；小肠的病变主要反映在清浊不分，转输障碍等方面，常见小便失常，大便溏泄等。

1. 心气虚证　是指由于心气不足，鼓动无力所表现的证候。

【临床表现】心悸，胸闷，气短，精神疲惫，或有自汗，活动后加重，或见精神恍惚，面色淡白，舌质淡，脉虚。

【证候分析】本证多由素体久虚，或久病失养，或禀赋不足，或年高脏气衰弱所致。心气虚衰，心中空虚惕惕而动则心悸怔忡；心气不足，胸中宗气运转无力则胸闷气短；气虚卫外不固则自汗；劳累耗气，故稍事活动后诸症加剧；心气虚，心神失藏，可见精神恍惚；气虚运血无力，不能上荣于面，气血不充，故面色淡白，舌淡，脉虚。

2. 心阳虚证　是指由于心阳虚衰，温运失司，鼓动无力，虚寒内生所表现的证候。

【临床表现】心悸怔忡，心胸憋闷或痛，畏寒肢凉，气短，自汗，面色㿠白或面唇青紫，舌质淡胖或紫暗，苔白滑，脉弱或结代。

【证候分析】本证多由心气虚进一步发展，或由其他脏腑病证波及而致。心阳虚衰，鼓动无力，心动失常，故轻则心悸，重则怔忡；阳虚寒凝经脉，血脉痹阻，故心胸憋闷疼痛；阳虚不能温煦肢体，故畏寒肢凉；心气虚则气短，阳气虚不能卫外则自汗；温运乏力，血脉失充，寒凝而血行不畅，故见面色㿠白或面唇青紫，舌质紫暗，脉弱或结代；苔白滑是阳虚寒盛之象。

3. 心阳暴脱证　是指心阳衰竭，阳气暴脱所表现的证候。

【临床表现】在心阳虚证表现的基础上，突然冷汗淋漓，四肢厥冷，呼吸微弱，面色苍白，或心痛剧烈，甚或神志模糊，昏迷不醒，唇舌青紫，脉微欲绝。

【证候分析】本证常是心阳虚进一步发展的结果，亦可由寒邪暴伤心阳，或痰瘀阻塞心脉所致。心阳衰败而暴脱，阳不制阴，不能卫外则冷汗淋漓；不能温煦肢体故四肢厥冷；心阳衰，宗气骤泄，不能助肺以行呼吸，故见呼吸微弱；阳气外亡，无力推动血行致络脉瘀滞，不得外荣肌肤，故面色苍白，口唇青紫；心神失养，心气涣散，致神志模糊，甚则昏迷；脉微欲绝为阳气外亡之征。

4. 心血虚证　是指由于心血亏虚，心与心神失于濡养所表现的证候。

【临床表现】心悸，失眠多梦，头晕，健忘，面色淡白或萎黄，唇舌色淡，脉细弱。

【证候分析】本证多因脾虚生血之源不足，或劳神过度而耗血，或失血过多，或久病耗血所致。心血不足，心失所养，心动失常，故见心悸；血不养心，心神不安，则失眠多梦，血虚不能濡养脑髓、上荣于头面，故见头晕，健忘，面色淡白或萎黄，唇舌色淡；血少不能充盈脉道，故脉象细弱。

5. 心阴虚证　是指由于心阴亏损，虚热内扰所表现的证候。

【临床表现】心悸心烦，失眠多梦，五心烦热，潮热盗汗，两颧潮红，舌红少津，脉细数。

【证候分析】本证多因思虑劳神太过，暗耗心阴，或因热病后期，耗伤心阴，或肝肾等脏阴亏及心所致。心阴亏少，心失所养，心动失常，故见心悸；心失濡养，虚热扰心，心神不守，则心烦，失眠多梦；阴虚则阳亢，虚热内生，故五心烦热，潮热盗汗；虚热上炎则两颧潮红；阴不制阳，虚热内生则舌红少津，脉象细数。

6. 心火亢盛证　是指由于心火内炽所表现的证候。

【临床表现】心烦失眠，发热口渴，便秘尿黄，舌尖红绛，苔黄，脉数，或见吐血、衄血，或见口舌生疮，溃烂疼痛，或见狂躁谵语，神志不清。

【证候分析】本证多因情志抑郁，气郁化火，或火热之邪内侵，或过食辛热温补之品，久蕴化火，内炽于心所致。心火内炽，心神被扰，则见心烦失眠，甚则狂躁谵语，神志不清；发热口渴，便秘尿黄，均为里热之征。火热循经上炎故舌尖红绛；苔黄，脉数为火热之象。

7. 心脉痹阻证 是指心脉在各种致病因素作用下痹阻不通所反映的证候。常由年高体弱或病久正虚以致瘀阻、痰凝、寒滞、气郁而发作。

【临床表现】心悸怔忡，心胸憋闷疼痛，痛引肩背内臂，时发时止。若痛如针刺，并见舌紫黯有瘀斑、瘀点，脉细涩或结代，为瘀阻心脉。若为闷痛，并见体胖痰多，身重困倦，舌苔白腻，脉沉滑，为痰阻心脉。若剧痛暴作，并见畏寒肢冷，得温痛缓，舌淡苔白，脉沉迟或沉紧，为寒凝之象。若疼痛而胀，且发作与情志有关，舌淡红，苔薄白，脉弦，为气滞之征。

【证候分析】本证多因正气先虚，阳气不足，血行无力，继发瘀血内阻，痰浊停聚，阴寒凝滞，气机阻滞等病理变化。心失温养见心悸怔忡；心脉痹阻见心胸憋闷疼痛。手少阴心经循臂内，出腋下，故疼痛牵引肩背内臂，时发时止。

8. 小肠实热证 是小肠里热炽盛所表现的证候。

【临床表现】心烦口渴，口舌生疮，小便赤涩，尿道灼痛，或尿血，舌红苔黄，脉数。

【证候分析】本证多由心热下移小肠所致。心火内盛，热扰心神则心烦；热盛伤津则口渴；心与小肠相表里，心热下移于小肠，故小便赤涩，尿道灼痛；热甚灼伤阴络则可见尿血；舌红苔黄，脉数为里热之象。

（二）肺与大肠病辨证

肺为华盖，居胸中，上连气管、咽喉，开窍于鼻，肺叶轻虚，为娇脏，外合皮毛，下络大肠，与大肠互为表里。肺主气，司呼吸，主宣发肃降，通调水道，外合皮毛，开窍于鼻。大肠主津，传化糟粕。

肺的病变主要为呼吸功能和水液代谢失常。肺病的常见症状为咳嗽、气喘、咳痰、胸闷痛等，其中尤以咳喘多见。大肠传导功能失常，主要表现为便秘与泄泻。

1. 肺气虚证 是指肺气虚弱，其主气、卫外功能失职所表现的证候。

【临床表现】咳嗽无力，气短而喘，动则尤甚，咳痰清稀，少气懒言，自汗，畏风，易于感冒，神疲体倦，面色淡白，舌淡苔白，脉弱。

【证候分析】本证多因久病咳喘，或脾虚气血化生不足，肺失充养所致。肺气亏虚，宗气不足，故咳嗽无力，气短而喘，少气懒言；动则耗气，则咳喘尤甚；肺气不足，津液不布，聚而为痰，则咳痰清稀；肺气虚，不能宣发卫气于肌表，腠理不密，卫表不固，故见自汗，畏风，且易受外邪侵袭而反复感冒；神疲体倦，面色淡白，舌淡苔白，脉弱，均为气虚之象。

2. 肺阴虚证 肺阴虚证是指由于肺阴不足，虚热内扰所表现的证候。

【临床表现】干咳无痰，或痰少而黏，不易咳出，或痰中带血，声音嘶哑，口燥咽干，形体消瘦，五心烦热，潮热盗汗，颧红，舌红少津，脉细数。

【证候分析】本证多因燥热伤肺，或痨虫蚀肺，或汗出伤津，或久咳不愈，或素嗜烟酒、辛辣燥热之品，耗伤肺阴，渐致肺阴亏虚所致。肺阴不足，虚火内生，灼伤肺津，以致肺失清肃，气逆于上，故干咳无痰，或痰少而黏，不易咳出；虚火灼伤肺络，则痰中带血；阴液不足，失于滋养，则咽喉失润，以致口燥咽干，声音嘶哑；阴虚阳亢，虚热内炽，故潮热盗汗，五心烦热，形体消瘦；虚火上炎，故两颧发红；舌红少津，脉细数，为阴虚内热之象。

3. 风寒犯肺证 是指由于风寒之邪侵袭，肺卫失宣所表现的证候。

【临床表现】咳嗽，痰稀色白，微有恶寒发热，鼻塞，流清涕，喉痒，或见身痛无汗，舌苔薄白，脉浮紧。

【证候分析】本证多因外感风寒之邪，侵袭肺表，致使肺卫失宣所致。风寒之邪袭表犯肺，肺气被束，失于宣降，故咳嗽；肺津不布，聚成痰饮，随肺气逆于上，故咳痰色白质稀；鼻为肺窍，肺气失宣，鼻咽不利，则鼻塞流涕，喉痒；风寒犯表，损伤卫阳，肌表失于温煦，故见微恶风寒；正气抗邪，阳气浮郁于表，故见发热；寒凝经络，经气不利，故头身疼痛；寒性收引，腠理闭塞，故见无汗；舌苔薄白，脉浮紧为外感风寒之征。

4. 风热犯肺证　是指风热之邪侵袭肺系，肺卫失宣所表现的证候。

【临床表现】咳嗽，痰少色黄，发热微恶风寒，鼻塞，流浊涕，口微渴，或咽喉疼痛，舌尖红，苔薄黄，脉浮数。

【证候分析】本证多因外感风热，侵犯肺卫所致。风热袭肺，肺失清肃，肺气上逆，故咳嗽；肺气失宣，鼻窍不利，津液为热邪所熏，故鼻塞、流浊涕；风热上扰，咽喉不利，故咽痛；肺卫受邪，卫气抗邪则发热；卫气郁遏，肌表失于温煦，故恶寒；热伤津液，则口微渴；舌尖红，苔薄黄，脉浮数，为风热袭表犯肺之征。

5. 燥邪犯肺证　是指外界燥邪侵犯肺卫，肺系津液耗伤所表现的证候。据其偏寒、偏热之不同，又有温燥袭肺证和凉燥袭肺证之分。

【临床表现】干咳无痰，或痰黏难咳，胸痛，痰中带血，或见鼻衄，唇、鼻、咽喉干燥，或见发热，微恶风寒，便干溲少，无汗或少汗，舌苔薄而干燥少津，脉浮数或浮紧。

【证候分析】本证多因感受燥邪，耗伤肺津，肺卫失和，或风温之邪化燥伤津及肺所致。燥邪犯肺，易伤肺津，肺失滋润，清肃失职，故干咳无痰，或痰少而黏，难以咳出，甚则咳伤肺络，而见胸痛、痰中带血、鼻衄；燥邪伤津，失于滋润，则见口、鼻、咽、唇干燥，苔薄而干燥少津；津液耗伤，肠道失润，故便干溲少；燥袭卫表，卫气失和，故见发热微恶风寒。若燥与寒并，寒主收引，腠理闭塞，故见无汗，脉浮紧；若燥与热合，腠理开泄，则见少汗，脉浮数。

6. 痰湿阻肺证　是指寒邪与痰浊交并，壅阻于肺，肺失宣降所表现的证候。

【临床表现】咳喘，痰多色白、清稀或黏稠、易咳，形寒肢冷，胸闷，或见喘哮痰鸣，舌淡苔白腻或白滑，脉弦或滑。

【证候分析】本证多因素有痰疾，复感寒邪，内客于肺，或寒湿袭肺，转化为痰，或中阳不足，寒从内生，聚湿成痰，上干于肺所致。痰湿阻肺，肺失宣降，肺气上逆，故咳嗽，气喘，痰多色白；痰气搏结，上涌气道，故喘哮痰鸣；痰湿凝闭于肺，肺气不利，故胸闷；寒性阴凝，阳气被郁而不达，肌肤失于温煦，故形寒肢冷；舌淡苔白腻或白滑，脉弦或滑，均为寒痰内盛之象。

7. 痰热壅肺证　痰热壅肺证是指痰热互结，壅滞于肺所表现的证候。

【临床表现】发热，咳嗽，胸闷气粗，痰稠色黄，鼻煽气灼，胸痛，或喉中痰鸣，或咳吐脓血腥臭痰，小便短赤，大便秘结，舌红苔黄腻，脉滑数。

【证候分析】本证多因热邪犯肺，灼伤肺津，炼液成痰，或宿痰内盛，郁而化热，痰热互结，蕴结于肺所致。里热蒸腾则发热；痰热壅肺，肺失清肃，肺气上逆，故咳嗽，气喘息粗；邪热迫肺，肺气不利，故见鼻煽气灼呼热；痰热内盛，壅塞肺气，故胸闷胸痛；痰热互结，随肺气上逆，故咳痰黄稠而量多，或喉中痰鸣；若痰热阻滞肺络，气滞血壅，肉腐血败，则见咳吐脓血腥臭痰；伤津则便秘，小便短赤；舌红苔黄腻，脉滑数，为痰热内盛之征。

8. 大肠液亏证　是指因津液不足，不能濡润大肠所表现的证候。

【临床表现】大便秘结干燥，难以排出，常数日一行，口干咽燥，或伴见口臭、头晕等症，舌红少津，脉细涩。

【证候分析】本证多因素体阴亏，或久病伤阴，或热病后津伤未复，或妇女产后出血过多等因素所致。津液不足，肠失濡润，以致大便秘结，干燥难出；阴伤于内，口咽失润，故口干咽燥；大便日久不解，浊气不得下泄而上逆，致口臭、头晕；阴亏燥热内生，故舌红少津；津亏脉道失充，故脉细涩。

（三）脾与胃病辨证

脾居中焦，与胃相表里，脾主肌肉四肢，开窍于口，其华在唇。其生理功能主要有主统血、主运化、主升清；胃的生理功能主要为受纳腐熟。二者共同完成对饮食物的消化、吸收和输布，为气血生化之源、后天之本。

脾的病变主要表现为运化、升清功能失职，而致水谷、水液不运，化源不足，痰湿内生等方面的病理改变。脾的病证有虚实之分，虚证多因饮食、劳倦、思虑过度所伤，或病后失调所致的脾气虚、脾阳虚、脾气下陷、脾不统血等证；实证多由饮食不节或外感湿热，或寒湿之邪内侵而致的湿热蕴脾、寒湿困脾等证。胃的病变主要表现为受纳腐熟功能障碍，胃失和降，胃气上逆等方面的病理改变。胃的病证亦有虚实之分，虚证多因饮食不节，饥饱失常，久病失养，或因吐泻太过，或温热病后期耗伤阴津等原因所致的胃气虚、胃阳虚、胃阴虚等证；实证多由饮食不节，或寒邪、热邪内犯胃腑所致，常见有寒、热、食滞证候。

1. 脾气虚证　是指脾气不足，运化失职所表现的虚弱证候。

【临床表现】食欲减退，脘腹胀满，食后尤甚，大便溏稀，肢体倦怠，神疲乏力，少气懒言，消瘦或虚肿，面色萎黄或淡白，舌淡苔白，脉缓或弱。

【证候分析】本证多因饮食失调，劳倦思虑过度，或吐泻太过，损伤脾土，或禀赋不足，素体虚弱以及其他慢性疾患耗伤脾气所致。脾气不足，运化失健，胃气亦弱，受纳腐熟功能减退，故食欲减退，脘腹胀满；食后脾气愈困，消化更难，故腹胀尤甚；脾虚失运，水湿不化，清浊不分故大便溏稀；脾气不足，气血生化乏源，肌肉四肢及全身失于气血的充养，故肢体倦怠，神疲乏力，少气懒言，消瘦，面色萎黄或淡白；脾虚失运，水湿、痰饮浸淫肌肤，可致形体肥胖，浮肿；舌淡苔白，脉缓或弱为脾气虚弱之象。

2. 脾阳虚证　是指脾阳虚衰，失于温运，阴寒内生所表现的虚寒证候。

【临床表现】食少纳呆，脘腹胀满，大便溏稀或完谷不化，腹痛绵绵，喜温喜按，畏寒怕冷，四肢不温，口淡不渴，或周身浮肿，小便短少，或白带清稀量多，舌质淡胖或边有齿痕，舌苔白滑，脉沉迟无力。

【证候分析】本证多由脾气虚进一步发展而来，也可因过食生冷、过用苦寒、外寒直中，损伤脾阳，或因肾阳不足，命门火衰，火不生土而致。脾阳虚衰，运化无力，则食少腹胀；阴寒内盛，水湿不化，故大便溏薄清稀，甚则完谷不化；中焦虚寒，寒凝气滞，故腹部冷痛，喜温喜按；脾阳虚衰，失于温煦，故畏寒怯冷，四肢不温；水湿内盛，则口淡不渴；水湿泛溢肌肤，则周身浮肿；水湿内停，膀胱气化失司，则小便短少；水湿下注，损伤带脉，则女子带下色白清稀量多；舌淡胖或边有齿痕，舌苔白滑，脉沉迟无力，均为阳虚、水湿不化之象。

3. 脾气下陷证　是指脾气虚弱，脾主升清功能失司，清气上升无力而致中气下陷的证候。

【临床表现】脘腹坠胀，食后益甚，或便意频数，肛门坠胀，或久泄不止，甚或脱肛，或内脏、子宫下垂，或小便浑浊如米泔，常伴见神疲乏力，少气懒言，头晕目眩，面白无华，食少便溏，舌淡苔白，脉缓或弱。

【证候分析】本证多由脾气虚进一步发展而来，或因久泄久痢，或劳累过度，或妇女孕产过多，产后失于调护等原因损伤脾气，清阳下陷所致。脾气虚衰，升举无力，气坠于下，故脘腹坠胀，食后益甚；中气下陷，则便意频数，肛门坠胀，久泄久痢不止，甚至脱肛；脾气亏虚，无力举托内脏，故见内脏下垂；脾虚气陷，精微物质不循常道而反下注膀胱，故见小便浑浊如米泔；运化失健，化源匮乏，故神疲乏力，少气懒言，头晕目眩，面白无华；脾气虚弱，健运失职，故食少便溏；舌淡苔白，脉缓或弱皆为脾气虚弱的表现。

4. 脾不统血证　是指脾气虚弱，不能统摄血液，而致血溢脉外，以各种慢性出血为主要表现的证候。

【临床表现】便血、尿血、齿衄、鼻衄、紫斑，或妇女月经过多、崩漏等各种慢性出血表现。常伴食少腹胀，便溏，面色萎黄，神疲乏力，少气懒言，舌淡苔白，脉细弱。

【证候分析】本证多由久病气虚，或劳倦过度，损伤脾气所致。脾气亏虚，统摄无权，血溢脉外，故见各种慢性出血症状：溢于齿、鼻，则见齿衄、鼻衄；血溢肌肤，则见紫斑；溢于胃肠，则见便血；溢于膀胱，则见尿血；脾虚失于统摄，冲任不固，故见妇女月经过多，甚则崩漏；脾气不足，运化失健，故食少腹胀，便溏；脾虚气血生化乏源，加之反复出血，气血两虚，故面色无华或萎黄，神疲乏力，少气懒言；舌淡苔白，脉细弱，为气血亏虚之象。

5. 寒湿困脾证　是寒湿内盛，中阳受困所表现的证候。又称湿困脾阳证、太阴寒湿证或寒湿中阻证。

【临床表现】脘腹胀闷，口腻纳呆，腹痛便溏，泛恶欲呕，口淡不渴，头身困重，或身目发黄，面色晦暗，或肢体浮肿，小便短少，或妇女白带量多质稀，舌淡胖苔白腻，脉濡缓。

【证候分析】本证多因寒湿内侵伤中，或过食生冷、恣食肥甘，以致寒湿内生。寒湿内盛，中阳受困，脾气被遏，运化失司，故脘腹胀闷，口腻纳呆，腹痛便溏；寒湿中阻，胃失和降，胃气上逆，则泛恶欲呕；湿为阴邪，其性重着，流注肢体，阻遏清阳，以致头身困重；水湿泛溢肌肤，故肢体浮肿；寒湿困阻中焦，肝胆疏泄失职，致胆汁外溢，加之气血运行不畅，故身目发黄，面色晦暗；膀胱气化受阻，则小便短少；寒湿下注，带脉不固，可见妇女带下量多质稀；口淡不渴，舌淡胖苔白腻，脉濡缓均为寒湿内盛之象。

6. 湿热蕴脾证　是湿热之邪内蕴中焦，影响脾的运化功能所表现的证候。

【临床表现】脘腹痞满，纳呆厌食，恶心呕吐，口中黏腻，大便秘结，或便溏不爽，头身困重，或身热不扬，或面目发黄，色泽鲜明，小便短黄，或皮肤瘙痒，舌红苔黄腻，脉濡数或滑数。

【证候分析】本证多因外感湿热之邪，或饮食不节，过食肥甘厚腻，饮酒无度，酿湿生热，内蕴脾胃所致。湿热阻滞中焦，纳运失职，升降失常，故脘腹痞满，纳呆厌食，恶心呕吐；湿热蕴脾，上蒸于口，故口中黏腻；湿热下注，大肠传导失司，故大便秘结，或便溏不爽；湿性重着，内困于脾，浸渍肢体，阻遏清阳，则头身困重；湿遏热伏，热处湿中难以透达，故身热不扬；湿热内蕴脾胃，熏蒸肝胆，疏泄失职，致胆汁不循常道，外溢肌肤，故身目发黄，色泽鲜明，皮肤瘙痒；湿热下注，膀胱气化失司，则小便短黄；舌红苔黄腻，脉濡数或滑数皆为湿热内蕴之象。

7. 胃气虚证　是指胃气不足，胃失和降所表现的证候。

【临床表现】胃脘隐隐作痛或痞胀，食后胀甚，按之觉舒，不思饮食，时作嗳气，或干呕反胃，面色萎黄，少气懒言，神疲乏力，舌质淡，苔薄白，脉弱。

【证候分析】本证多因饮食不节，饥饱失常，或劳倦伤中，或久病失养，损伤胃气所致。胃气亏虚，受纳腐熟功能减退，气滞中焦，故见胃脘痞胀或隐隐作痛，不思饮食，食后胀甚；病性属虚，故按之觉舒；胃气失和，不降而反上逆，则时作嗳气，或干呕反胃；化源不足，面失所荣，故见面色萎黄；气虚功能衰减，则见少气懒言，神疲乏力；舌质淡，苔薄白，脉弱为胃气不足之象。

8. 胃阳虚证　是由于阳气不足，胃失温煦所表现的虚寒证候，又称胃虚寒证。

【临床表现】胃脘冷痛，喜温喜按，食后缓解，口淡不渴，食少脘痞，泛吐清水或夹有不消化食物，或嗳气，呕吐呃逆，神疲乏力，畏寒肢冷，舌淡苔白，脉沉迟无力。

【证候分析】本证多因饮食失调，嗜食生冷，或过用寒凉、泻下药物，或脾胃虚弱，阳气自衰，或久病失养，伤及胃阳所致。胃阳不足，胃络失于温养，故胃脘隐隐冷痛；寒得温而散，气得按而行，故喜温喜按；中阳亏虚，水饮不化而上泛，故口淡不渴；胃中虚寒，无力受纳腐熟水谷，故食少脘痞，泛吐清水或夹有不消化食物；胃失和降，故呕吐呃逆；食少则气的生化之源匮乏，故神疲乏力；阳虚气弱，机体失于温养，故见畏寒肢冷；舌淡苔白，脉沉迟无力为阳虚生寒之象。

9. 胃阴虚证　是由于胃阴不足，胃失濡润，影响胃的正常功能所表现的虚弱证候。

【临床表现】胃脘嘈杂，饥不欲食，或痞胀不舒，隐隐灼痛，干呕呃逆，口燥咽干，烦渴思饮，大便干结，小便短少，形体消瘦，舌红少津，苔少或剥脱苔，脉细数。

【证候分析】本证多因热病后期，胃阴耗伤，或饮食不节，过食辛辣香燥之品，或情志郁结，气郁化火，或因吐泻太过，伤津耗液，或过用温燥药物，耗伤胃阴所致。胃阴不足，虚热内生，热郁于胃，胃气失和，故胃脘嘈杂，饥不欲食，或痞胀不舒，隐隐灼痛；胃失和降，胃气上逆则见干呕呃逆；阴亏津不上承，故口燥咽干，烦渴思饮；阴亏不能下润肠道，则大便干结；津液不足则小便短少；纳少津亏，形体失养，故见形体消瘦；舌红少津，苔少或剥脱苔，脉细数均为阴虚内热之征。

10. 食滞胃脘证　是指饮食停滞胃脘，胃不能腐熟、消化水谷所表现的证候。

【临床表现】胃脘胀满，疼痛拒按，嗳腐吞酸，厌食呕恶，或吐出酸腐食物，吐后胀痛得减，腹痛肠鸣，矢气便溏，泻下物酸腐臭秽，或便秘不通，舌苔厚腻，脉滑或沉实。

【证候分析】本证多因饮食不节，暴饮暴食，食积不化，或素体胃气虚弱，加之饮食不慎，受纳腐熟失职，停滞不化所致。饮食停滞胃脘，胃气郁滞，气机不畅，则见胃脘胀满，疼痛拒按；宿食内停，胃失和降，浊气上逆，则吞酸嗳腐，或吐出酸腐食物；食积于内，拒于受纳，故厌食；胃气上逆，故呕吐，吐后胃气暂通，故胀痛得减；食滞肠道，阻塞气机，则腹痛肠鸣；宿食下移肠道，肠内腐气充斥，故见矢气便溏，泻下物酸腐臭秽；若食积气滞，腑气郁塞，则见便秘不通；苔厚腻，脉滑或沉实为食积之象。

11. 胃火炽盛证　是由于邪热在胃，胃中火热炽盛所表现的实热证候。亦称胃热证或胃火证。

【临床表现】胃脘灼痛，拒按，渴喜冷饮，吞酸嘈杂，消谷善饥，口苦口臭，或牙龈肿痛、糜烂，或口舌生疮，或吐血、衄血、便血，大便秘结，小便短赤，舌红苔黄，脉滑数。

【证候分析】本证多因过食辛辣燥烈或肥甘厚味之品，化热生火，或情志不遂，肝郁化火，侵犯于胃，或感受外界邪热，蕴结于胃所致。胃热炽盛，胃腑气机不利，故胃脘灼热疼痛而拒按；热邪耗津伤液，故渴喜冷饮；热郁火炎，胃失和降，故吞酸嘈杂；胃火炽盛，受纳腐熟功能亢进，故消谷善饥；胃中郁热夹胆火上乘，故口苦；胃中浊气上逆则口臭；胃火循经上熏，气血壅滞，故见牙龈肿痛、糜烂，或口舌生疮；热伤血络，迫血妄行，故吐血、衄血、便血；大肠失润，小便化源不足，故见大便秘结，小便短赤；舌红苔黄，脉滑数，为火热内盛之象。

12. 寒滞胃腑证　是由于阴寒之邪凝滞胃腑，使胃的功能受阻所表现的实寒证候。

【临床表现】胃脘冷痛，病势急剧，遇寒加剧，得温痛减，口淡不渴，脘腹痞胀，泛吐清水，或恶心呕吐，吐后痛缓，腹泻清稀，或腹胀便秘，形寒肢冷，甚则面白唇青，舌苔白润，脉弦紧或沉紧。

【证候分析】本证多因过食生冷，或脘腹受凉，以致寒凝胃腑所致。寒邪犯胃，凝滞气机，胃失和降，故胃脘冷痛，且痛势急剧；寒为阴邪，得阳则散，遇寒更凝滞不行，故遇寒加剧，得温痛减；寒邪内盛，阴不耗津，故口淡不渴；水湿不化，停于胃腑，故脘腹痞胀；若寒伤胃阳，水饮随胃气上逆，则泛吐清水，或恶心呕吐，吐后寒湿之邪去，气机暂通，故吐后痛缓；寒伤阳气，水湿下注，则腹泻清稀；寒凝气机，则腹胀便秘；寒邪伤阳，阳被寒郁，不能外达，故形寒肢冷；若病势急迫，阳气不能温煦于上，可见唇青，面色苍白；舌苔白润，脉弦紧或沉紧，皆为寒邪内患，凝滞气机之象。

（四）肝与胆病辨证

肝位于右胁，胆附于肝，肝胆互为表里。肝的主要生理功能是主疏泄，主藏血，在体为筋，其华在爪，开窍于目，其气升发，性喜条达而恶抑郁。胆贮藏和排泄胆汁，以助消化，并主决断。

肝病的主要表现在疏泄失常，血不归藏，筋脉不利等方面，肝开窍于目，故多种目疾都与肝有关。肝病的常见证型可以概括为虚实两类，以实证多见。实证多由情志所伤，肝气易郁结，肝阳易偏亢，产生气郁、火逆、阳亢、风动，或寒、湿及火热之邪内犯，形成实证；虚证多因久病失养，或他脏病变所累，或失血，致使肝阴、肝血不足。胆病则有胆郁痰扰证和肝胆同病的肝胆湿热证。

1. 肝血虚证　是指全身营血亏虚，肝失濡养，其所系的目、爪甲、筋或冲任等失养失充所表现的虚弱证候。

【临床表现】视物模糊或夜盲，两目干涩，爪甲枯槁不泽，妇女可见月经量少色淡，甚至闭经，或肢体麻木，关节拘急，手足震颤，肌肉瞤动，头晕眼花，面唇淡白无华，舌淡，脉细。

【证候分析】本证多因脾胃虚弱，化源不足，或失血过多，或久病耗伤营血所致。肝血亏虚，目窍失养，则视物模糊或夜盲，两目干涩，眼花；肝血亏虚，外华不荣，则爪甲枯槁不泽；肝血不足，冲任失充，故经少色淡，甚至经闭；肝主筋，肝血亏损，筋脉失去濡养，血虚生风而见肢体麻木，关节拘急，手足震颤，肌肉瞤动；血虚不能上荣头面，故头晕，面唇淡白无华，舌淡，脉细为血虚之象。

2. 肝阴虚证　是指肝之阴液亏损，虚热内扰所表现的证候。

【临床表现】头晕眼花，两目干涩，视力减退，或胁肋隐隐灼痛，或见手足蠕动，午后颧红，面部烘热，五心烦热，潮热盗汗，口燥咽干，舌红少苔津少，脉弦细数。

【证候分析】本证多由情志不遂，气郁化火，耗伤肝阴，或温热病后，灼伤阴液，或因肾阴亏虚，水不涵木所致。肝阴亏虚，头目失滋，故头晕眼花，两目干涩，视力减退；肝络失养，虚火内灼，则胁肋隐隐灼痛；肝阴亏损，筋脉失去阴液的滋养，阴虚动风而见手足蠕动；阴虚不能制阳，虚热内生，则午后颧红，面部烘热，五心烦热，潮热盗汗；阴液不能上承，则口咽干燥；舌红少苔乏津，脉弦细数，为肝阴亏虚，虚热内扰之象。

3. 肝郁气滞证　是指因肝的疏泄功能失常，而致气机郁滞所表现的证候。

【临床表现】情志抑郁、善太息，易怒，胸胁、少腹胀痛、窜痛，或咽部异物感，或见瘿瘤、瘰疬，或见胁下肿块，妇女可见乳房胀痛，痛经，月经不调，舌苔薄白，脉弦。

【证候分析】本证多因精神刺激，情志不遂，郁怒伤肝，或是其他病邪侵扰，阻遏肝脉，或其他脏腑病变影响，使肝气失于疏泄、条达所致。肝失条达，不能调节情志，故情志抑郁，善太息，易怒；肝气郁结，疏泄失常，肝之经气不畅，故胸胁、少腹胀痛、窜痛；气滞痰凝，结于咽颈，则可见咽部异物感，或瘿瘤、瘰疬；若气滞血瘀，阻于胁，则可见胁下肿块；肝郁气滞，气机紊乱，冲任失调，故妇女可见乳房胀痛、痛经、月经不调，甚至经闭；舌苔薄白，脉弦，为肝气郁滞之象。

4. 肝火上炎证　是指肝火内炽，气火上逆，表现以肝经上行部位火热炽盛为特征的证候。

【临床表现】头晕胀痛，面红目赤，急躁易怒，或胁肋灼痛，或失眠多梦，或耳鸣耳聋，或吐血、衄血，口苦口干，小便短黄，大便秘结，舌红苔黄，脉弦数。

【证候分析】本证多由于情志不遂，气郁化火，或外感火热之邪，或过食烟酒辛辣之物，酿热化火，犯及肝经，以致肝胆气火上逆所致。肝火上炎，循经上攻头目，故头晕胀痛，面红目赤；肝火内炽，肝性失柔，则急躁易怒，或胁肋灼痛；火热内扰，神魂不安，故失眠多梦；若肝热移于胆，胆热循经入耳，则可见耳鸣耳聋；若热伤血络，迫血妄行，则可见吐血、衄血；火热内盛，灼伤津液，故口苦口干，小便短黄，大便秘结；舌红苔黄，脉弦数，为肝火炽盛之象。

5. 肝阳上亢证　是指肝肾阴亏，阴不制阳，表现以肝阳亢扰于上、肝肾阴亏于下为特征的上盛下虚的证候。

【临床表现】头目胀痛，眩晕耳鸣，面红目赤，急躁易怒，失眠多梦，腰膝酸软，头重脚轻，舌红少津，脉弦有力或弦细数。

【证候分析】本证多由情志过急，郁而化火，火热耗伤肝肾之阴，或平素肝阴亏虚，或房劳太过，或年老阴亏，水不涵木，阴不制阳，肝阳上亢所致。肝阳上亢，气血上冲，则头目胀痛，眩晕耳鸣，面红目赤；阳亢扰及心神肝魂，故急躁易怒，失眠多梦；肝肾阴亏，筋骨失养，故腰膝酸软；上盛下虚，则头重脚轻；舌红少津，脉弦有力或弦细数，为肝阳亢盛，阴液不足之象。

6. 寒凝肝脉证　是指寒邪侵袭，寒凝肝经而表现的实寒证候。

【临床表现】少腹冷痛，或阴器收缩引痛，或女子痛经，经暗有块，或见巅顶冷痛，遇寒加甚，得温则减，形寒肢冷，舌淡苔白润，脉沉紧或弦紧。

【证候分析】本证多因感受外寒，肝经寒凝气滞所致。足厥阴肝经环阴器，循少腹，上巅顶，寒性凝滞收引，寒凝肝脉，脉道拘急，故少腹冷痛，或阴器收缩引痛，或女子痛经，经暗有块，或见巅顶冷痛；得温则寒凝可缓，遇冷则寒凝加重，故疼痛遇寒加甚，得温则减；阴寒内盛，阳气被困，故形寒肢冷；舌淡苔白润，脉沉紧或弦紧，是寒盛之征。

7. 肝风内动证　泛指因风阳、火热、阴血亏虚等所致，以患者眩晕欲仆、肢体抽搐、震颤等具有“动摇”特点为主的一类证候。根据病因病性、临床表现的不同，常可分为肝阳化风证、热极生风证、阴虚动风证和血虚生风证等。

（1）肝阳化风证：是指阴虚阳亢，肝阳升发无制，亢极化风所导致的一类动风证候。

【临床表现】眩晕欲仆，步履不正，头胀头痛，肢体震颤，手足麻木，言语謇涩，或突然昏倒，不省人事，口眼㖞斜，半身不遂，舌强不语，舌红，苔白或腻，脉弦有力。

【证候分析】本证多因肝阳素亢，耗伤阴液，或肝肾阴虚，阴不制阳，阳亢日久则亢极化风所致。肝阳亢极化风，风阳冲逆于上，故眩晕欲仆，步履不正，头胀头痛；肝阴亏虚，筋失所养，筋脉挛急，则肢体震颤，手足麻木；风阳窜扰，夹痰阻碍舌络，则言语謇涩；若风阳暴升，阳盛灼津成痰，肝风夹痰上犯，蒙蔽清窍，则突然昏倒，不省人事；风痰流窜阻于脉络，故口眼㖞斜，半身不遂，舌强不语；舌红，苔白或腻，脉弦有力，为风痰内盛之征。

（2）热极生风证：是指由于邪热炽盛，燔灼肝经，引动肝风所表现的动风证候。

【临床表现】高热口渴，手足抽搐，颈项强直，两目上视，甚则角弓反张，牙关紧闭，烦躁不宁或神志昏迷，舌质红绛，苔黄燥，脉弦数。

【证候分析】本证多因外感温热病邪所致。热邪亢盛，伤津耗液，燔灼经络筋脉，故高热口渴，手足抽搐，颈项强直，两目上视，甚则角弓反张，牙关紧闭；热扰心神，则烦躁不宁；邪热闭阻心窍，则神志昏迷；舌质红绛，苔黄燥，脉弦数，为肝经热盛之象。

（3）阴虚动风证：是指肝阴亏虚，虚风内动，筋脉失养所表现的动风证候。

本证多因外感热病后期阴液耗损，或内伤久病，阴液亏虚而发。临床表现及证候分析详见“肝阴虚证”。

（4）血虚生风证：是指肝血亏虚，虚风内动，筋脉失养所表现的动风证候。

本证多因急慢性出血过多，或久病血虚所引起。临床表现及证候分析详见“肝血虚证”。

8. 肝胆湿热证　是指湿热蕴结肝胆，肝失疏泄、湿热下注肝经所表现的证候。

【临床表现】胁肋胀痛，口苦纳呆，腹胀呕恶，大便不调，小便短赤，或身目发黄，或见寒热往来，或男性睾丸肿胀热痛，阴囊湿疹，或妇女带下黄臭，阴部瘙痒，舌红苔黄腻，脉弦数或滑数。

【证候分析】本证多由感受湿热之邪，或嗜酒肥甘，化生湿热，或脾胃运化失常，湿浊内生，湿郁化热，阻于肝胆所致。湿热蕴结，肝胆疏泄失常，肝气郁滞，故胁肋胀痛；胆气上溢，胃失和降，故口苦纳呆，腹胀呕恶；若胆汁外溢，则可见身目发黄；若邪居少阳，正邪相争，可见寒热往来；足厥阴肝经绕阴器，若湿热循经下注，则可见男性睾丸肿胀热痛，阴囊湿疹，或妇女带下黄臭，阴部瘙痒；湿热内蕴，湿重于热则大便偏溏，热重于湿则大便不爽；膀胱气化失司则小便短赤；舌红苔黄腻，脉弦数或滑数，皆为湿热内蕴之征象。

（五）肾与膀胱病辨证

肾与膀胱相互络属，二者互为表里。肾在体为骨，生髓充脑，开窍于耳及二阴，其华在发。肾的主要生理功能是主藏精，主管人体生长、发育与生殖，肾又主水，并有纳气功能，为脏腑阴阳之根本，故又称“先天之本”。膀胱具有贮尿和排尿的功能。

肾病主要以人的生长发育和生殖功能障碍，水液代谢失常，呼吸功能减退，脑、髓、骨、耳、发及二便异常为主要病理改变。肾病多虚，多因禀赋不足，或幼年精气未充，或老年精气亏损，或房事不节，或他脏病久及肾等导致的肾的阴阳精气亏损。常见有肾阳虚、肾阴虚、肾精不足、肾气不固等证。膀胱病多见湿热证。

1. 肾阳虚证　是肾阳气虚衰，温煦失职，气化无权所表现的虚寒证候。

【临床表现】腰膝酸软，形寒肢冷，尤以下肢为甚，面色㿠白或黧黑，精神萎靡，或阳痿，妇女宫寒不孕，或大便久泄不止，完谷不化，五更泄泻，或浮肿，腰以下为甚，按之凹陷不起，甚则腹部胀满，全身肿胀，心悸咳喘，舌淡胖，苔白滑，脉沉迟无力。

【证候分析】本证多由素体阳虚，或年高肾亏，或久病伤肾，以及房劳过度等因素引起。

肾阳虚衰，不能温养腰府及骨骼，则腰膝酸软；肾处下焦，阳气不足，阴寒盛于下，不能温煦肌肤，则畏寒肢冷，尤以下肢为甚；气血运行无力，不能上荣于面，故面色㿠白；阳虚不能鼓舞精神，则精神萎靡不振；肾阳极度虚衰，浊阴弥漫肌肤，故面色黧黑无泽；肾阳不足，命门火衰，生殖功能减退，男子则阳痿不举，女子则宫寒不孕；命门火衰，火不生土，脾失健运，故大便久泄不止，完谷不化，五更泄泻；肾阳不足，水液内停，溢于肌肤而为水肿；水湿下趋，故腰以下肿甚，按之凹陷不起；水气泛滥，阻滞气机，则腹部胀满；水气凌心，心阳受损，则心中悸动不安；上逆犯肺，宣降失常，则咳嗽气喘；舌淡胖，苔白滑，脉沉迟无力，均为肾阳虚衰，气血运行无力的表现。

2. 肾阴虚证　是肾阴亏损，失于滋养，虚热内扰所表现的证候。

【临床表现】腰膝酸痛，头晕耳鸣，失眠多梦，男子阳强易举、遗精、早泄，妇女经少经闭、崩漏，形体消瘦，五心烦热，潮热盗汗，咽干颧红，溲黄便干，舌红少津，少苔或无苔，脉细数。

【证候分析】本证多因禀赋不足，肾阴素亏，或久病伤肾，或房事过度，或过服温燥劫阴之品等原因所致。肾阴不足，骨骼失养，则腰膝酸痛；脑海失充，则头晕耳鸣；肾水亏虚，水火失济则心火偏亢，致心神不宁，而见失眠多梦；相火妄动，则阳强易举，相火扰动精室，而致精泄梦遗；阴亏则经血来源不足，所以经量减少，甚至闭经；阴虚则阳亢，虚热迫血可致崩漏；肾阴亏虚，虚热内生，故见形体消瘦，五心烦热，潮热盗汗，咽干颧红，溲黄便干；舌红少津，少苔或无苔，脉细数为阴虚内热之象。

3. 肾精不足证　是指肾精亏损，其主生长发育、主生殖功能减退所表现的证候。

【临床表现】小儿生长发育迟缓，身材矮小，囟门迟闭，智力低下，骨骼痿软，男子精少不育，女子经闭不孕，性功能减退，成人早衰，腰膝酸软，发脱齿摇，耳鸣耳聋，健忘恍惚，动作迟缓，足痿无力，精神呆钝等，舌淡，脉细弱。

【证候分析】本证多因先天禀赋不足，或后天调养失宜，或房事过度，或久病劳损，耗伤肾精所致。肾精不足，不能化气生血，充肌长骨，故小儿生长发育迟缓，身材矮小；肾精不足，精亏髓少，骨骼失养，使囟门迟闭，智力低下，骨骼痿软，成人则腰膝酸软；肾主生殖，肾精亏损，则男子精少不育，女子经闭不孕，性功能减退；肾之华在发，肾精不足，则发不长，易脱发；齿为骨之余，失精气之充养，故牙齿动摇，甚则早脱；耳为肾窍，脑为髓海，精少髓亏，脑海空虚，故见耳鸣耳聋，健忘恍惚；精充则筋骨隆盛，动作矫健，精损则筋骨疲惫，转摇不能，所以动作迟缓，足痿无力；肾精衰惫，脑髓失充，则灵机失运，记忆模糊，故老年可见精神呆钝；舌淡，脉细弱，为肾精不足之征。

4. 肾气不固证　是指肾气亏虚，封藏固摄无权所表现的证候。

【临床表现】腰膝酸软，神疲乏力，耳鸣失聪，小便频数而清，或尿后余沥不尽，或夜尿频多，或遗尿，或小便失禁，男子滑精早泄，女子月经淋漓不尽，或带下清稀量多，或胎动易滑，舌淡苔白，脉弱。

【证候分析】本证多因先天禀赋不足，或年老肾气衰退，或房事过度，或久病伤肾所致。肾气亏虚，骨骼失肾气温养，则腰膝酸软，神疲乏力；气血不能上充于耳，则耳鸣失聪；膀胱失约，则小便频数清长，或尿后余沥不尽，或夜尿频多，或遗尿，甚或小便失禁；精关不固，精易外泄，故男子可见滑精早泄；女子任脉失养，带脉失固，则见月经淋漓不尽，或带下清稀量多，或胎动易滑；舌淡苔白，脉弱，为肾气亏虚之征。

5. 膀胱湿热证　是指湿热侵袭，蕴结膀胱所表现的证候。

【临床表现】小便频急、短赤，排尿灼热涩痛，或小便浑浊、尿血，或尿有砂石，或伴有发热口渴，腰腹胀痛，舌红苔黄腻，脉滑数或濡数。

【证候分析】本证多因外感湿热之邪，侵袭膀胱，或饮食不节，湿热内生，下注膀胱所致。湿热郁蒸膀胱，气化不利，热迫尿道，故小便频急、短赤，排尿灼热涩痛；湿热灼伤血络，迫血妄行，则尿血；湿热久郁不解，煎熬尿中杂质或砂石，则尿中可见砂石；如湿热郁蒸，热淫肌表，可见发热口渴；湿热波及小腹、腰部，则见腰腹胀痛；舌红苔黄腻，脉滑数或濡数，为湿热内蕴之象。

三、气血津液辨证

气血津液辨证是以气血津液理论为纲领，对四诊所收集的信息进行分析归纳，从而对疾病证候进行判断的辨证方法。

通常把气血津液辨证划分为气病辨证、血病辨证、气血同病辨证、津液病辨证四个方面。

（一）气病辨证

气的病变很多，临床常见的证候有气虚证、气陷证、气滞证、气逆证等。

1. 气虚证　是指元气不足，气的功能减退，脏腑组织功能活动减弱所表现的证候。

【临床表现】少气懒言，神疲乏力，头晕目眩，自汗，活动时诸证加剧，舌淡苔白，脉虚无力。

【证候分析】本证常由久病体虚、劳累过度、年老体弱等引起。由于元气亏虚，脏腑组织功能减退，所以少气懒言，神疲乏力；气虚清阳不升，不能温养头目，则头晕目眩；卫气虚弱，腠理疏松，卫外不固则自汗；劳则耗气，故活动时诸证加剧；气虚无力鼓动血脉，血不上荣于舌，而见舌淡苔白；气虚运血无力，故脉按之无力。

2. 气陷证　是指气虚无力升举而反下陷的证候。

【临床表现】头晕目眩，少气倦怠，便意频频，久泄久痢，形体消瘦，腹部有坠胀感，脱肛，子宫脱垂，舌淡苔白，脉弱。

【证候分析】本证可由气虚证的进一步发展所致。清阳之气不能升举，见头晕目眩；气虚功能衰退，故少气倦怠；脾气失健，清阳不升，气陷于下，则便意频频，久泄久痢；气虚化源不足，机体失去精微物质的滋养，故见形体消瘦；气虚无力，失其升举之能，以致不能维持腹内脏器固有的位置，故觉腹部坠胀。胃下垂多见脐腹中部坠胀，饱食后尤甚；肾下垂多见少腹两侧坠胀，久行久立后见著；脱肛多见久泄久痢，是中气下陷之象，但也有因小儿正气未充，或大便干燥，排便时用力过度而致者；子宫脱垂为气虚下陷常见之症，若因产后过早过重地劳累而致子宫脱垂并兼有全身气虚症状者，同样可作气虚下陷的诊断。

3. 气滞证　是指人体某一脏腑、某一部位气机阻滞，运行不畅所表现的证候。

【临床表现】胸胁、乳房、脘腹等处胀闷或疼痛，可为窜痛，或攻痛，疼痛时轻时重，痛无定处，按之无形，胀痛常随嗳气、矢气、叹息或情绪好转而减轻，或随忧思恼怒而加重，脉象多弦，舌象可无明显变化。

【证候分析】本证多由情志不舒，或邪气内阻，或阳气虚弱，温运无力等致气机阻滞而成。气机郁滞，轻则胀闷，重则疼痛，而常攻窜发作。因气滞的原因不同，胀、痛的部位和状态各异，食积阻滞则脘腹胀闷疼痛，肝气郁滞则胁肋窜痛，气滞于经络、肌肉，又与其部位密切相关，故气滞辨证须与其病因、病位密切结合。

4. 气逆证　是指气机升降失常，脏腑之气上逆所表现的证候，临床以肺胃之气上逆和肝气升发太过的病变为多见。

【临床表现】肺气上逆，见咳嗽喘息；胃气上逆，见呃逆，嗳气，恶心，呕吐；肝气上逆，见头痛，眩晕，昏厥，呕血等。

【证候分析】本证多因外邪或某些病理产物侵犯肺胃，或情志异常，恼怒伤肝所致。肺气上逆，多因感受外邪或痰浊塞滞，使肺气不得宣发肃降，而发咳喘；胃气上逆，可由寒饮、痰浊、食积等停留于胃，阻滞气机，或外邪犯胃，使胃失和降，而为呃逆，嗳气，恶心，呕吐；肝气上逆，多因郁怒伤肝，肝气升发太过，气火上逆而见头痛、眩晕、昏厥；血随气逆而上涌，可致呕血。

（二）血病辨证

血病可概括为血虚、血瘀、血热、血寒四种证候。

1. 血虚证　是指血液亏虚，脏腑经络、形体官窍失于濡养所表现的证候。

【临床表现】面白无华或萎黄，眼、口唇、爪甲淡白，头晕眼花，心悸失眠，手足发麻，妇女月经量少色淡、延期甚或闭经，舌淡苔白，脉细无力。

【证候分析】本证或因先天禀赋不足，或脾胃虚弱，生化乏源，或各种急慢性出血，或久病不愈，或思虑过度，暗耗阴血，或瘀血阻络，新血不生，或肠道寄生虫，影响脾胃运化，以致血化乏源等造成。血液亏虚，机体组织失于濡养荣润，故面、唇、爪甲、舌体皆呈淡白色；血虚脑髓失养，目睛失滋，故头晕眼花；心主血脉而藏神，血虚心失所养则心悸，神失滋养则失眠；血液亏虚，经络失滋致手足发麻；女子以血为用，血液充盈，月经按期而至；血海空虚，冲任失充，故经量减少，经色变淡，经期迁延，甚至闭经；血虚而脉道失充则脉细无力。

2. 血瘀证　是指瘀血内阻所引起的证候。凡离经之血未能及时排出或消散，停留于体内；或血液运行不畅，壅积于脏腑、器官、组织之内，失去正常生理功能者，均属瘀血。

【临床表现】疼痛如针刺、刀割，痛有定处、拒按，常在夜间加重。肿块在体表者，常呈青紫色；在体内者，可呈坚硬而按之不移的肿块。出血反复不止，呈紫暗色，血中多夹有血块，或大便色黑如柏油状，妇女崩漏。面色黧黑，肌肤甲错，唇甲青紫，皮下瘀斑，或皮肤丝状红缕，或腹壁青筋怒张，妇女闭经。舌质紫暗，或有瘀点、瘀斑，舌下络脉曲张，脉细涩或结代，或无脉。

【证候分析】产生本证的原因很多，如外伤、跌扑等损伤造成体内出血，离经之血未能及时排出或消散，蓄积在体内形成瘀血；气滞导致血行不畅而形成瘀血；血寒而致血脉凝滞；血热而致血液壅聚、血液受煎熬浓缩而成瘀血；气虚推动无力导致血行缓慢而形成瘀血。瘀血为有形之邪，停积于内，络脉不通，气机受阻，不通则痛，故疼痛如针刺、刀割，拒按，部位固定；夜间阳气入脏，阴气用事，阴血凝滞更盛，故夜间疼痛加重；瘀血凝聚局部，日久不散，在体表呈青紫色，在体内可形成坚硬而按之不移的肿块；瘀血阻滞血脉，血不循经而外溢，故见各种出血并反复不止；瘀血内阻，气血运行不利，肌肤失养，故见面色黧黑，唇甲青紫，肌肤甲错；瘀血内阻，新血不生，则妇女可见闭经；瘀血阻滞皮下及脉络，故见皮下瘀斑，皮肤丝状红缕，腹壁青筋暴露，舌质紫有瘀点、瘀斑，舌下络脉曲张，脉涩等。

3. 血热证　是指血分有热，灼伤脉络，迫血妄行所表现的证候。

【临床表现】咯血、吐血、衄血、尿血、便血、月经过多或崩漏，血色鲜红质稠，身热，面红，口渴，心烦，失眠，或局部疮疡，红、肿、热、痛，舌红绛，脉滑数或弦数。

【证候分析】本证多外感温热之邪，或情志过极，化火生热，伤及血分所引起。热为阳邪，燔灼津液，火热炽盛，内迫血分，损伤脉络，致血液妄行而溢于脉外，故见各种急性出血证，血色鲜红质稠；由于所伤脏腑不同，故出血部位有别；火热内炽，灼伤津液，则身热，面红，口渴；血热上扰心神，故见心烦，失眠；火热邪毒积于局部，灼血腐肉，使局部血液壅聚，故见局部疮疡，红、肿、热、痛；舌红绛，脉滑数或弦数为血热炽盛的表现。

4. 血寒证　是指寒邪客于血脉，凝滞气机，血液运行不畅所表现的证候。

【临床表现】手足、巅顶、少腹、小腹等处冷痛拘急，得温则痛减，遇寒则加剧，皮肤紫暗发凉，形寒肢冷，妇女月经延期，经色紫暗，夹有血块，舌淡紫苔白，脉沉迟涩或紧。

【证候分析】本证主要因寒邪侵犯血脉，或阴寒内盛，凝滞脉络而成。寒邪侵犯血脉，脉道收引，血行不畅，致手足络脉瘀滞，气血不得畅达，故见手足冷痛拘急，皮肤紫暗发凉；血得温则行，得寒则凝，所以喜暖怕冷，得温则痛减；寒滞肝脉，则见巅顶、少腹冷痛拘急；寒凝胞宫，则见妇女小腹冷痛，月经延期，经色紫暗，夹有血块；寒邪伤阳，肌肤失于温煦，故形寒肢冷；舌淡紫苔白，脉沉迟涩或紧为阴寒内盛，血行不畅的表现。

（三）气血同病辨证

气和血具有相互依存、相互资生、相互为用的关系，因而在发病时，两者常相互影响，既见气病，又见血病，称为气血同病。气血同病常见的证候有气虚血瘀、气滞血瘀、气血两虚、气不摄血、气随血脱等。

1. 气血两虚证　是指气虚与血虚同时存在所表现的证候。

【临床表现】头晕目眩，少气懒言，乏力自汗，面色淡白或萎黄，唇爪甲淡白，心悸失眠，舌淡而嫩，脉细弱。

【证候分析】本证多由久病不愈，气虚不能生血，或血虚无以化气而成。气虚清阳不升，不能温养头目，则头晕目眩；少气懒言，乏力自汗，为脾肺气虚之象；心悸失眠，为血不养心所致；气血两虚不得上荣于面、舌，则见面色淡白或萎黄，舌淡嫩；血虚不能充盈脉络，见唇甲淡白，脉细弱。

2. 气滞血瘀证　是指气机阻滞而致血行瘀阻所表现的证候。

【临床表现】胸胁胀满或走窜疼痛，性情急躁，兼见痞块刺痛拒按，妇女闭经或痛经，经色紫暗，夹有血块，乳房胀痛等，舌质紫暗或有瘀斑，脉弦涩。

【证候分析】本证多因情志不遂，闪挫外伤，或寒邪内阻等引起。肝主疏泄而藏血，具有条达气机、调节情志的功能，如情志不遂，则肝气郁滞，见性情急躁，胸胁胀满或走窜疼痛；气为血帅，气滞则血凝，见痞块疼痛拒按，以及妇女闭经、痛经，经色紫暗，有块，乳房胀痛等；脉弦涩为气滞血瘀之证。

3. 气虚血瘀证　是指气虚不足，推动血行无力，以致血行瘀阻所表现的证候。

【临床表现】面色淡白或晦滞，神倦乏力，少气懒言，疼痛如刺，常见于胸胁，痛处不移，拒按，舌淡紫或有瘀斑，脉涩。

【证候分析】本证多因久病体弱，劳倦过度耗气等所引起。面色淡白，神倦乏力，少气懒言，为气虚之象；气虚运血无力，血行缓慢，脉络瘀阻，故面色晦滞；血行瘀阻，不通则痛，故疼痛如刺，痛处不移，拒按；临床以心肝病变为多见，故疼痛主要部位在胸胁；舌淡紫，脉涩为气虚血瘀之征。

4. 气不摄血证　是指气虚固摄血液功能减弱所表现的证候。

【临床表现】吐血，便血，皮下瘀斑，崩漏，气短，倦怠乏力，面色白而无华，舌淡，脉细弱。

【证候分析】本证多因久病体弱，劳倦过度或气的生成不足所引起。气虚统摄无权，致血液离经外溢，溢于胃肠，便为吐血、便血，溢于肌肤，则见皮下瘀斑；脾虚统摄无权，冲任不固，渐成月经过多或崩漏；气虚则气短，倦怠乏力；血虚则面白无华；舌淡，脉细弱皆为气血不足之征。

5. 气随血脱证　是指大出血时，气随之亡脱所表现的证候。

【临床表现】大量出血，继而突然出现面色苍白，四肢厥冷，大汗淋漓，甚至晕厥，舌淡，脉微细欲绝或浮大而散。

【证候分析】本证多由外伤失血、胃肠大出血、妇女崩漏，以及产后大出血等所引起。气脱阳亡，不能上荣于面，则面色苍白；不能温煦四肢，则手足厥冷；不能温固肌表，则大汗淋漓；神随气散，神无所主，则为晕厥；血失气脱，正气大伤，舌体失养，则色淡，脉道失充而微细欲绝；阳气浮越外散，脉见浮大而散，证情更为险恶。

（四）津液病辨证

津液病辨证一般可分为津液亏虚证和水液停聚证两种。

1. 津液亏虚证　是指体内的津液不足，脏腑组织官窍失于濡养所表现的证候。

【临床表现】口渴咽干，唇燥而裂，皮肤干枯无泽，小便短少，大便干结，舌红少津，脉细数。

【证候分析】本证多由燥热灼伤津液，或因汗、吐、下及失血等所致。由于津亏失于濡润滋养，则见皮肤口唇咽等干燥不荣之象；津伤则尿液化源不足，故小便短少；大肠失其濡润，故大便秘结；舌红少津，脉细数皆为津亏内热之象。

2. 水液停聚证　是指肺、脾、肾对水液的输布、排泄功能失调，以致水液排出减少而停聚于体内所表现的多种证候。本节主要介绍水肿、痰证、饮证。

（1）水肿：是指体内水液停聚，泛滥肌肤，引起面目、四肢、胸腹甚至全身浮肿等所表现的证候。临床有阳水、阴水之分（表 2-15）。

表 2-15　阳水与阴水的鉴别

证候	性质	临床表现	病因	辨证要点
阳水	实	头面浮肿，先从眼睑开始，继而遍及全身，来势迅速，皮肤薄而光亮，小便短少，并兼有恶寒发热，无汗，舌苔薄白，脉浮紧。或兼见咽喉肿痛，舌红，脉象浮数。或全身水肿，来势较缓，按之没指，肢体沉重而困倦，脘闷纳呆，舌苔白腻，脉沉	外感风湿邪气，或水湿浸淫等引起	发病急，来势猛，先见于眼睑头面，上半身肿甚
阴水	虚	水肿以腰以下为甚，按之凹陷不起，脘闷腹胀，纳呆食少，小便短少，大便溏稀，面色无华或萎黄，神疲肢倦，舌淡，苔白滑，脉沉缓。或水肿日益加剧，小便不利，腰膝冷痛，四肢不温，畏寒神疲，面色白，舌淡胖，苔白滑，脉沉迟无力	病久正虚，劳倦内伤，脾肾阳虚等引起	发病较缓，足部先肿，腰以下肿甚，按之凹陷不起

（2）痰证：是指水液停聚，质地稠厚，停聚于脏腑、经络、组织之间所表现的证候。

【临床表现】咳嗽咳痰，痰质黏稠，胸脘满闷，纳呆呕恶，头晕目眩，或神昏癫狂，喉中痰鸣，或肢体麻木，见瘰疬、瘿瘤、乳癖、痰核等，舌苔白腻，脉滑。

【证候分析】痰证常由外感六淫、内伤七情，导致脏腑功能失调，水液代谢失常而致。痰阻于肺，肺气上逆，则咳嗽咳痰；痰湿中阻，气机不畅，见脘闷、纳呆、呕恶等；痰浊蒙蔽清窍，清阳不升，则头晕目眩；痰迷心神，则神昏，甚或癫狂；痰停经络，气血运行不利，可见肢体麻木；停聚于局部，则可见瘰疬、瘿瘤、乳癖、痰核等；苔白腻，脉滑皆痰湿之征。

（3）饮证：是指水饮停聚，质地清稀，停滞于脏腑组织之间所表现的证候。

【临床表现】脘腹痞满，沥沥有声，泛吐清水；咳嗽气喘，痰多清稀，喉中有哮鸣声，胸闷心悸，甚或咳逆倚息不得平卧；或胸胁饱满，支撑胀痛，随呼吸、咳嗽、转身而加剧；小便不利，肢体浮肿、疼痛而重。头晕目眩，苔白滑，脉弦或滑。

【证候分析】饮证多由外邪侵袭，或肺、脾、肾等脏腑功能衰退或障碍等引起。饮邪停于胃肠，阻滞气机，胃失和降，则见脘腹痞满，沥沥有声，泛吐清水，谓之痰饮；饮邪停于胸胁，悬结不散，阻遏肺气，可见胸胁饱满，支撑胀痛，随呼吸、咳嗽、转身而疼痛加剧，谓之悬饮；饮邪停于心肺，心阳被遏，肺失肃降，气道不利，则咳嗽气喘，痰多清稀，喉中有哮鸣声，胸闷心悸，甚或咳逆倚息不得平卧，谓之支饮；饮邪留滞于四肢肌肤，则见小便不利，肢体浮肿、疼痛而重，谓之溢饮；饮邪内阻，清阳不升，则头晕目眩；苔白滑，脉弦或滑为饮邪内停的表现。

四、辨证的思维方法和步骤

辨证是对脏腑、经络、气血津液的生理、病理的反映做客观的分析。在这个分析过程中，必须全面地对疾病各个方面进行细致分析，才能达到辨证的目的。由于疾病部位有经络脏腑的不同，阴阳气血有禀气多少之异，禀赋有虚实强弱之别，正气有盛衰胜负之差，邪气有深浅表里之分，因而邪气侵袭人体后，依邪气所犯部位的不同，抗邪能力的强弱，而形成不同的证候。虽然随着时间的推移，病势的进退，疾病呈现出千差万别的表面现象，但病因、病性、病位、病势、病程、正邪盛衰和症状轻重等因素，都从不同角度反映出疾病的本质，从而构成一个反映证候的完整系统。

中医辨证体系的各种辨证方法，实际上是对疾病成因、病变部位、疾病属性、病势进退、正邪强弱、病程久暂等各种因素的分析和综合，这就是辨证方法的实质，尽管不同的辨证方法的适用面和侧重点不同，但它们并不是单一的辨别某一种因素，而是以一种因素为主，兼顾其他因素。同时，各种辨证方法之间也通过互相渗透而完成对疾病的诊断。因此，临床证候虽然具有复杂性、多样性、多变性的特点，但从症状入手进行辨证，仍有一定的规律可循。

（一）辨证的思维方法

辨证的过程主要是在对感性阶段的病情资料进行分析的基础上，在正确的思维方法的指导下，运用辨证的基本知识进行推理活动，求得证名诊断。其基本思维形式主要有分析、综合、推理与判断等。临床常用的辨证思维方法有以下几种。

1. 类比法　是将患者的临床表现和已知的某一常见证型进行比较，若二者主要特征相吻合，此证之诊断便可成立。如潮热、盗汗、颧红、舌红少苔、脉细数等是阴虚证的证候，当这些症状组合出现时，即可诊断为阴虚。类比法具有迅速、简捷的特点，它不需要做更大范围内的思考，当病情不复杂而表现又很典型时，类比法诊断的准确性就较高。

2. 归纳法　本法是当病情资料多且比较复杂时采用的方法。归纳法是将患者表现的各种证候，按照辨证的基本内容进行分类归纳，从而抓住疾病本质的思维方法。如患者以黄疸为主诉，且有胁肋胀痛、右胁下肿块，则知病位在肝；又有恶心欲呕、腹胀、便溏不爽，则知脾胃亦已受病；身热、口苦、尿黄、舌红、苔黄、脉数等，病性属热。渴不欲饮、苔腻、脉滑以及恶心、便溏等为湿邪之征；腹胀，又为气滞的表现，这样将分散的各个症状进行归纳分析，便可全面认识病情，并做到条理清晰。此病涉及肝、脾胃、湿、热、气滞、血瘀等，在中医理论指导下进行综合判断分析，其辨证主要为肝脾湿热证。

3. 演绎法　本法是对病情进行层层深入的辨证分析方法。如患者因淋浴受寒而于夜间新发为恶寒，头身疼痛，由此而知其属外感病范畴；昨日但发热，已不恶寒，并有口渴、舌红、脉数，是表证已除，已属里热证；现咳嗽明显、气喘、咳黄痰，则知病位在肺，故本证为肺热炽盛证。另外，根据适合于病情最恰当的方剂，再据该方的适应证，而得出证名诊断，即所谓“以方测证”，也都可视之为演绎法。

4. 否定法　又称反证法。是指从反面寻找不属于某证的依据，通过否定而达到确定诊断的目的，这对类似证候难以从正面进行鉴别时，是比较好的辨证思维方法。如《伤寒论》：“下之后，复发汗，昼日烦躁不得眠，夜而安静，不呕。不渴，无表证，脉沉微，身无大热者，干姜附子汤主之。”仲景用“无表证”否定其为太阳病证；用“不呕”否定其为少阳病证；用“不渴”否定其为阳明病证。而结合“脉沉微，身无大热”，便可确认其为少阴阳虚证。

（二）辨证的步骤

1. 辨证的一般步骤　辨证论治步骤的模式一般分为三个阶段。

第一阶段为诊察阶段，在这个阶段中，医生运用四诊等收集疾病的各种信息资料，包括患者的症状以及现代理化检测结果，然后对症状进行比较、鉴别和初步的辨识分析，确定能够反映疾病本质的症状。

第二阶段为辨证阶段，根据第一阶段所获得的信息，运用相应的辨证方法，辨别疾病的病因、病性、病位、病势等，并确定疾病的标本缓急，总结疾病的发生机制，然后确定疾病的证候。

第三阶段为治疗阶段，主要是依据证候的病机立法，依照治疗法则选择方剂，再根据疾病的不同表现进行药物的加减。

2. 辨证的主要步骤　因辨证的目的是寻找疾病在发生发展某一阶段的病因、病性、病位等，并确定证名，所以辨证就要判断病因、辨清病性、确定病位、阐释病机、判断病情、审度病势，最终确定证名。具体阐述如下：

（1）判断病因：是指询问病史找病因，探求病证发生的根本原因，即审症求因，是辨证的主要内容。如外感风邪发病，病因是风寒或风热，只有对临床表现进行分析才可以认识；又如气滞、瘀血、食积、痰饮等病理变化作为继发性病因，也是通过审症而求得的。

（2）辨清病性：是指区分寒热虚实病性及具体的痰、湿、瘀、滞、虫、食，气血津液精髓等的亏虚，辨病性就是分清证候性质。寒热定性可从病因的寒热定性，如感受寒邪多为寒证，感受热邪多为热证。一般证的寒热属性，在外感病中，常可揭示邪气的性质；在内伤杂病中，则常揭示体内阴阳盛衰的变化，如阳盛则热、阴盛则寒，阳虚则外寒、阴虚则内热等。虚实定性从病因病性定性，邪气盛则实，故六淫、痰饮、食积、瘀血等有形之邪所致病证可定性为实；精气夺则虚，故先天不足、后天失养、久病重病、房劳过度等所致病证可定性为虚。

（3）确定病位：是指明确病变所在的上下表里、脏腑经络等。致病因素作用于人体而发病时，一般总是有一定的部位，如脏腑、经络、五官九窍、四肢百骸以及气血津液等都可能成为病位。病位不仅要落实在脏腑等具体部位，而且应该结合生理病理变化去探求病位之所在。常用定病位的方法有表里定位法、上下定位法、气血定位法、脏腑定位法。

（4）阐释病机：是指根据中医学理沦，将证候的因、性、情、势综合起来进行分析，做出全面统一的机制解释。也就是将病因、病位、病性等内容有机地结合起来，揭示其内在的联系，得出对病证发生发展变化的整体、动态的全面认识。

（5）判断病情：是指辨别病情的轻重、标本、缓急等。辨病情就是辨别疾病浅深、轻重的程度。一般表证病较轻浅，里证病较深重。辨病情相对于辨病性而言，是定量的方法。

（6）审度病势：是指把握病变发展演变的趋势，推测病证的转归与预后。详审病势的目的在于从整体动态的思维中，推测病证的预后和转归。辨病势要将病证特点、患者体质、病邪性质、感邪轻重、治疗作用等因素结合考虑。如感受寒湿之邪病势多缓；感邪轻预后较好，感邪重预后较差；治疗正确，药中病机则病愈，否则失治误治，则病当传变。

（7）确定证名：是指通过对病因、病性、病位、病势等的高度概括，提出完整而规范的证名诊断。辨证名就是确定辨证的最后结论。证名要求用规范性术语高度概括疾病所处阶段的病理变化。对证名的确定，必须以辨病因、辨病性、辨病位、辨病机、辨病势、辨病情等为依据，其中病因、病性、病位、病机是基本。

知识链接

如何处理各种辨证关系

中医整体观视人为一个有机整体，天人相应，形神合一，以及机体脏腑、气血、经络、内外、上下相互联系，因此，辨证应注意机体与环境、形与神、局部与整体间的辩证关系。而疾病是正邪斗争的过程，且证是反映疾病阶段性的病机特征，因此，辨证还应注意邪气与正气，病与证的辩证关系。就证候的临床表现而言，一般现象与本质是一致的，但特殊情况下，现象与本质不一致，如寒热、虚实的真假；同一证候由于发生在不同疾病中或发生在不同患者身上，其临床表现亦不尽相同；此外，既要重视中医宏观辨证的依据，也不可忽视化验、仪器检查的结果。所以，辨证应注意现象与本质、共性与个性、宏观辨证与微观辨证等的辩证关系，且不应忽视社会因素、体质因素、心理因素等诸多方面对病证的影响。

思考题

1．试述表证和里证的鉴别要点。
2．试述寒证和热证的鉴别要点。
3．试述虚证和实证的鉴别要点。

4．试述阴证和阳证的鉴别要点。
5．心气虚证和心血虚证的临床表现有何不同？
6．风寒犯肺证和风热犯肺证的临床表现有何不同？
7．脾不统血证的临床表现是什么？
8．肾阳虚证和肾阴虚证的临床表现有何不同？
9．简述气虚证、血虚证、血瘀证、血热证、痰证的临床表现。

（刘红华　田淑霞）

第三章

中医护理基础知识

学习目标

知识

1. 描述中医护理的基本原则、生活起居护理的基本原则。
2. 描述病情观察的主要内容。
3. 解释药物四气、五味、升降浮沉、归经的概念和作用药，解释七情配伍的概念。简述方剂结构及含义。
4. 简述食物的性味和功效，饮食护理的原则。
5. 描述七情对脏腑气机的影响及情志护理的方法。

能力

1. 应用中医护理基本原则指导临床护理工作。能够运用望、闻、问、切四诊手段以及视、触、叩、听四种方法进行病情观察，能够知常察变。
2. 能够对患者正确进行中药煎煮方法、服药方法的指导。
3. 能够根据季节、气候和患者体质、年龄的不同，对饮食宜忌进行指导。能对常见病证进行饮食宜忌的指导。
4. 能够正确实施中药内服法护理和外用法护理。

素质

应用中医护理基础知识指导临床生活起居护理、药物护理、饮食护理及情志护理工作。

第一节　中医护理基本原则

中医护理的内容十分丰富，其基本原则主要包括护病求本、扶正祛邪、护标与护本、三因制宜、同病异护和异病同护。

一、护病求本

护病求本是指在护理疾病时必须辨析出疾病的根本，进行辨证施护，是护理疾病的指导思想。包括正护和反护。

（一）正护

正护指疾病的临床表现与其本质相一致的情况下所采取的护理原则。寒者热之、热者寒之、虚者补之、实者泻之，均为正护法。

例如，寒者热之是指采用温热性质的药物和方法治疗和护理寒性病证。如对风寒外束证，采用辛温解表法，在护理上宜病室温度稍高，稍加衣被使患者感到温暖，药物宜趁热服用，给予温热饮食。

（二）反护

反护是指当疾病的临床表现与其本质不一致的情况下所采取的护理原则。即透过患者寒热虚实的假象，抓住疾病的本质，进行有效的护理。如寒因寒用、热因热用均为反护法。

1. 寒因寒用　是指对临床表现出寒证的假象，但其本质是热证的患者，采用寒凉的药物和方法进行护理的原则。适用于真热假寒证。此时患者虽然表现出四肢厥冷，脉沉等假寒之象，但同时具有壮热、烦渴引饮、小便短赤等里热之象，为里热盛极，阳盛于内，格阴于外。因此应以寒凉法进行护理。

2. 热因热用　是指对临床表现出热证的假象，但其本质是寒证的患者，采用温热的药物和方法进行护理的原则。适用于真寒假热证。此时患者虽有身热、面赤的假热之象，但同时有四肢厥冷，脉微欲绝等真寒的表现，属于阴寒内盛，格阳于外。因此应以温热法进行护理。

二、扶正祛邪

疾病的过程，即正气与邪气相互斗争的过程。邪正的盛衰变化，对于疾病的发生、发展及其变化和转归有着重要的影响。扶正与祛邪的护理原则，目的在于扶助正气，祛除邪气，改变疾病过程中的邪正双方的力量对比，使疾病向痊愈的方向转化，使机体早日得到康复。

扶正与祛邪的护理原则，主要包括以下几种具体的方法。

1. 扶正　扶正即扶助机体的正气，增强体质，提高机体抗邪和康复能力的护理原则。扶正主要适用于虚证，即所谓“虚则补之”。其护理方法主要包括益气、养血、滋阴、扶阳等，具体措施和手段除了药物外，还包括针灸、推拿、气功、食疗、体育锻炼、精神调摄等。

2. 祛邪　祛邪即祛除邪气，是指能祛除或削弱病邪侵袭和损害的护理原则。祛邪主要适用于实证，即所谓“实则泻之”，主要护理方法包括发汗、攻下、清热、温寒、消导等。

3. 扶正与祛邪　扶正与祛邪虽然是截然不同的护理原则，但是在疾病的发生、发展及其变化的过程中，邪正双方的盛衰变化是密切相关的。扶正与祛邪是相辅相成的两个方面。扶正有利祛邪，通过增强正气，迫邪外出从而恢复健康；祛邪有助扶正，消除致病因素的损害，从而达到保护正气，恢复健康的目的，二者相辅相成，密不可分。

三、护标与护本

标和本是相对的概念，标多指现象，本指本质。一般而言，从邪正双方来说，人体的正气为本，致病的邪气为标；以疾病的病因与症状而言，病因是本，症状是标；就疾病的先后言，旧病、原发病为本，新病、继发病是标。

在临床上，应从复杂的疾病矛盾中找出并处理其主要矛盾和矛盾的主要方面，针对标本主次的不同，护理常有先后缓急的区分。

1. 急则护其标　适用于暴病且病情较为严重，或在疾病发展的过程中，出现危及生命的某些病证。如突然大出血的病例，大出血为标，导致出血的原因为本，此属病情危急，务必采取应急措施，先止血以治标，同时做好防止血脱的准备，待血止病情缓解后再护理其本病。

2. 缓则护其本 适用于慢性疾病，病势迁延，暂无急重病症或病势趋愈，正气已虚，邪尚未尽之际。此时必须着眼于疾病的护理，因标病产生于本病，本病得护，标病自然随之而去。如“肺痨”病肺肾阴虚之咳嗽，肺肾阴虚是本，咳嗽是标。此时标病不至于危及生命，故不仅应用止咳法治疗和护理其标，还应滋养肺肾以治其本；护理上则应做好情志护理，告知患者适当进食滋阴之品，并加强锻炼，以增强体质。本病治愈，咳嗽自然会消除。

3. 标本同护 标本同护是指在标和本的症状同时存在、标病与本病并重的情况下，而时间、条件又不允许单一护理标病或本病时，应采用标本同护的方法。如在外感温热病过程中，因热入中焦，阴液耗伤而燥结胃肠，表现为身热、腹硬满痛、大便燥结、口干渴、舌燥苔焦黄、脉细等，即邪热内结为标，阴液耗伤为本。此时不护理其标，不能祛其邪；不护理其本，则不能救其虚；标本俱急，当标本同治护，采用滋阴补液与泻热通便法实施护理。

四、三因制宜

三因制宜，即因时、因地、因人制宜。三因制宜的护理原则体现了中医学整体观念、辨证施护的特色优势。

1. 因时制宜 是指根据四时、昼夜阴阳之气的不同特点，调护患者的饮食、起居等护理的原则，称为“因时制宜护理”。如春夏季节，气候由温转热，阳气升发，人体腠理疏松开泄，即使外感风寒，在用药、饮食调护上均不宜过用辛温。服用解表药也当慎加衣被或啜热饮，以免开泄太过，耗气伤阴，并应注意补充津液，清泄暑热。

2. 因地制宜 根据不同的地理环境和生活习惯的特点，确定患者饮食、起居、药物调护的原则，称为“因地制宜护理”。

不同地域，其地理环境、气候特点以及生活习惯不同，人的生理活动和病情变化也有所差异，因而治疗用药和护理方法亦应有所区别。如我国西北地区地势高而寒冷，护理则应注意保暖，防止冻伤；南方夏季时间较长，天气炎热，小儿易患暑热证，护理时应注意室内通风，保持凉爽，宜给予西瓜、绿豆汤等清凉饮品。此外，有些疾病与地理环境有密切关系，如地方性甲状腺肿是与内陆及山区摄入海产品较少，食物中缺碘有关；吸血虫病则流行于南方种植水稻的地区。

3. 因人制宜 根据患者年龄、性别、体质、生活习惯、文化修养、精神状态等不同，考虑护理的原则，称为“因人制宜护理”。

（1）年龄：年龄不同，生理功能及病变特点亦不同，故护理方法也有所不同。如老年人生理功能减退，气血阴阳亏虚，脏腑功能衰弱，且行动不便，患者多为虚证或虚实夹杂证，护理则重在补虚扶正，注意休息，饮食宜清淡。小儿生机旺盛，但气血未充，脏腑娇嫩，肌肤疏薄，易被邪侵，且寒暖不能自调，乳食不能自节，发病易寒易热、易虚易实，以及病情变化发展较快，因此，小儿病护理应注意调其饮食起居，以薄衣淡食为宜，加强病情观察，并随病情变化及时调整护理方案。

（2）性别：男女性别不同，其生理、病理特点也有所差异，特别是妇女有经、带、胎、产等不同情况，治疗和护理时尤须加以考虑。如月经期间，应慎用破血逐瘀之品，以免造成出血不止；妊娠期间，应注意休息，适当运动，同时禁用或慎用破血、滑利、走窜伤胎或有毒的药物，产后则应考虑气血亏损及恶露情况等。

(3) 体质：由于先天秉赋和后天调养影响，人的体质各有不同，存在着强弱、寒热等方面的差异，护理应有所区别。如阴虚体质者，用药和饮食慎用温热，宜食具有滋阴潜阳的食品；阴偏盛或阳虚体质者，用药和饮食宜慎用寒凉，宜食温阳散寒之品；痰湿体质则宜健脾利湿，化痰泄浊，宜食温补脾胃，化痰祛湿的食物。此外，某些疾病与患者的职业、生活习惯有关，在诊治和护理时也应注意。

五、同病异护和异病同护

中医护理应着眼于证的区别，证候类型相同，则护理原则和方法相同；证候类型不同，护理原则和方法不同，即同病异护和异病同护，是中医辨证施护的核心。

1. 同病异护　同一种病也可出现不同的证候类型，针对不同的证候类型应使用不同的护理原则和方法，即同病异护。如感冒有风寒感冒与风热感冒证候不同，在护理方法上也有辛温解表和辛凉解表的区别。

2. 异病同护　不同的病若具有相同的证候类型，则可以用同一种护理方法，即异病同护。如脱肛、子宫脱垂是两种疾病，但它们同属中气下陷证，故都采用补中益气的方法来进行护理。

（刘红华）

第二节　病情观察

病情观察是指以整体观念为指导思想，灵活运用望、闻、问、切四诊手段以及视、触、叩、听四种方法，观察患者主要症状、生命体征、神志、面色、食欲、舌象、脉象等，用以判断患者脏腑的虚实、气血的盛衰、病情进退，明确诊断。同时注意围绕各科病证的特征性表现，知常察变。

一、一般状况

一般状况包括神色、精神、体温、脉搏、血压、呼吸、睡眠、饮食等。这些内容虽然简单易取，但却十分重要。如神色的改变常反映机体正气的盛衰，对疾病的治疗和预后有较大的意义。体温、脉搏、呼吸、血压被称为生命体征，是用来判断患者的病情轻重和危急程度的指征。

二、舌象和脉象

(一) 舌象

舌象是病情观察的重要内容。它能反映正气盛衰、病邪的深浅、邪气的性质及病情的进展。

1. 判断正气盛衰　观察舌质可知正气盛衰，观察舌苔可知邪之出入。如舌质红润为气血旺盛；舌质淡白为气血虚衰；舌苔薄白而润，是胃气旺盛；舌光无苔为胃气衰败或胃阴枯竭的表现。

2. 辨别病邪深浅　如舌苔薄白多为疾病初期，病邪较浅，病位在表；苔厚则病邪入里，病位较深；舌质红绛为热入营血，病情危重。

3. 区别病邪性质 如黄苔多主热邪；白滑苔多主寒邪；腐腻苔多是食积痰浊，黄腻苔则是湿热。舌偏歪多为风邪；舌有瘀斑或瘀点则为瘀血。

4. 推断病情的进展 舌苔与舌质往往随正邪的消长和病情的进展呈现动态的变化，尤其外感热病的表现更为显著。如舌苔由薄白转黄，说明病邪由寒化热；舌苔由润转燥，多为热盛伤津。反之，舌苔由厚转薄，由燥转润，往往是病邪渐退，津液复生，病情好转之象。所以，护理人员在病情观察中，一定要认真而仔细地观察和记录舌象的变化。

（二）脉象

通过脉象的诊察，也可作为判断疾病的病位、病性和推断疾病预后的重要依据。

1. 判断病位的深浅 如浮脉主表，沉脉主里。

2. 判断疾病的性质 如迟脉多主寒证，数脉多主热证；洪脉多为邪实，脉细数多主正虚；芤脉见于失血，脉微欲绝为阳气衰微等。

3. 推断疾病的进展和转归 如久病脉见缓和，是胃气渐复、病退向愈之兆，久病虚损，亡血失精而反见洪脉，则多属于阴竭阳脱之危象。战汗时，若汗出脉静身凉，为病情好转，若见脉象急疾，患者烦躁不安，汗出热不退，为正不胜邪之危候。

在脉象观察中，要注意病、脉、证合参。在一般情况下，病、脉、证是相符的，但也可出现不相符的特殊情况。因此，在临床运用时需通过四诊合参后再决定是“舍证从脉”还是“舍脉从证”。

三、主要症状

病证在其发展的一定时期，常会出现一个或一组主要的、令患者最痛苦的症状，称为主要症状。主要症状的好转与恶化，常反映病情的转化或恶化，主要症状的转移又常提示病证在质上的变化。所以，围绕主要症状观察应成为病情观察的重点。如腹泻患者的主要症状为大便次数多而稀溏，观察重点应是大便的次数、性状，以及围绕腹泻而出现的腹痛、发热、里急后重等症。

（刘红华）

第三节 生活起居护理

我国历代医家十分重视生活起居护理，《素问·上古天真论》曰：“上古之人，其知道者，法于阴阳，和于术数，饮食有节，起居有常，不妄作劳，故能形与神俱，而尽终其天年，度百岁乃去”。指出良好的生活方式是“饮食有节，起居有常，不妄作劳”，这样能够保持身体健康；反之，“以酒为浆，以妄为常，醉以入房，以欲竭其精，以耗散其真，不知持满，不时御神，务快其心，逆于生乐，起居无节，故半百而衰也。”说明若饮食不节，起居无常，就会多病早衰。

一、生活起居与疾病

中医学认为，人的生命过程与自然界相适应，人体自身的生命节律具有顺应宇宙规律协调各种功能，保持机体正常生命活动，防御疾病发生的作用。若人体的起居动静与四时昼夜阴阳之气相违背，便会导致疾病的发生。

二、生活起居护理的基本原则

1. 顺应自然　人与自然界是一个整体。在“人与天地相应”的整体自然规律指导下，顺应自然是疾病护理的基本法则。

“天人合一”的自然观认为，人与自然是和谐统一的，人体的生理活动与自然界变化的周期同步。自然界的各种变化，如四时气候的不同、昼夜晨昏的交替、地理环境的改变等，都将直接或间接地影响人体，从而产生相应的生理或病理反应。人类必须掌握和了解自然环境的特点，顺应自然界的运动变化来进行护养调摄。

中医护理强调顺应四时阴阳的变化规律进行护理和指导养生，如春防风，夏防暑，长夏防湿，秋防燥，冬防寒，制订出不同的护理方法。春天应注意养阳，应该早起健身，抒发气机，保持心情舒畅，吐故纳新，气血调畅，应春天之生机，舒机体之阳气；夏天则应养阳护阴并重，夜卧早起，注意保持心境平和欢畅；秋天应“早睡早起”，注意收敛精气，注意冷暖，固护阴津；冬季宜“早卧晚起”，早起锻炼必待日光。

2. 平衡阴阳　患病的最根本原因即阴阳失去平衡。只有阴气平和，阳气秘固，即阴阳协调，人的生命活动才能正常进行。因此，护理疾病首要调理阴阳，从日常起居、生活习惯、饮食调节、生活和治疗环境等各方面都应渗透平衡阴阳的思想，以使人体达到“阴平阳秘，精神乃治”。

3. 起居有常　指作息和日常生活要合理安排，合乎自然界以及人体生理的正常规律，使机体阴阳两方面始终保持在一个平衡的状态。

一日之中阳气的运行与四时生、长、收、藏的规律相符，故每日的摄生方法与四时摄生一样，应以阴阳的变化为指导，对每日的睡眠、起床、活动、吃饭、娱乐等都要合理的安排。早晨及上午，人的阳气旺盛向外，则精神振奋、朝气蓬勃；夜晚机体阳气收敛，则宜休整、静息，即做到“日出而作，日落而息”。

古人将一天划分为 12 个时辰。子午流注理论认为，人体内的经气就像潮水一样，会随着时间的流动在各经脉间起伏流注，且每个时辰都会有不同的经脉“值班”，即脏腑主时节律（表 3-1）。脏腑主时功能最旺盛，如果能够顺应这种经脉的变化，在相应时辰给予脏腑调养，将达到事半功倍的效果。

表 3-1　子午流注时间表

时辰	对应时间	对应经络
子时	23 ~ 1 时	胆经
丑时	1 ~ 3 时	肝经
寅时	3 ~ 5 时	肺经
卯时	5 ~ 7 时	大肠经
辰时	7 ~ 9 时	胃经
巳时	9 ~ 11 时	脾经
午时	11 ~ 13 时	心经
未时	13 ~ 15 时	小肠经
申时	15 ~ 17 时	膀胱经
酉时	17 ~ 19 时	肾经
戌时	19 ~ 21 时	心包经
亥时	21 ~ 23 时	三焦经

4. 劳逸结合 指应合理地安排各种活动，包括体力活动、脑力活动和性活动。任何活动均应坚持适中有度的原则，不宜太过或不及。

坚持运动可以调畅气机、流通血脉、滑利关节，从而增强机体的抗病能力。但劳累过度，超出自身承受能力，也会引起机体损伤，影响健康。《黄帝内经》云："久视伤血，久卧伤气，久坐伤肉，久立伤骨，久行伤筋"。人的精神活动也是如此。一定限度内的情志活动，包括脑力劳动和娱乐是正常和必要的，但如果超出限度，出现情志活动过于激烈或持续时间过久，则同样会引发各种疾病。人的性生活也是正常和必要的，但必须适中和有度。肾中精气之盛衰对于人的生老病死起着十分关键的作用，因而应非常重视对肾精的保养。

5. 慎避外邪 任何疾病的发生都是正气与邪气双方斗争的过程，正气虚弱者易于感受风、寒、暑、湿、燥、火六淫和疫疠之气等外邪的侵袭，因此，"虚邪贼风，避之有时"就是中医护理的一个基本原则。人们应根据季节、气候、地域和生活居住环境等各方面的情况而采取相应措施，以避免外界不良因素的影响。在反常气候或遇到传染病流行时，更要注意避之有时，并及时采取其他措施提高机体防御变化的适应力，避免外邪的侵袭。

6. 形神共养 人身有"形"有"神"。养形，主要是指对人的五脏六腑、气血津液、四肢百骸、五官九窍等形体的摄养，应以适当的休息和运动，提供良好的医疗、物质条件等来实现；养神，主要是指人的精神调养，应以各种方式调节人的情志活动，在精神上为其提供愉快的氛围，达到怡情快志、心平气和的境地，从而使其能保持最佳的精神状态，有利于疾病的康复和健康的维持。

形是神的物质基础，神是形的外在表现，形神之间有着密切的关系。人不仅应注意形体的保养，而且还应重视精神的摄护，两者不可偏废。做到形神共养，相辅相成，才能达到形体强健，精力充沛，形神兼备的境界。

7. 居处适宜 中医很早就提出人与自然界"天人相应"的学说。管子曰："寿必居处适宜。"

（1）建房位置和坐向：就我国大部分地区而言，住宅朝向宜坐北朝南，其优点是"冬暖夏凉"，阳光充足，空气流通。

（2）环境：在安静优美、整齐清洁、空气新鲜的环境下生活，人们心情舒畅，精神振奋，学习和工作效率可提高。《内经》中曾指出，"高者其气寿，低者其气夭"。住处地势高的人多长寿，而地势低的人多早夭。

（3）居室：在居室内环境中，房屋的大小、色彩、家具陈设、清洁卫生等都是非常重要的因素。因此，要求寝室雅素净洁，室温合适，床具舒适，适于休息。

（刘红华）

第四节 药物护理

中药是中医用来治疗疾病的药物，中药按照一定的中医理论组成方剂，方剂是治疗的基本单元。中药用药护理是临床护理工作的重要内容，要求护理人员掌握中药和方剂的基本知识，熟悉中药的不同剂型及汤剂的煎煮方法，掌握中药内服、外用的护理方法，为患者正确实施临床用药护理。

一、中药及方剂基本知识

中药是以中医传统理论指导采收、加工、炮制、制剂，并阐述其作用机制、指导临床应用的药物。中药来源主要包括植物药、动物药、矿物药及部分化学、生物制品类药物，其中以植物药居多，应用最为广泛，有“诸药以草为本”之说，古代相沿称之为“本草”。

方剂是由药物组成的，是在辨证立法的基础上，选择两味以上药物，酌定用量，选定剂型，按照方剂结构，配伍组合而成的群药。方剂突出了药味的合群之力，加强了药物之间的相互作用，通过配合增强药效，减轻副作用，经随证加减扩大了治疗范围。

中药、方剂的发明和应用历史悠久，历代医药学家将其作为防病治病的重要手段，对保障人民健康和民族繁衍起了巨大的作用。

（一）中药的性能

中药的性能是指其性质和功能，是对中药疗效的概括。研究药物的性能及其运用规律即为中药药性理论，内容主要包括四气五味、升降浮沉、归经、有毒无毒等。

1. 四气五味

（1）四气：是指药物具有寒、热、温、凉四种不同的药性，又称四性。它是由药物作用于人体所产生的不同反应和所获得的不同疗效而总结出来的，它与所治疗疾病的性质是相对而言的。凡是能够治疗热证的药物具有寒性或凉性，如石膏、知母、栀子等；凡是能够治疗寒证的药物具有热性或温性，如附子、干姜、肉桂等。寒凉药与温热药是相对立的两种药性，寒与凉、温与热之间仅是程度上的不同，即“凉次于寒”“温次于热”。

一般来讲，寒凉药具有清热泻火、凉血解毒、养阴退热、泻热通便等作用；温热药具有温里散寒、补火助阳、温经通络、回阳救逆等作用。此外，还有一些药物寒热属性不很明显，药性较平和，作用较和缓，称为平性药。

（2）五味：是指药物具有辛、甘、酸、苦、咸五种不同的味道。五味的产生首先源于“口尝”，又经过长期的临床实践观察，发现不同味道的药物作用于人体所产生的反应和获得的疗效不同，从而归纳总结出五味的作用。因此，五味不仅是药物味道的真实反映，更重要的是对药物作用的高度概括。《黄帝内经》云：“辛散、酸收、甘缓、苦坚、咸软”，是对五味作用的最早概括。

辛：能散、能行。即具有发散、行气、行血的作用。一般解表药、理气药、活血药多具有辛味。辛味药多用于治疗表证、气滞及血瘀证。如麻黄、薄荷辛散发汗，木香行气止痛，川芎、红花活血化瘀等。

甘：能补、能和、能缓。即具有补益、调和药性、缓急止痛的作用。一般补益药、调和药及止痛药多具有甘味。甘味药多用于治疗虚证、脏腑不和、身体诸痛等。如人参、黄芪补气，熟地养血滋阴，甘草调和诸药，白芍缓急止痛。

酸：能收、能涩。即具有收敛、固涩的作用。一般固表止汗、敛肺止咳、涩肠止泻、固精缩尿、固崩止带的药物多具有酸味。酸味药多用于治疗体虚多汗、久咳久泻、遗精遗尿、崩漏带下等证。如五味子收敛止汗，乌梅敛肺止咳，山茱萸涩精止遗，五倍子涩肠止泻等。

苦：能泄、能燥。即具有清泻火热、通泄大便、燥湿等作用。一般清热泻火、清热燥湿、泻下通便的药物多具有苦味。苦味药多用于治疗实热火证、湿热证等。如大黄泻热通便，黄芩、栀子清热泻火，黄连、黄柏清热燥湿，苍术燥湿健脾等。

咸：能下、能软。即具有泻下通便、软坚散结的作用。一般泻下或润下药、软坚药多具有咸味。咸味药多用于治疗大便燥结、瘰疬痰核、瘿瘤、癥瘕痞块等证。如芒硝泻热通便、润燥软坚，海藻消痰软坚，鳖甲软坚散结等。

此外，中药还有"淡"味药和"涩"味药。"淡"能渗能利，具有渗湿利小便的作用，常治疗水肿、小便不利等证，如茯苓、薏苡仁等，一般"淡"附于"甘"；"涩"与酸味药作用相似，具有收敛固涩的作用，常治疗虚汗、泄泻、遗精、遗尿等证，如莲子、乌贼骨等。

中药的四气与五味是从两个不同的角度说明药物的性能。每一种药物都同时具有性与味，必须将二者结合起来，才能准确辨别药物的作用，反映药物的性能。药物气味相同，作用相似；气味不同，功效各异；气同味异或味同气异，作用也有区别。如麻黄和薄荷都是辛味，都能发散解表，治疗表证，然麻黄辛温，发散风寒，薄荷辛凉，发散风热；如紫苏和黄芪都是温性药，紫苏辛温发汗，黄芪甘温补气，亦有不同。因此，在辨别药性时，只有认识和掌握药物的性与味，才能正确而又全面地了解和使用药物。

2. 升降浮沉　是指药物作用于机体的趋向性。升是上升、升提，降是下降、降逆，浮是升浮、向外发散，沉是沉降、下行、向内收敛，即药物对人体有向上、向下、向外、向内四种不同的作用趋向。一般而言，升浮药具有祛风发表、升阳举陷、涌吐开窍等作用，沉降药具有清热泻下、降逆止呕、利水渗湿、熄风潜阳、止咳平喘等作用。药物的升降浮沉与疾病所表现的趋向是相对而言的，疾病在病位上有在表（如外感表证）、在里（如里实便秘）、在上（如目赤肿痛）、在下（如腹水）之分，在病势上表现为向下（如泄泻、脱肛）、向上（如呕吐、咳喘）、向内（如表证入里）、向外（如自汗、盗汗），那么，治疗这些病证的药物分别具有升、降、浮、沉的趋向性，且与疾病的趋向相对。具体而言，病位在上在表者，用药宜升浮，病位在下在里者，用药宜沉降，病势向上者，治疗宜降不宜升，病势向下者，治疗宜升不宜降。

药物的升降浮沉与气味薄厚、质地轻重等有着密切的关系。一般来讲，气属温、热，味属辛、甘的药物大多为升浮药；气属寒、凉，味属苦、酸、咸的药物大多为沉降药。以花、叶、皮、枝等入药，质地较轻，药性大多升浮；以种子、果实、矿物、贝壳等入药，质地较重，药性大多沉降。此外，炮制和配伍也可以改变药物的升降浮沉之性，酒炒则升，姜制则散，醋制收敛，盐炒下行；少数升浮药配伍在多数沉降药的方剂中，药性随之而降；反之，少数沉降药配伍在多数升浮药的方剂中，药性随之而升。

3. 归经　是指药物对机体某部分的选择性作用，即主要对某经（脏腑或经络）或某几经发生明显作用，而对其他经作用较小，甚至无作用。归经是以脏腑、经络学说为基础的，依据所治疗的具体病证总结出来的用药理论，体现了药物对人体特定脏腑、特定经络和特定部位的选择性治疗作用。如苍术燥湿健脾，归脾经；杏仁宣肺止咳，归肺经；酸枣仁养心安神，归心经。至于一药同时归入数经，说明该药对数经病变均有治疗作用。如麻黄归肺与膀胱经，它既有发汗平喘的作用，治疗外感风寒表证及咳喘证，又有利水消肿的作用，治疗风水水肿之证。可见，归经理论对临床辨证选药有一定的指导意义。

4. 有毒无毒　在古代医籍中，毒性常指药物的偏性，也是药物性能的重要标志之一。历代本草书籍在其药物的性味之下常标明"有毒""大毒""小毒""无毒"等，是药物副作用大小的标志，用之得当，可立起沉疴，用之不当，可导致中毒。一般人们错误地认为中药大都来源于天然药材，其毒性小，安全性高，对其毒性缺乏正确的认识。掌握中药有无毒性以及毒性的大小，根据患者体质和病情轻重，严格控制使用剂量和用药方法，对临床安全用药具有重要意义。

（二）中药的用法

中药的用法包括配伍、禁忌、用量等内容，这对于提高药物疗效、降低副作用、确保安全用药、实施正确护理具有十分重要的意义。

1. 配伍　根据病情需要和药物性能，有选择地将两种或两种以上的药物配合应用，称为配伍。药物配合应用，相互之间会产生一定的作用，有的可以增强疗效，有的可以降低疗效，有的会产生副作用，有的会抑制或消除副作用。古人将单味药的应用及药物配伍关系总结为七个方面，称为用药“七情”，分述如下：

单行：用单味药治疗疾病。如古方独参汤，就是用一味人参治疗元气欲脱证；单用一味黄芩治疗肺热出血。

相须：两种性能、功效相似的药物配合应用，可以增强疗效。如麻黄和桂枝相配伍，能增强发汗解表的作用；石膏和知母相配伍，能增强清热泻火的作用。

相使：一种药物为主药，一种药物为辅药，两种药物相配，辅药可以提高主药的功效。如枸杞配伍菊花治疗肝肾不足、目暗昏花之证，枸杞补肝益精、养肝明目为主药，菊花清肝明目为辅药，二者配伍，菊花增强枸杞补虚明目的作用。

相畏：一种药物的毒性或副作用能被另一种药物减轻或消除。如生姜可以抑制半夏的副作用，称之为半夏畏生姜；再如熟地畏砂仁，砂仁可以减轻熟地滋腻碍胃的副作用。

相杀：一种药物能够减轻或消除另一种药物的毒性或副作用。生姜杀半夏毒，防风杀砒霜毒，绿豆杀巴豆毒。相畏、相杀没有本质的区别，都是药物的副作用受到抑制或被消除，是一种配伍关系的两种不同提法。

相恶：一种药物能破坏另一种药物的功效，使其作用减弱，甚至消失。如人参恶莱菔子，莱菔子能削弱人参的补气作用；生姜恶黄芩，黄芩能减弱生姜的温胃止呕作用。

相反：两种药物配伍应用后，产生毒性或副作用。如贝母反乌头，甘草反甘遂等，详见用药禁忌“十八反”“十九畏”。

临床用药时，相须、相使可以起到协同作用，提高药效，是临床常用的配伍方法；相畏、相杀能够减轻或消除副作用，在使用有副作用的药物时，可以考虑应用；相恶、相反削弱功效，甚至产生毒性，为配伍禁忌。

2. 用药禁忌　中药用药禁忌主要包括配伍禁忌、妊娠用药禁忌、证候用药禁忌、服药时的饮食禁忌四个方面。

（1）配伍禁忌：是指某些药物配伍使用，会产生副作用或降低、破坏药效。其主要包括用药“七情”中的相恶和相反两个方面，临床应避免使用。根据历代医家对配伍禁忌药物的认识和记载，金元时期将其概括为“十八反”“十九畏”，并编成歌诀，广为传颂。“十八反”歌源自张子和《儒门事亲》：“本草明言十八反，半蒌贝蔹芨攻乌，藻戟遂芫俱战草，诸参辛芍叛藜芦。”“十九畏”歌诀最早见于刘纯《医经小学》：“硫黄原是火中精，朴硝一见便相争，水银莫与砒霜见，狼毒最怕密陀僧，巴豆性烈最为上，偏与牵牛不顺情，丁香莫与郁金见，牙硝难合京三棱，川乌草乌不顺犀，人参最怕五灵脂，官桂善能调冷气，若逢石脂便相欺，大凡修合看顺逆，炮爁炙煿莫相依。”

（2）妊娠用药禁忌：妊娠期间使用药物必须十分注意，凡是能损害胎元以致引起坠胎的药物，均应作为妊娠用药的禁忌。根据药物对胎元损害程度的不同，又可分为禁用药和慎用药两类。禁用药多是毒性较强、药性猛烈的药物，如斑蝥、水蛭、虻虫、莪术、三棱、麝香、雄黄、牵牛、蟾酥、马钱子、巴豆、大戟、芫花、商陆等；慎用药则主要是祛瘀通经、行气破滞、攻下导积、辛热滑利之品，如桃仁、红花、乳香、没药、枳实、大黄、附子、肉桂等。凡禁用药绝对不能使用，慎用药可根据病情慎重选择，掌握剂量与疗效及炮制与配伍，尽量避免药物对胎儿及孕妇造成伤害。

（3）证候用药禁忌：由于药物的药性不同，四气五味、归经各有相异，因而一种药物只适用于某种或某几种特定的证候，对其他证候则无效，甚至出现不良的作用。药物对不适宜的某种证候而言，即为禁忌证。如大黄性味苦寒，有泻热通便、凉血解毒之功效，适用于治疗实热积滞之便秘，阳虚、阴虚便秘即为其禁忌证。除了药性极为平和者无须禁忌外，一般药物都有证候禁忌。

（4）服药时的饮食禁忌：是指服药期间对某些食物的禁忌，又称食忌，也就是通常所说的忌口。一般在服药期间，应忌食生冷、油腻、辛辣等不易消化或有刺激性的食物。此外，根据病情的性质，饮食宜忌也有所不同，如寒性病证忌食生冷寒凉之品；热性病证忌食辛辣、油腻、煎炸之品；疮疡及皮肤病者忌食鱼、虾、蟹等腥膻发物及辛辣刺激食品；胸痹者忌食肥肉、脂肪及动物内脏等；肾病水肿忌食盐过多和酸辣太过的食品。在中医文献中记载，服人参忌食萝卜，茯苓忌醋，使君子忌茶，常山忌葱，鳖甲忌苋菜等，也应作为服药禁忌的参考。

3. 中药用量　中药用量是指药物临床应用时的分量，主要是指每味药物的成人一日量。中药绝大多数来源于生药，安全剂量范围相对较大，没有化学药品那样严格，但用量是否得当，也直接影响临床疗效。药量过小，起不到治疗作用；药量过大，易伤正气或引起不良后果。一般而言，对于毒性大、作用峻烈的药物，应严格控制剂量，用量宜小，如乌头、马钱子、洋金花等；矿物、介壳类药质重，用量宜大，如牡蛎、珍珠母等；以花叶皮枝等入药，质轻，用量宜小；鲜品药材药量宜大；干品药材药量宜小。同样的药物，入汤剂较入丸散剂的用量要大；单方使用要比复方中应用剂量要大；在方剂中，主要药物较辅助药物用量要大些。对于体质、年龄来说，一般体质壮实的成人用量宜重，体质虚弱的老年人、小儿用量宜轻。

中药剂量大多以重量为计量单位，现在统一采用公制克（g）为单位计算。少数也有以数量、容量为计算单位的，如蜈蚣 1 条、大枣五枚、生姜三片等。

（三）方剂的组成及变化

方剂由两种或两种以上药物组成。组成方剂时要根据辨证立法，选择适当的药物，酌定剂量，使用恰当的剂型。方剂突出了药味的合群之力，加强了药物之间的相互作用，扩大了治疗范围，更能适应复杂的病证。

1. 方剂结构　方剂是在辨证立法的基础上，选择适当的药物，遵循严格的原则形成的。药物在方剂中发挥的作用不一样，有其内在的规律和一定的结构。方剂一般由君药、臣药、佐药、使药四部分构成。

君药：方剂中针对主证或主病，起主要治疗作用的药物。是方剂中必须具有的药物，其药力或药量往往最大。

臣药：又称辅药，其作用有二。一是辅助君药治疗主证的药物；二是对主要兼证起主要治疗作用的药物。其药力仅次于君药。

佐药：意义有三。一是佐助药，协助君药和臣药加强治疗作用或治疗次要兼证的药物；二是佐制药，制约或消除君药和臣药的毒性或峻烈之性的药物；三是反佐药，就是根据病情需要，使用与君药性味相反，在治疗中起相反相成作用的药物。

使药：意义有二。一是引经药，引方中诸药直达病所的药物；二是调和药，调和方中诸药，使之能更好地协同配合的药物。

总而言之，君、臣、佐、使的配伍理论是制方的基本法则，是方剂的理论核心。临床应用时，君药是方中必不可少的，药味宜少，臣药可多于君药，佐药可多于臣药，使药用一二味即可。若病情较单纯，或君、臣药无毒烈之性，或君、臣药功效较为广泛，或主要药物能直达病所，佐、使药可不必具备。

2. 组方变化　方剂的组成既有严格的原则性，又有较大的灵活性。临床辨证组方时，必须根据病情的轻重缓急、患者的体质、年龄、季节、气候、生活环境及习惯等各方面的因素，灵活加减化裁，以切合病情，提高疗效。方剂的组方变化，归纳起来主要有以下三种。

（1）药味加减变化：是指方剂在主药、主证不变的情况下，随着兼证和次要症状的不同，增减其次要的药味，也称“随症加减”。

（2）药量加减变化：是指组成方剂的药物不变，加减其中某些药物的剂量，使方剂的治疗作用改变或治疗范围扩大、缩小。

（3）剂型变化：是指同一方剂，选用的剂型不同，使其治疗作用发生相应的变化。一般汤剂吸收快，作用迅速，适用于一般疾病或急性病证；丸剂则吸收缓慢，药效缓和而持久，适用于慢性病证。

（四）方剂的剂型

1. 汤剂　是将药物加水煎煮成汤液，去渣取汁饮服。如桂枝汤、大承气汤、四君子汤等。其特点是吸收快，作用强，迅速发挥药效，加减灵活，便于根据病情的变化而随证加减，是临床应用最为广泛的一种剂型。

2. 散剂　是将药物研碎，研成均匀混合的干燥粉末，有内服、外用两种。内服散剂制备方法简单，直接作用于胃肠，吸收较快，性质较稳定，便于携带和服用，如五苓散、七厘散等；外用散剂是将药物研成极细末，撒布或调敷患病部位，如生肌散、冰硼散等。

3. 丸剂　是将药物研细，用蜂蜜、水、面糊、米糊、酒、药汁等赋形剂制成圆形固体。与汤剂相比，丸剂吸收较慢，药效持久，体积较小，便于携带和服用。适用于久服缓治的慢性、虚弱性疾病，如六味地黄丸、归脾丸等；对难以用汤剂药物猛攻的瘀血、癥瘕、积水等病证，可改用丸剂治疗，如抵当丸、大黄蛰虫丸等；对某些芳香走窜不宜入汤剂煎煮的药物，如麝香、冰片等，可制成丸剂，如牛黄安宫丸、苏合香丸等。临床常用的丸剂有蜜丸、水丸、糊丸、浓缩丸、水蜜丸、滴丸等。

4. 膏剂　有内服、外用之分。内服膏剂是将药物反复煎熬，去渣取汁，再用微火浓缩，加冰糖或蜂蜜收膏而成。内服膏剂有流浸膏、浸膏、煎膏三种，其体积小，含量高。外用膏剂一般叫做膏药，古称“薄贴”，是将药物用油煎熬，去渣之后再加黄丹、白蜡收膏制成，有软膏、硬膏两种，软膏适用于外科疮疡疖肿、烧伤、烫伤等，硬膏适用于跌打损伤、风湿痹证等。

5. 丹剂　没有固定的剂型，分内服和外用两种。内服丹剂有丸剂，也有散剂，是以药物贵重或药效显著而名之曰丹，如黑锡丹、至宝丹、紫雪丹等；外用丹剂是以某些矿物类药经高温烧炼制成的一种剂量小、作用大的化合制剂，如红升丹、白降丹等。

6. 酒剂　是以酒为溶媒，用白酒或黄酒浸泡药物，或加温隔水炖煮，去渣取液供内服或外用，古称“酒醴”。酒有活血通络、易于发散、助长药效的特性，故多用于风湿痹痛、跌打损伤、体虚补养等。

7. 药露　多用新鲜含有挥发成分的药物，放在水中加热蒸馏而成。气味清淡，芳香无色，便于口服，夏令尤为常用，如金银花露、蔷薇花露等。

8. 片剂　将药物粉碎加工或提炼与辅料混合，压制而成的片状剂型。以内服为主，有效成分溶出率及生物利用度好，剂量准确，质量稳定，便于携带、运输和服用，如复方丹参片、牛黄解毒片等。

9. 中药注射剂　是将中药经过提取、精制和配制等步骤制成的无菌溶液，供皮下、肌内、静脉注射等使用的一种制剂，是现代常用剂型之一。注射剂直接进入组织，不受消化液和食物影响，剂量准确，起效迅速，作用强，给药方便，可用于多种病证及危重患者的抢救。

二、中药的煎煮方法

中药煎煮法是将中药材加水煎煮后，去渣取汁制成汤剂的一种操作方法。汤剂是临床最常用的一种剂型，煎出的汤剂多用于内服或外治。煎药方法是否得当，直接影响药物疗效。

（一）煎药器具

煎药器具以砂锅、瓦罐为佳，其材质稳定，在煎煮过程中不易与药物成分发生化学反应，且传热均匀缓和，价格低廉，因此，自古沿用至今。玻璃、搪瓷或不锈钢器皿也可以作为煎药器具，但其传热和散热较快，不利于药物有效成分的析出。

煎药忌用铜、铁、锡、铝等金属器具，其化学性质不稳定，在煎煮时金属离子易与中药所含多种成分发生化学反应。铁器易氧化，在煎煮时与鞣质生成鞣酸铁，使汤液的色泽加深，与黄酮成分生成难溶性络合物，与有机酸生成盐类等均可影响中药疗效，铁器煎煮的汤液色泽不佳，或产生沉淀。铜器、锡器会在煎药过程中析出微量铜及锡的离子，影响药性；铝器不耐强酸、强碱，析出的铝离子容易引起人体某些疾病。因此，均不宜采用。

目前，大型煎药设备多被医院和药店使用，其材质为不锈钢。从材质来说，化学性质相对稳定。煎药机采用高温、高压煎煮方式，使中药有效成分更易煎出，动物药的蛋白质更易水解，矿物、介壳类药物有效成分的煎出率明显提高。

（二）煎药用水

1. 水质　煎药用水以无异味、洁净澄清、含矿物质及杂质少为原则。一般来讲，人们生活中可饮用的水都能用来煎煮中药，如清澈的泉水、河水、井水及自来水。最好采用经过净化和软化的饮用水，以减少杂质混入，防止水中钙、镁等离子与药材成分结合沉淀。自来水中含有余氯，氯是强氧化剂，可与多种有机物发生氧化反应，故不应现接现用，可以在容器内放置数小时后，再用以煎药。另外，煎药须用冷水，忌用开水，否则某些植物细胞中的蛋白质会受热而凝固形成包膜，或使部分高分子物质形成胶体，妨碍有效成分的析出。

2. 水量　煎药用水量与饮片质地、吸水性及煎煮时间长短等有关。加水量的多少，直接影响汤剂的质量。药多水少，会造成有效成分浸出不完全，有效成分亦可因局部高热而被破坏；药少水多，汤液量过多，则不宜患者服用。质地较轻的药材，如花、叶、全草等吸水量多；质地坚实的药材，如矿物、介壳类药吸水量较少。需久煎的药物加水量比一般药物略多；有效成分容易挥发、煎煮时间较短的药物，加水量少，仅需液面淹没药物。一般情况下，饮片置于药锅内，第一煎加水至超过药物表面 2 ~ 3cm 为度，第二煎加水量可酌量减少，浸过药渣表面即可。还有一种加水计量法可供参考，即总的需水量为平均每克药加水 10ml，第一煎加入总需水量的 70%，第二煎加入剩余的 30%。

（三）煎药火候

煎药火候有“武火”和“文火”之分。武火指火势急，火力猛，温度上升快；文火指火势缓，火力弱，温度变化不大。一般煎药时，先用武火煎沸，水沸后改用文火以保持微沸状态，减少水分蒸发，利于药物有效成分的煎出。在煎煮过程中，尽量少开锅盖，以免药味挥发，药效降低。火候和时间的控制主要取决于不同药物的性质和质地，如解表药、清热药、芳香药为主的方剂只用武火，不宜文火久煎，避免有效成分挥发；而厚味滋补类药物宜文火久煎，以使药味尽出。此外，乌头、附子、狼毒等有毒药物宜慢火久煎，以减低其毒性。

（四）中药煎煮操作方法

煎药前，先将药材置于清洁的器皿中，用干净的冷水浸泡 30 ~ 60min。一般中药煎煮两次，武火煎沸后改用文火，水沸后计算煎煮时间，第一煎需再煎 20 ~ 30min，第二煎需 15 ~ 25min。不同药物，煎煮时间也有所区别，如解表药、清热药、芳香药第一煎 15 ~ 20min，第二煎 10 ~ 15min，滋补类药物第一煎 40 ~ 60min，第二煎 30 ~ 40min。某些药物因其质地、成分特殊，煎煮时需要特殊处理。煎煮过程中需要适当搅拌，煎煮好的药液要趁热滤出，将两次煎液去渣、滤净、混合，煎出的药液，成人量 200 ~ 300ml，儿童量为成人的 1/4 ~ 1/2，即 50 ~ 150 ml，分两次服用。在医院煎药，要加标签注明患者姓名、病区、床号及服用方法，注意保温，并及时按医嘱给患者服用。

（五）特殊煎法

1. 先煎　对于有效成分难溶于水的矿石类、介壳类药物及有毒药物应先煎。先煎药物加水 400 ~ 500ml，用武火煎煮一定时间后，再加入其他一般药物同煎。矿石类、介壳类、动物角甲骨类药物，其质地坚硬，有效成分不易煎出，需打碎成颗粒或粗粉先煎 30 ~ 40min，如生石膏、寒水石、磁石、代赭石、白石英、紫石英、生龙骨、牡蛎、生石决明、瓦楞子、龟板、鳖甲、龙齿、水牛角等。有毒药物必须先煎 60 ~ 90min，以降低药物的毒性，增加安全性和有效性，如乌头、附子、商陆、生南星、生半夏等。此外，泥沙多及质轻量大的药物，如灶心土、糯稻根、玉米须等也需先煎，澄清后取汁，以其药汁代水再煎煮其他药物。

2. 后下　对于气味芳香含挥发性成分的药物或久煎易破坏有效成分的药物需后下，应在其他药物煎好前 5 ~ 10min 放入。薄荷、青蒿、藿香、砂仁等有效成分中含挥发油，煎煮时间长则有效成分挥发多；钩藤、大黄、杏仁等药物有效成分不耐高温，长时间煎煮，其药效减弱。

3. 包煎　一些有特殊质地和成分而妨碍煎煮的药物，应将药物单独装在纱布袋中，再与其他药物同煎，即为包煎。如葶苈子、车前子等含淀粉黏液质较多，为避免糊化或焦化应包煎；如马勃、生蒲黄等质地较轻，易漂浮在药液上，不能与水充分接触，为利于煎出有效成分应包煎；如旋覆花、辛夷等带绒毛类药物，包煎能够避免绒毛脱落混入汤液中而刺激咽喉。

4. 烊化　一些胶质类药物，单独加温熔化再与其他药汁兑服，或加入刚煎好的热药液中使之熔化后服用，称为烊化。胶质类药物与其他药物同煎，会使药液黏性加大，容易粘锅使药物焦糊，且易附着他药，影响其他成分的浸出，对胶质类药物也有一定的损失，所以采用烊化服用的方法，如阿胶、龟板胶、鹿角胶等。

5. 另炖或另煎　将某些贵重药材切成小片，单独煎煮 60 ~ 120min，煎好后单独服用，或与其他药物所煎得的药汁混匀后服用。另炖能够避免贵重药物的有效成分被其他药渣吸附而造成浪费，如人参、西洋参、鹿茸等药物。

6. 冲服　对于一些贵重药物或不宜水煎、成分易被破坏的药物，先研成粉末，采用冲服的方法，即将药粉溶于药液中服用。这样既有利于发挥药物的作用，又可节省药材，如三七粉、珍珠粉及鸡内金等。

7. 泡服　将一些挥发性较强、容易析出有效成分的药物，加沸水泡 10 ～ 15min 即可服用。如菊花、胖大海、番泻叶等。

8. 兑服　将液体药物与其他药物的煎取液兑入服用。如黄酒、竹沥、姜汁、鲜藕汁等。

（六）机器煎药

随着中医药现代化的进程，中药煎药机逐渐代替传统手工煎药，机器煎药成为临床较为常用的一种煎药方法。煎药机是在高温高压、密闭的状态下煎煮，不仅提高了中药有效成分的溶出率，又能防止一些中药有效成分如挥发油等逸出，所得汤剂的有效成分含量高，而且，煎药机数剂合煎，保证每剂药中的浓度、成分分布均匀；煎煮过程中的高温高压能杀死细菌和芽胞，煎药和包装过程均为全封闭，采用真空包装，久置不易发霉变质，既便于携带，又利于服用，为广大患者带来方便。

三、中药内服法与护理

中药内服法是治疗疾病的常用途径，是临床医师提倡的最佳给药途径。内服药以汤剂、丸剂、散剂为主。口服给药受到服药时间、次数及服药温度等因素的影响，若服药方法不符合要求，往往影响治疗效果，甚至出现不良反应。清代徐灵胎曾指出："方虽中病，而服之不得法，非特乏功，反而有害。"说明了服药方法的重要性。因此，在护理上必须掌握各种服药方法，施予相应的护理。

（一）服药时间

一般的药物宜在进食后半小时服用。滋补药、开胃药，宜饭前服；消食导滞药、对胃肠有刺激的药，宜饭后服；驱虫药、攻下药、逐水药，宜清晨空腹服；宁神安眠药，宜睡前半小时服；急性病者可及时多次给药，不拘时间频服。

（二）服药次数

汤剂一般每日 1 剂，分 2 次服用，上、下午各 1 次。急症、高热、危重患者每日可酌情服药 2 ～ 3 剂，每隔 4 小时服药 1 次，昼夜不停，使药力持续，以利顿挫病势，或遵医嘱服用；治疗呕吐或药物中毒的药物，每次服用的药量宜少，需频服；发汗药、泻下药一般以得汗、得泻为度，不宜服用过频过久；口腔或咽喉病证宜缓慢频服或随时含服；神昏患者可给予鼻饲；丸剂、片剂、散剂、膏剂等中成药按说明定时服用，每日 2 ～ 3 次。

（三）服药温度

服药温度一般是指服用中药汤剂的药液温度或用于送服的水、酒、药汁等液体的温度。常有温服、热服和冷服之分。将煎好的汤剂或送服的液体等放温后再服用，称之为温服，一般汤剂均采用温服，避免过冷过热对胃肠道产生刺激，减轻恶心呕吐等不良反应；将刚煎好的药液趁热服下或用热开水送服的方法为热服，常用于寒证。将煎好的药液放凉后服下或用凉开水送服的方法为冷服，常用于热证。

（四）服药护理

1. 解表类药的服法与护理

（1）解表类药汤剂应热服，服药后卧床，温覆取汗或饮热粥、热饮以助发汗祛邪。

（2）服药后详细观察患者有无汗出、汗出多少、汗液性质以及面色、体温、脉象的变化。发汗以遍身微汗为宜，以汗出邪去为度。若汗出不彻，病邪不解；发汗亦不可太过，以免耗伤阳气，损及津液。对年老体弱患者更应防止出汗过多而虚脱、厥逆。

（3）应用解表药，饮食宜清淡、易于消化，多饮开水，忌食酸性、生冷食物。风寒表证患者，宜多食姜、葱、豆豉等温热之品；风热证患者宜多食西瓜等清热之物。

（4）禁用或慎用解热镇痛类西药，如阿司匹林等，以防止汗出过多。

2. 清热类药的服法与护理

（1）清热类药物宜凉服或微温服，宜饭后服用；清热药多属苦寒，易伤阳气，应中病即止，不可过用，以免损伤脾胃。

（2）清热类药多用于治疗火热、热毒之证，根据患者发热程度调节室内温度。高热不退者，配合物理降温，给药可采用频服法。

（3）服药期间宜进清淡饮食，可多饮清凉饮料、果汁或凉性瓜果蔬菜等，中暑及高热汗出较多者，宜多饮含盐饮料。忌用辛辣、油腻之品。

（4）脾胃虚弱、阳虚及寒证忌用；苦燥之剂又易伤津液，阴虚者慎用或辅以补阴药。

3. 泻下类药的服法与护理

（1）泻下类药一般应空腹服用，因其易伤脾胃，应得泻即止，不宜再服。

（2）服泻下类药后，大便次数增多，并可能出现轻度腹痛、恶心等，一般便后腹痛即消失。注意观察排泄物的质、量、次数等变化并作记录，对服药后腹痛剧烈、泻泄不止或腹泻不多、呕吐频繁的患者，应密切观察脉象、呼吸、血压等生命体征的变化，及时报告医生。

（3）服药期间宜进清淡、易消化饮食，可多食水果和蔬菜，忌食硬固、油腻、辛辣之品。

（4）无实证者及孕妇慎用或忌用，不宜与辛燥药、补益药同服。

4. 温里类药的服法与护理

（1）温里类药应温服。对真寒假热证出现药物入口即吐者，可温药凉服，以防呕吐。

（2）服药后观察患者的面色、体温、寒热喜恶、口渴与否，以及涎、涕、痰、尿等排泄物的情况。如服药期间出现咽喉肿痛、口干、舌红等，为虚火上炎，应及时停药。

（3）服药期间宜进温热饮食以加强药效，忌食生冷寒凉、厚腻之品；应注意防寒保暖，加厚衣被，防止风寒侵袭。

（4）温里类药多辛温香燥，凡实热证、阴虚火旺、津亏血少者慎用。

5. 理气活血类药的服法与护理

（1）理气活血类药宜温服。对于气滞血瘀而成的积聚痞块，宜丸、散剂缓治。

（2）服药后观察患者疼痛、肿胀情况，以及痞块大小、部位、性质、有无压痛等情况。

（3）服药期间忌生冷寒凉，脾胃虚弱者应注意饮食调护。

（4）理气活血药性多辛香燥烈、走窜通行，易耗气伤阴、耗血动血，气虚阴亏、有出血倾向者及孕妇慎用或禁用。

6. 化痰止咳平喘类药的服法与护理

（1）化痰药宜饭后温服，平喘药宜在哮喘发作前 1 ~ 2h 服用。化痰药属行消之品，应中病即止，不宜久用。

（2）服药后观察患者咳喘的变化、咳痰是否通畅以及痰的质、量、色、味等情况。对痰多、咳出无力者，可给予翻身拍背；对痰液黏稠者，可雾化吸入，使痰液易于咳出。

（3）服药期间以新鲜蔬菜为主，忌食肥甘厚味与油炸食物，避免助湿生痰，不宜进食生冷寒凉之品。

（4）某些化痰药，如半夏、南星、白芥子、皂荚等有毒，内服剂量不宜过大，以免过量中毒。

7. 补益类药的服法与护理

（1）补益类药应于饭前空腹服用，以利药物吸收。用药以渐进为主，以防壅滞之弊；如遇外感，当停服，先治疗表证，表解后再继续服用。

（2）补益类药适用于虚证，一般病程较长，需长期服用方能见效，宜制作蜜丸、膏滋等，应鼓励患者坚持服药。

（3）服药期间饮食应清淡、易消化，忌油腻、辛辣、生冷及纤维素多的食物。

（4）补益类药易使胃气壅滞，造成消化不良，脾胃虚弱而食滞不化者不宜服用，或同时配以消导药服用。

四、中药外用法与护理

中药外用法是将药物或配合一定的器械，直接作用于体表病变部位，以达到治疗作用的一种治疗方法。外用法与内服法给药途径不同，医护人员应掌握各种外用药物的操作及护理方法。

（一）膏药的用法与护理

膏药是用植物油或动物油加药物煎熬去渣，加入黄丹、白蜡再熬成胶状，待其凝结后摊在布上或纸上而成，古称薄贴，又称硬膏。它由多味药组成，运用中药配伍理论，充分发挥药物互相协调的效能，以达到良好的效果。

1. 适用范围　膏药用于肌表，可透入皮肤，刺激神经末梢，扩张血管，促进局部血液循环，改善周围组织营养，具有消肿止痛、活血化瘀、通经活络、软坚散结、拔毒透脓、祛腐生新、祛风胜湿等作用。用于外科痈疡疖肿，已成脓未溃，或已溃脓毒未尽和瘰疬、痰核、风湿、跌打损伤等病证。

2. 操作及护理方法　使用前先清洁局部皮肤，再将膏药放在热源上烘烤加温，使膏药软化后敷贴患处。加温时应注意不宜过热，以免烫伤皮肤。使用后注意观察皮肤反应，如局部出现丘疹、水疱、红肿或瘙痒感较重，应随时取下膏药。去除膏药后，局部可用松节油擦拭干净。膏药中常含有芳香走窜的成分，孕妇慎用，尤其忌在脐、腰、腹部贴用；皮肤过敏者不宜使用。在贴膏药期间，应忌食生冷食物。不用的膏药可贮放在阴凉干燥处，以防夏季熔化或被虫蛀。

（二）药膏的用法与护理

药膏是药粉与饴糖、蜂蜜、植物油、鲜药汁、酒、醋、凡士林、水等赋形剂调和而成的厚糊状软膏。

1. 适用范围　药膏敷于肌肤，通过皮肤吸收后，可起到行气活血、疏通经络、驱邪外出等作用，具有消瘀止痛、舒筋活血、接骨续筋、温经通络、清热解毒、生肌拔毒的功效。用于痈肿疮疡和跌打损伤各期的瘀血、肿胀、疼痛、骨折等。

2. 操作及护理方法　首先清洁皮肤，将药膏涂在大小适宜、折叠位 4 ~ 6 层的桑皮纸或纱布上，敷于患处后包扎，关节部位采用“8”字形或螺旋形包扎，一般 2 ~ 3 天换药 1 次。皮肤的急性炎症或病损处有糜烂、渗透液时，要慎用药膏。

（三）熏洗疗法与护理

熏洗疗法是将药物煎汤或用开水冲泡后，趁热进行全身或局部的浸泡、淋洗、熏蒸、湿敷的治疗方法。此疗法直接作用于病变局部，借助药物加热后的热力和药力的局部刺激，通过皮肤的吸收和蒸汽渗透的作用，促使腠理疏通、脉络调和、气血流畅。

1. 适用范围　熏洗疗法具有疏通经络、消肿止痛、活血化瘀、祛风除湿、杀虫止痒等作用。可用于跌打损伤、肢体关节疼痛和活动不利，以及各类皮肤疾患等，坐浴可用于妇科和肛肠科疾患。

2. 操作及护理方法　按医嘱配制药液，药液温度一般以 40 ～ 50℃为宜，每次 30 ～ 40min，如有必要，可先熏后洗。熏洗时需加盖被单，避免药液蒸气走散；蒸气热度要适中，掌握患部与盛药液器皿的距离，防止烫伤；患者坐浴和全身洗浴时，注意观察病情，如发现异常情况，应随时停止洗浴，妇女月经期间，不宜坐浴。

（四）熨敷疗法与护理

熨敷疗法是用药物、药液直接加温，或煎汤敷于特定部位或穴位上，借助药性及温度等物理作用，以达到行气活血、散寒止痛、祛瘀消肿目的的一种治疗方法。熨法有药熨法、盐熨法、醋熨法、坎离砂熨法和水熨法等。

1. 适用范围　熨敷疗法能使腠理开阖、气血通调，具有温通经络、散寒止痛、活血祛瘀等功用。可用于虚寒性脘腹痛、跌打损伤、寒湿痹痛、癃闭、泻泄、腹水等病证。

2. 操作及护理方法　按医嘱备好熨敷所需用品，如准备好热水袋、热熨袋或将药物加热装入袋中等。温度要适宜，一般不可超过 70℃。将热熨袋放置于需热熨部位，一般为 30 ～ 60min，温度不足时可加温复用。熨敷期间注意观察患者对热感的反应及局部情况，以免烫伤皮肤，若局部皮肤出现红、痒、皮疹等现象应立即停用。阳热实证患者不宜使用熨敷法。

（五）掺药疗法与护理

掺药疗法是将药物制成极细粉末散布于创面局部，或掺布于油膏中敷于创面的一种方法。

1. 适用范围　掺药疗法具有去腐生新、消肿散毒、清热止痛、生肌收口、促进创面愈合的作用。用于疮疡创面、皮肤溃烂或湿疹、口腔黏膜炎症或溃疡等。

2. 操作及护理方法　清洁创面后，将药粉均匀撒布于创面上，用消毒纱布或油膏纱布覆盖，一般 1 ～ 2 天换药 1 次。去腐拔毒药末有时会刺激创面，引起疼痛，应提前告知患者，以便取得合作。

（六）吹药疗法与护理

吹药疗法是用喷药管或消毒细竹管装入药物的精细粉末，将药物吹入一定部位的一种给药方法。

1. 适用范围　主要用于掺药法难于达到的部位，如咽喉、口腔、鼻腔、耳内等处的炎症、溃疡等。

2. 操作及护理方法　准备好药末和喷药管。吹药所达部位不同，患者所取姿势也不相同，以便于药末到达患处为准。吹口腔、咽喉时，嘱患者洗漱口腔后，端坐靠背椅上，头向后仰，张口屏气，查清部位，用压舌板压住舌根，手持吹药器，将适量药物均匀吹入患处。吹药完毕后，令患者闭口，半小时内不要饮水进食，一般每天可吹 2 ～ 4 次。向咽喉部吹药时，动作轻柔、准确，气流压力不可过大过猛，以防药末直接吹入气管引起呛咳。吹耳时，当先清洗外耳道，揩干后进行，第二次吹药时，必须取出原有药粉，防止堵塞外耳道；吹鼻时，令患者口含水或吹时暂时屏气，以防药物误入气管，引起呛咳或喷嚏。

（七）鲜药捣敷法与护理

鲜药捣敷法是将某些具有药用作用的新鲜植物药洗净、捣碎，直接敷于患处，利用植物药浆汁中的有效成分达到清热解毒、消肿止痛、收敛止血等目的。

1. 适用范围　一切外科阳证，如红肿热痛、创伤表面浅表出血，皮肤瘙痒、虫蛇咬伤等。常用的鲜药有蒲公英、紫花地丁、马齿苋、仙人掌、七叶一枝花、野菊花等。

2. 操作及护理方法　将鲜药放入容器内捣碎或用手揉烂，直接敷于患处，如条件允许应给予固定包扎。使用时应注意洗净药物，清洁局部皮肤，防止感染。

常用中药功效与主治见表 3-2。

表 3-2　常用中药功效与主治

分类		常用药物	性味	功效	主治
解表药	辛温解表	麻黄、桂枝、紫苏、防风、荆芥、羌活、细辛	辛，温	发散风寒	风寒表证，咳喘、水肿、风湿痹痛兼表证者
	辛凉解表	薄荷、柴胡、桑叶、菊花、葛根	辛，凉	发散风热	风热表证，咽喉肿痛，咳嗽，麻疹初起
清热药	清热泻火	石膏、知母、栀子、芦根、天花粉	辛、甘、苦，寒	清热泻火	气分实热证，肺热、胃热、心火、肝火等实热证
	清热解毒	金银花、连翘、蒲公英、白头翁、板蓝根	苦、甘，寒	清热解毒	热毒证，如痈肿疮毒、咽喉肿痛、斑疹、丹毒、痢疾等
	清热凉血	生地、玄参、丹皮、赤芍、紫草、水牛角	苦、甘，寒	清热凉血	热入营血证，如身热烦躁、神昏谵语、斑疹、吐血、便血、衄血等
	清热燥湿	黄芩、黄连、黄柏、龙胆草、苦参	苦，寒	清热燥湿	湿热证，火热证，如黄疸、泻痢、淋浊、带下、热毒疮痈等
	清虚热	青蒿、地骨皮、胡黄连、银柴胡	苦、甘，寒	清虚热	阴虚内热，骨蒸潮热，虚烦不寐
温里药		附子、干姜、肉桂、高良姜、吴茱萸、丁香、花椒	辛，温热	温里散寒回阳助阳	阳虚里寒，脾肾阳虚，亡阳厥逆，风寒痹证
泻下药	攻下	大黄、芒硝、番泻叶	苦，寒	泻热通便	热结便秘，里实热证
	润下	火麻仁、郁李仁	甘，平	润肠通便	肠燥便秘，津血亏虚
	峻下	甘遂、大戟、芫花、牵牛子	苦，寒	泻下逐水	胸腹积水、水肿，痰饮喘满
祛风湿药		独活、秦艽、威灵仙、木瓜、五加皮、桑寄生、桑枝	辛，温	祛风散寒除湿	风寒湿痹所致的肢体关节疼痛、筋脉拘挛、麻木重着
化湿药		藿香、苍术、厚朴、砂仁、佩兰、白豆蔻	辛，温	化湿健脾	湿困脾胃，湿温初起、痰湿壅盛
利水渗湿药		茯苓、猪苓、泽泻、薏苡仁、车前子、滑石、萹蓄、茵陈、金钱草	甘，寒	渗利水湿通利水道	水肿、小便不利、淋病、湿温、黄疸、湿疮等水湿病证

续表

分类		常用药物	性味	功效	主治
化痰止咳平喘药	温化寒痰	半夏、天南星、白前、白附子、旋覆花	辛、甘，温	温化寒痰 燥湿化痰	寒痰或痰湿所致的咳痰、咳喘等
	清化热痰	贝母、前胡、瓜蒌、竹茹、枇杷叶、桔梗	苦、甘，寒	清化热痰 润燥化痰	热痰或燥痰所致的咳喘、痰稠、咳痰困难等
	止咳平喘	杏仁、百部、款冬花、紫菀、桑白皮、紫苏子	苦、甘，温	止咳平喘	咳嗽、喘息
理气药		陈皮、青皮、枳实、木香、香附、乌药	辛、苦，温	行气止痛 疏肝解郁 破气消积	脾胃气滞、肝气郁滞、肺气壅滞、气滞疼痛
活血祛瘀药		川芎、桃仁、红花、丹参、益母草、牛膝、郁金、莪术、三棱、乳香、没药	辛、苦，温	活血祛瘀 消肿定痛 通经活络	瘀血阻滞，痛经闭经，产后瘀阻腹痛，胸痹，跌打损伤、瘀阻疼痛
止血药		仙鹤草、白及、三七、地榆、白茅根、茜草、艾叶、蒲黄	苦、涩，凉	收敛、凉血、祛瘀、温经止血	各种出血证
补益药	补气	人参、党参、黄芪、白术、山药、甘草	甘、平，温	补气	脾肺气虚
	补血	熟地、当归、白芍、何首乌、阿胶	甘，温	补血	心肝血虚
	补阴	沙参、麦冬、枸杞子、龟板、鳖甲	甘，微寒	清热养阴 润燥生津	肝肾阴虚，热病伤阴
	补阳	鹿茸、杜仲、续断、补骨脂、淫羊藿、巴戟天、肉苁蓉	辛，甘，温	温补肾阳	肾阳虚，脾肾阳虚
固涩药		五味子、山萸肉、乌梅、肉豆蔻、益智仁、莲子、麻黄根、浮小麦	甘、酸涩，温	收敛固涩	自汗，盗汗，久咳，久泻，遗精，滑精，遗尿，尿频，崩漏，带下等
消导药		山楂、神曲、麦芽、鸡内金、莱菔子	甘，平	消积导滞	食积不化
平肝熄风药		天麻、钩藤、僵蚕、地龙、石决明、珍珠母、代赭石、牡蛎	咸、甘，寒	平肝潜阳 熄风止痉	肝阳上亢，肝风内动，惊痫抽搐
安神药		朱砂、磁石、酸枣仁、柏子仁、远志、夜交藤、龙骨	甘、酸，平	安神定志	失眠健忘，心神不宁

续表

分类	常用药物	性味	功效	主治
开窍药	麝香、冰片、石菖蒲、苏合香	辛，温	开窍醒神	热入心包，中风痰厥，痰阻清窍
驱虫药	槟榔、使君子、苦楝皮、南瓜子	辛、甘、苦，温	杀虫消积	各种肠道寄生虫
外用药	硫磺、雄黄、炉甘石、明矾	辛、甘，温	解毒疗疮杀虫止痒化腐生肌	痈疽疮疡，疥癣，湿疹，梅毒

思考题

1. 中医护理的基本原则有哪些？试简述之。
2. 简述病情观察的内容。
3. 生活起居护理的原则是什么？
4. 何谓药物的四气、五味？
5. 简述七情配伍的原则。
6. 简述中药煎煮的操作方法。
7. 举例说明中药先煎、后下、包煎、烊化、另炖、冲服的方法。
8. 简述解表类药、清热类药、泻下类药、化痰平喘类药的服法与护理。
9. 简述药膏的用法与护理。

（包　芸）

第五节　饮食护理

饮食是维持人体生命活动的重要物质基础，是五脏六腑、四肢百骸得以濡养的源泉，是气血津液的来源，也是生长发育必不可少的物质。饮食护理是指在日常生活和治疗疾病的过程中，根据辨证施护的原则，对患者进行营养膳食方面的指导和护理，以调整阴阳，使脏腑功能旺盛，气血充实。

一、饮食护理的意义

饮食与健康和疾病密切相关。人体所需的营养物质，依靠饮食源源不断地予以补充，机体才能营养充盛，精足气旺，才会健康无病。饮食营养是正气充足、防御疾病的保证，不注意饮食卫生和饮食不节是多种疾病发生的直接原因。

中医学认为，食物与药物性味相同，也具有治疗疾病的作用。在疾病治疗过程中，用药除去大部分疾病后，可随即用饮食调养正气，祛尽余邪。因此，正确的饮食护理，既可增强体质，防止疾病的发生，又对疾病有辅助治疗作用，尤其对慢性疾病和重病恢复期的患者具有提高疗效、促进康复的作用。

二、饮食护理的基本知识

（一）食物的性味

食物同药物一样，具有四气五味、升降浮沉、归经等性能，只是其性能不如药物强烈。饮食调护要求重视食物的不同性味和作用，根据患者的体质、疾病的性质，选择相宜的食物，利用食物性味的偏盛来调整人体气血阴阳，达到扶正祛邪的目的。

1. 四性　是指食物具有寒、热、温、凉四种属性。寒热温凉中，温热和寒凉属于两类不同的性质，而温弱于热，凉弱于寒，有程度上的差异。

食物的寒热温凉是指食物进入人体后作用于脏腑经络后所发生的反应，是按中医理论概括出来的。食物能减轻或者消除热证，则为寒性或凉性；相反，若能减轻或者消除寒证，则为热性或温性（表 3-3）。

表 3-3　食物的四性

食性	作用	适应证	食物
寒凉性	滋阴、清热、泻火、凉血、解毒	热证、阳证	绿豆、藕、西瓜、黄瓜、苦瓜、冬瓜、荸荠、马齿苋、海带、甘蔗、贝壳类、香蕉、薏米、茄子、鸭肉等
温热性	温里、散寒、助阳、活血、通络	寒证、阴证	生姜、大葱、大蒜、辣椒、花椒、胡椒、大枣、核桃、荔枝、韭菜、羊肉、牛肉、酒等

有些食物没有明显的寒热之偏性，其性较平和，称之为“平性”，具有补益、和中的功效，如粮食类、豆类、土豆、胡萝卜、花生、莲子、猪肉、牛奶等。

2. 五味　是指食物具有辛、甘、酸、苦、咸五种味道。食物的五味不同，对人体的作用也不同（表 3-4）。

表 3-4　食物的五味

食味	作用	食物
酸	收敛、固涩、生津助消化	番茄、水果类、山楂、乌梅、醋
苦	泻下、泻火、降逆、燥湿、健胃	苦瓜、茶叶、杏仁、百合
甘	补益、调和药性、缓急止痛	粮食类、大枣、蜂蜜、山药、糖
辛	发散、行气、行血、健胃	生姜、大葱、香菜、辣椒、韭菜、酒
咸	软坚散结、泻下通便、补肾、养血	海带、食盐、蟹、海参等海产品

有些食物气味不明显，称为“淡味”，能利水渗湿，如冬瓜。

（二）食物的功效

食物具有预防、滋养、延缓衰老及治疗的作用。

1. 预防作用　食物有维护正气、抗御邪气的作用，能预防身体早衰和疾病发生。合理安排饮食可保证机体的营养，使五脏功能旺盛、气血充实，人体正气充盛，从而能避免邪气的侵袭，保持健康状态。中医学早在一千多年前就有食物预防、治疗疾病的记载，如用动物肝预防夜盲症，用海带预防甲状腺肿大等。

2. 滋养作用　食物的滋养是人体赖以生存的基础。机体摄入食物，通过胃的受纳，脾的运化，成为水谷精微，然后输布全身，滋养脏腑、经脉、气血，乃至四肢、骨骼、皮毛等。

3. 延缓衰老作用　中医理论认为，运用饮食调理，及时消除病因，使机体功能协调，能够延缓衰老、延年益寿。饮食调理应辨证用膳，虚则补之，实则泻之。延缓衰老的食疗药膳多从补益肺、脾、肾方面入手。

4. 治疗作用　食物治疗作用有以下三个方面：

（1）补益脏腑：中医学认为，体质虚弱或慢性虚证可用血肉有情之品来滋补，米面、果菜等也有改善人体功能，补益脏腑气血的作用。如鸡汤可用于虚劳；粳米可补脾，和胃，清肺；花生能健脾和胃，滋养调气等。

（2）泻实祛邪：人体发生疾病，若病邪较盛，其证候称为“实证”。此时饮食调理应“祛邪安脏”。如大蒜治痢疾，山楂消食积，薏米祛湿，蜂蜜润燥等。

（3）调整阴阳：饮食得当则可起到维持阴阳调和的作用。疾病状态的根本为阴阳失调，利用饮食性味可调整阴阳平衡。偏热的体质或热性疾病，可选用性质属寒的食物，如百合、淡菜、甲鱼、海参、银耳等甘凉、咸寒类食品；偏寒的体质或寒性疾病，可选用性质属热的食物，如牛肉、羊肉、狗肉、干姜等甘温、辛热类食品。

（三）饮食种类

食物的种类很多，大部分食品需经过加工和烹调后才能食用，从而形成了种类繁多的食品制作方法和饮食种类。中医饮食调护主要以“汤羹、粥食”类为主。

1. 汤羹类　用具有滋补作用的食物和水一同煎煮或蒸炖而成，可根据食物的滋味、性能加入适当的药物或调料。汤羹有汤和羹之分，较稠厚者为羹，较清稀者为汤，食用时除饮汤外，同时吃其中的食物。所用食材主要是肉、蛋、鱼、海味、蔬菜、水果等，以补益滋养、清润为主。

2. 粥食类　以米、麦、豆等粮食单独或加入某些果实、肉类、蔬菜等其他食物，加水煮成流质食品。粥食是常用的饮食之一，有广泛的适用范围，尤其适用于脾胃虚弱者。

3. 主食类　以米、面等富含淀粉的食物为主要原料做成的各种米饭、糕点、小吃等食物。

4. 膏滋类　以滋养补益性食物加水煎煮，取汁液浓缩至一定稠度，然后加入蜂蜜、白糖或冰糖制成半固体状，又称煎膏。食用时沸水冲服，膏滋一般以润燥生津、滋养补益为主。

5. 散剂类　将干果、谷物等食物晒干或烘干，研磨成细粉末，食用时以沸水调食或用温开水送服，具有健脾开胃的作用。

6. 菜肴类　是指具有治疗作用的各类荤素菜肴的总称。可选用食物的种类繁多，制法各异，有蒸煮、煎炒、炸、烩、烧、爆、炖、煨、渍、腌、凉拌等，根据其性味和制法的差别，而有不同的作用。一般肉类、鱼类、禽蛋类多有补益作用。

7. 饮料类　是指酒、乳、茶、露、汁等，依各类饮料的性味和调制方法的不同而有不同的作用。酒剂是将某些食物或药物加酒浸泡、过滤而制成；乳品常用牛、羊、马等动物乳以及酥酪等制成；茶类是用茶叶或与某些食物、药物混合浸泡制成；露是用菜、果、花、叶、草、木等鲜品蒸馏制成；汁是用植物的果实、茎叶或根块压榨取汁或捣烂绞取汁液。

（四）饮食宜忌

饮食宜忌有广义和狭义之分。狭义的饮食宜忌是指疾病期间对某些食物的禁忌；广义的饮食宜忌涉及食物与体质、地域、季节、年龄、病情，以及饮食调配、用法、用量等方面。

饮食宜忌包括宜与忌两方面，利用适宜的食物来治病防病为“食宜”，不适宜的食物则为“食忌”。《金匮要略》也指出：“所食之味，有与病相宜，有与身为害，若得宜则益体，害则成疾。”因此，强调饮食宜忌，注重饮食与治疗相配合，对于防病治病具有重要意义。

1. 季节、气候的饮食宜忌　人体的生理功能随四时气候的变化而有所变化。中医学认为，春夏养阳，秋冬养阴可以有效地增强体质，提高机体的适应能力。

春季：冰雪消融，阳气生发，肝胆之气最旺，脾胃之气变得最弱。因此，饮食宜减酸益甘、养脾胃为主，膳食应以清淡的蔬菜、豆类及豆制品为主。不宜食用油腻辛辣食物，以免助阳外泄。

夏季：气候炎热，暑热夹湿，脾胃受困，食欲不振。因此，膳食应以甘寒、清淡、少油为宜，切忌贪食生冷或不洁食物，以防肠胃受寒，导致呕吐、腹泻等胃肠疾患。

秋季：阳气收敛，气候干燥，内应肺脏，宜进食滋阴、生津、润燥的食物，少食辛燥食物。

冬季：天气寒冷，万物收藏，寒邪易袭，宜食温热食物，以助阳御寒。

2. 体质、年龄的饮食宜忌　对于不同的体质，其饮食调护有所宜忌。例如，痰湿体质者，多形体肥胖，身重易倦，嗜食肥甘，饮食以水果、蔬菜、谷、豆等清淡或利湿类食品为宜，忌滋腻、生痰、助湿之品。气郁体质者，多表情郁闷、善太息，饮食宜清淡疏利，忌食收敛酸涩、油腻厚味、辛辣燥热之品。

儿童脏腑功能发育还不完善，脾胃功能较弱，饮食宜清淡、有营养、易消化，忌辛热、补气、温里、助阳和滋腻味厚的食品、补品，不宜过食巧克力、鱼、肉、蛋、禽等。老年人脾胃虚弱，气血容易亏损，饮食宜清淡、温热、熟软，补益时宜用乳、蛋、豆制品等类平补、清补，忌生冷、黏硬、辛热助阳之品。

3. 疾病的饮食宜忌　疾病有阴阳表里之分，寒热虚实之辨，在食疗配膳时，应根据疾病的证候类型，按照“热者寒之，寒者热之，虚者补之，实者泻之”的原则，选择性味相宜的食物。

寒证宜食温热性质的食物，忌寒凉生冷食物；热证宜食寒凉性质的食物，忌温燥伤阴的食物；阳虚者宜温补，如羊肉、韭菜等，忌食生冷瓜果及寒凉性质的食物；阴虚者宜清补，如鸭肉、银耳等，忌食温热、辛辣刺激性食物；气虚者可选用具有健脾益气作用的食物，如小米、扁豆、山药、鸡蛋等，忌食大热苦寒、过于黏滞、滋腻的食物；血虚者可选用含铁及优质蛋白质的食物，如动物肝、乌鸡、菠菜等，忌食油腻厚味、香燥之品。

另外，疾病初愈时，要预防“食复”。食复是指因病后食物不慎而引起疾病的复发。疾病虽愈，但胃气未复，此时忌高脂厚味和过食，否则会影响消化功能，有碍脾胃运化而阻滞气机，生热酿痰，不利于健康的恢复，甚至可使疾病复发。

4. 服药饮食宜忌　服药期间，某些食物会影响疾病的痊愈和药物功能的发挥，又称食忌。一般在服药期间，应忌食生冷、油腻、辛辣、酒肉、腥臭等不易消化或有刺激性的食物。

古代文献记载，甘草、黄连、桔梗、乌梅忌猪肉，薄荷忌鳖肉，茯苓忌醋，鳖鱼忌苋菜，鸡肉忌黄鳝，蜜忌葱，天门冬忌鲤鱼，白术忌大蒜、桃、李，人参忌萝卜，土茯苓忌茶等。

5. 食物配伍宜忌　在生活和临床中，单独应用一种食物来保持营养或进补或治疗的情况是很少的。人们为了增强食物的效用和可食性，常把不同的食物搭配起来应用。这种搭配关系称为食物的配伍。根据食药同理、同用的原理，食物的配伍基本依照药物配伍的“七情”理论。其中，“单行”是指用单味食物烹制，另外几方面都是谈配伍关系的，它是我们组方配膳的基础。配伍关系基本分为协同和拮抗两方面。食物的协同配伍方面包括“相须”和“相使”，拮抗方面包括“相畏”“相杀”“相恶”和“相反”。

（1）相使配伍：一类食物为主，另一类食物为辅，使主要食物功效得以加强。如姜糖饮，温中和胃的红糖增强了生姜温中散寒的功效。

（2）相畏配伍：一种食物的不良作用能被另一种食物减轻或消除。如扁豆中植物血凝素的不良作用能被蒜减轻或消除。某些鱼类的不良作用，如引起腹泻、皮疹等，能被生姜减轻或清除。

（3）相杀配伍：一种食物能减轻或消除另一种食物的不良作用。如上例，蒜能减轻扁豆中植物血凝素的不良作用。实际上，相畏和相杀是同一配伍关系从不同角度的两种说法。

（4）相恶配伍：一种食物能减弱另一种食物的功效。如萝卜减弱补气类食物（如鹌鹑、燕窝、山药、山鸡等）的功效。

（5）相反配伍：两种食物合用，可能产生不良作用，形成了食物的配伍禁忌。据前人的经验，食物的配伍禁忌很多。如柿子忌茶，白薯忌鸡蛋，葱忌蜂蜜等。

知识链接

“七情”配伍的发展应用

升降并举：升浮性质食物和沉降性质食物并用，以防止升降过偏之弊。如葱豉汤中加食盐，以防止葱、豉过于辛温发散之性。

散收同用：补益类食物常调以发散性食物，以防止滋腻之性。如芫爆里脊中的芫荽，可防止猪肉滋腻碍胃之性。

寒热并调：即寒凉性质食物和温热性质食物并用，以防止寒、热过偏之弊。如炒苦瓜佐以少量辛热的辣椒，可防止苦瓜苦寒过偏之性。

攻补兼施：即泻实祛邪性质食物和补虚扶正性质食物并用，以防止攻邪而伤正之偏。如薏苡粥中添加红枣，即可防止薏苡仁清热利湿过偏之性。

三、饮食护理的原则

（一）饮食有节，按时定量

饮食要适度而有节制，三餐进食适时、定量，不可过饥过饱，不能暴饮暴食。过饥可使气血来源不足，造成机体营养缺乏，正气不足，无以驱邪，久之气血亏损而发生疾病；过饱则易伤脾胃之气，运化不及，损伤脾胃，影响消化和吸收，不利于身体健康。

一日之中，机体阴阳有盛衰之变，白天阳气盛，人体活动量大，食量可稍多；而夜间阳衰阴盛，以少食为宜。多数患者脾胃功能低下，应给予软、精、细的食物，适当控制食量，以免加重脾胃的负担。

（二）平衡膳食，谨和五味

各种食物含不同的营养成分，全面搭配，兼而有之，才能保证脏腑的需要，并维持其功能正常。《素问·脏气法时论》中指出："五谷为养，五果为助，五畜为益，五菜为充，气味合而服之，以补精益气。"食物有四性五味，各有归经，能够影响和调节脏腑阴阳。五味适当调配，才能满足人体对各种营养成分的需要，利于健康。饮食偏嗜或偏废，易伤及五脏，引起体内阴阳失调，发生疾病。如过冷食物易伤及脾阳，易导致胃痛、腹泻等；过食肥甘厚味之品，可助湿生痰化热，损伤脾胃；偏食辛辣之品，可使胃肠积热，易发生口腔溃疡、牙龈出血、便秘之症。

（三）食宜清淡，卫生清洁

荤素搭配是饮食的重要原则。饮食应以谷物、蔬菜、瓜果等清淡素食为主，辅以适当的肉、蛋、鱼类，不可过食油腻厚味。荤腥油腻之品易加重脾胃负担，影响食物消化及气血的化生。饮食性味不应过重，尤其避免过度嗜咸或嗜甜，过食之后会引起阴阳失调。

饮食调护中还应注意，食物要新鲜、干净，腐烂、变质、污染的食物可导致胃肠疾病或加重原有病情。注重饮食卫生，忌生冷、不洁食品，最好进熟食，因为食物煮熟能杀灭其中的细菌，且较容易消化。食物要软硬恰当，冷热适宜，指导患者饭前洗手，进食细嚼慢咽，饭后进行散步等轻微活动以帮助脾胃运化，临睡前不要进食，养成良好的饮食卫生习惯。

（四）辨证施食，相因相宜

病证有寒、热、虚、实之分，食物有四性、五味之别。饮食调护要求进行全面分析，按病证、病位、病性的不同以及患者的体质、年龄的不同和季节、气候、地域的差异，遵循"寒者热之，热者寒之，虚则补之，实则泻之"的调护原则，结合食物的性味归经，选择相宜的食物配膳。做到寒热协调，五味不偏、因证施食、因时施食、因地施食和因人施食。

思考题

1. 举例说明食物的四气五味。
2. 如何根据疾病的证候类型选择饮食宜忌？
3. 简述饮食护理的原则。

（包　芸）

第六节　情志护理

情志护理是指以中医基础理论为指导，以良好的护患关系为桥梁，通过观察、了解患者的精神变化，掌握其心理状态，应用科学的护理方法改善和消除患者不良的情绪状态，使患者处于最佳心理状态，以利于疾病康复的一种方法。

一、情志护理的意义

（一）情志对健康的影响

情志是人对内外环境变化进行认知评价时产生的内心体验，中医学将其概括为怒、喜、思、忧、悲、恐、惊七种变化，称为七情。在正常情况下，七情是精神活动的外在表现，并不成为致病因素，当过强的、持久的精神刺激超过人体的适应能力，则可能导致人体情绪异常，气血紊乱，脏腑经络功能失常，阴阳失调而发生疾病，称为“内伤七情”。

1. 情志正常，脏腑调和 正常的情志活动是体内脏腑、气血、阴阳调和的反映，同时又能反作用于人体，调达脏气，增强人体的抗病能力，对维护人体的健康起着积极的促进作用。如一般认为“喜”是一种积极、肯定的情志，适当“喜”的心情可以缓和紧张情绪，有助于气血调畅；“怒”是一种消极、否定的情绪，但对人体的健康也有着其积极的一面，正确应对客观环境而出现的生气、愤怒情绪，有助于肝气调达舒畅，有助于疏泄条达人体气机。可见，情志正常则脏气舒达调畅，脏腑功能活动得到加强。

2. 情志异常，脏腑损伤 异常的情志变化不仅可以直接伤及脏腑，导致脏腑气机升降出入运动失常，气血逆乱，还可损伤人体正气，使人体的自我调节能力减退，从而发生疾病。

“百病生于气也”，中医认为，七情之所以导致疾病是因其损伤脏腑功能，导致体内气机升降异常所致。七情对气机的影响主要包括怒则气上、喜则气缓、悲（忧）则气消、恐则气下、惊则气乱、思则气结。怒则气上，是指过度愤怒使肝气上冲，血随气逆，并走于上；喜则气缓，是指过度喜乐使心气涣散，神气不能收持；悲（忧）则气消，是指过度悲忧可耗伤肺气；恐则气下，是指过度恐惧可使肾气不固，气泄于下；惊则气乱，是指突然受惊导致心气紊乱，气血失和，心神失常；思则气结，是指思虑过度导致脾气郁结、运化失常（表 3-5）。

表 3-5 七情对脏腑气机的影响

异常情志	损伤脏腑	气的变化	临床表现
怒	肝	肝气上冲	头痛头晕，面红目赤，或呕血，甚则昏厥猝倒
喜	心	心气涣散	精神不能集中，甚则喜笑不休，失神狂乱等症
悲（忧）	肺	肺气耗损	意志消沉，神疲乏力，胸闷少气等症状
恐	肾	肾气不固	下肢酸软无力，二便失禁，滑精等症状
惊	心	心气紊乱	心悸、失眠多梦，甚则精神失常等症状
思	脾	脾气郁结	纳呆，脘腹胀满，便溏泄泻等症状

3. 情志异常与疾病的关系 情志异常可引起脏腑功能失常，而机体脏腑气血病变也能引起情志的异常变化。

《素问・调经论》指出：“血有余则怒，不足则恐”，《灵枢・本神》说：“肝气虚则恐，实则怒……心气虚则悲，实则笑不止”。凡此种种，都说明内脏病变可导致情志的改变，五脏虚实不同亦可引起不同的情志变化。反之，较大的情志波动又能加剧脏腑气血功能的失调，使疾病加重甚至迅速恶化。

（二）情志护理的目的

1. 预防疾病发生 中医十分重视精神情志的调养，要求人们做到“恬淡虚无”，即人应无私寡欲，具有较为高尚的情操，保持精神愉快，心情舒畅，从而使全身气机调畅，气血平和，正气旺盛，以减少疾病的发生。因此，调养情志，消除外界不良刺激带来的负面影响，可预防疾病的发生。如高血压患者若能避免大怒，则可降低中风的发病率。

2. 促进疾病康复 在疾病过程中，情志的异常变化往往能影响病势的发展与变化，减少不良的精神刺激和过极情志，增强战胜疾病的信心，对提高治疗效果可起到药物所不能及的作用。

二、情志护理的原则

（一）诚挚体贴，无微不至

由于角色、环境变化，患者的情志状态和行为不同于常人，会产生各种心理反应，如依赖性增强，猜疑心加重，主观感觉异常，常产生焦虑、抑郁、恐惧、怀疑、愤怒等情绪。护理人员应给予关怀和温暖，设身处地为患者着想，了解患者日常生活情况、对自己疾病的看法、存在的思想问题、人际交往等情况，以和蔼、诚恳的态度，同情、关怀的心情，协助患者适应新的社会角色，调动其主观能动性，树立战胜疾病的信心，同时，还要注意病室内外环境的美化，睡眠的调节，饮食的照顾，使患者产生安全感和稳定、乐观的情绪，使脏腑、气血功能旺盛，促使疾病痊愈。

（二）因人施护，有的放矢

由于人的年龄、性别、体质、性格、从事职业、生活阅历、文化程度和所患疾病等都有所差异，对同样的情志刺激，会有不同的情绪反应。因此，要因人而异，有的放矢地对每位患者进行耐心细致的护理，促进其身体康复。

1. 年龄差异　儿童脏腑娇嫩，气血未充，为稚阳稚阴之体，易为惊、恐致病；成人气血方刚，奋勇向上，易为怒、思致病；老年人脏腑亏虚，气血不足，易为忧郁、悲伤、思虑致病。

2. 性别差异　男子属阳，以气为主，较易为狂喜、大怒而致病；女子属阴，以血为先，感情细腻而脆弱，较易为忧郁、悲哀而致病。

3. 体质差异　体质有阴阳之赋的区别，对情志刺激的反应也有一定的差异。偏阳体质的人，性格多外向，喜动好强，易急躁，自制力较差，可通过培养钓鱼等爱好来磨练自己；偏阴体质的人，性格多内向，喜静少动，易悲伤忧愁，郁郁寡欢，可选择弈棋等活动，以扩大社交领域，促进人际关系的和谐。

4. 性格差异　开朗乐观之人，心胸宽广，易配合治疗和护理；性格抑郁之人，感情脆弱，情绪易波动，应耐心安慰和开导，使其消除顾虑，稳定情绪，树立战胜疾病的信心，积极配合治疗。

（三）避免刺激，稳定情绪

1. 保持病室与休养环境安静清洁　人生病后适应噪声的能力减弱，安静的环境则能使患者心情愉快、身体舒适、睡眠充足、饮食增加，有利于疾病的康复，嘈杂的环境会影响患者睡眠与休息。因此，护理人员在说话、行动与工作时应特别注意四轻：说话轻、走路轻、操作轻、关门轻。

2. 根据病情合理安排探视　根据患者的病情合理安排探视，在探视前，扼要地向探视者介绍病情和注意事项，提醒探视者保持稳定情绪，言语平和，不要给患者带来各种不良刺激，危重患者应尽量谢绝探视。

3. 加强病历管理，客观解释病情　为确保患者的生命安全，促进患者早日康复，要严格管理病历，不能让患者及家属随便翻阅，避免增加患者的精神负担，同时，护理人员应主动向患者介绍自己的工作职责，实事求是地引导患者和家属了解自己的疾病和预后，帮助患者和家属理解治疗和护理原则，用专业知识和技能照料患者，以防期望过高造成失落、不信

（4）发病倾向：平素易患有阴亏燥热的病变，或病后易表现为阴亏症状。

（5）适应能力：平素不耐热邪，耐冬不耐夏，不耐受燥邪。

5．痰湿质

（1）形体特征：体形肥胖，腹部肥满松软。

（2）常见表现：面部皮肤油脂较多，多汗且黏，胸闷，痰多。面色淡黄而暗，眼胞微浮，容易困倦，平素舌体胖大，舌苔白腻，口黏腻或甜，身重不爽，脉滑，喜食肥甘甜黏，大便正常或不实，小便不多或微混。

（3）心理特征：性格偏温和稳重恭谦、和达，多善于忍耐。

（4）发病倾向：易患消渴、中风、胸痹等病证。

（5）适应能力：对梅雨季节及湿环境适应能力差。

6．湿热质

（1）形体特征：形体偏胖或苍瘦。

（2）常见表现：平素面垢油光，易生痤疮，舌质偏红苔黄腻，容易口苦口干，身重困倦，体偏胖或苍瘦，心烦懈怠，眼睛红赤，大便燥结，或黏滞，小便短赤，男易阴囊潮湿，女易带下增多，脉象多见滑数。

（3）心理特征：性格多急躁易怒。

（4）发病倾向：易患疮疖、黄疸、火热等病证。

（5）适应能力：对湿环境或气温偏高，尤其夏末秋初，湿热交蒸气候较难适应。

7． 血瘀质

（1）形体特征：瘦人居多。

（2）常见表现：平素面色晦暗，皮肤偏暗或色素沉着，容易出现瘀斑、疼痛，口唇暗淡或紫，舌质暗有点、片状瘀斑，舌下静脉曲张，脉象细涩或结代。眼眶暗黑，鼻部暗滞，发易脱落，肌肤干，女性多见痛经、闭经、或经血中多凝血块、或经色紫黑有块、崩漏、或有出血倾向、吐血。

（3）心理特征：易烦，急躁健忘。

（4）发病倾向：易患出血、中风、胸痹等病。

（5）适应能力：不耐受风邪、寒邪。

8．气郁质

（1）形体特征：形体瘦者为多。

（2）常见表现：胸胁胀满，或走窜疼痛，多伴善太息，或嗳气呃逆，或咽间有异物感，或乳房胀痛，睡眠较差，食欲减退，惊悸怔忡，健忘，痰多，大便多干，小便正常，舌淡红，苔薄白，脉象弦细。

（3）心理特征：性格内向不稳定、忧郁脆弱、敏感多疑，对精神刺激适应能力较差，平素忧郁面貌，神情多烦闷不乐。

（4）发病倾向：易患郁证、脏躁、百合病、不寐、梅核气、惊恐等病证。

（5）适应能力：对精神刺激适应能力较差；不喜欢阴雨天气。

9．特禀质

（1）形体特征：无特殊，或有畸形，或有先天生理缺陷。

（2）常见表现：遗传性疾病有垂直遗传，先天性、家族性特征；胎传性疾病为母体影响胎儿个体生长发育及相关疾病特征。

（3）心理特征：因体质各异而情况不同。

（4）发病倾向：易药物过敏及花粉症，易患五迟、五软、解颅、胎惊、胎痫、胎弱等。

（5）适应能力：适应能力差，易引发宿疾。

（三）体质与养生

由于先天禀赋有强弱，饮食气味有厚薄，方位地势有差异，贫富贵贱苦乐各不相同，不同个体体质是有差异的，有的甚至很明显。所以中医养生重视的是个体体质的差异，强调个体化的养生和治疗，认为养生必须"因人而异"，即根据个体体质决定养生策略。在选择养生方法、制订养生方案、实施养生计划中都要以个体体质为基础，强调辨体施治、辨体施护的重要性。

1. 体质与养生原则　体质是"证"的形成基础，体质决定了机体对某些疾病的易感性、表现形式、预后转归和治疗反应等，是产生不同疾病的决定因素之一，也是辨证施治、辨体施养、辨体康复的前提之一。针对不同体质有着不同的养生原则，具体如下：

平和质人阴阳气血调和，体质强健，平素不易生病，养生宜以调养气血，协理阴阳为原则。

气虚质人易为邪侵，易生虚耗，宜以培补元气，健脾益气为原则。

阳虚质人易从寒化、伤阳而水湿内生，宜以温补脾肾，通阳化湿为原则。

阴虚质易化热伤阴，动火生风，宜以滋阴降火，调补肝肾为原则。

痰湿质人易阻遏气机，易伤阳气，易生痰饮肿胀，宜以健脾利湿，通腑理气为原则。

湿热质人易化热生火，宜以清化湿热，分消走泄为原则。

血瘀质人易为癥瘕积聚，宜以活血化瘀，疏肝理气为原则。

气郁质人易为情志所伤，气机运行不畅，宜以疏肝理气，调畅气机为原则。

特禀质人宜以益气固表、养血消风为原则，酌情采取相应的保健措施。

2. 体质与养生方法　不同体质在养生中都应注意顺应四时，起居有常，饮食有节，不偏不嗜，以免耗损正气，还应豁达从容，调摄精神，避免不良精神刺激。在此基础上，不同体质类型又有着各自不同的养生方法。

气虚质人和阳虚质人应注意保暖，勿过食寒冷，勿妄劳作，以免加重正气损耗。

阴虚质人应注意避免熬夜，避免在高温酷暑下工作，避免过劳或过度思虑，以免进一步耗伤气血。

痰湿质人和湿热质人都应避免居住潮湿环境，不宜过食肥甘厚腻食物，适宜做大强度、大运动量的锻炼。

气郁质人和血瘀质人应注意调理情志，培养开朗、豁达的情怀，积极参加群体活动，如打球、跳舞、下棋等，以助气血运行。

二、运动养生

运用传统的导引、吐纳等方法进行锻炼，通过调节气息、活动筋骨关节、宁心安神以行气活血、疏通经络、和调脏腑，进而达到增强体质、益寿延年的养生方法，称为运动养生。运动养生是中医养生学的重要组成部分。

（一）运动养生的原则

中医学认为，运动可以使经络气血畅通，脏腑功能增强，从而使人体肌肉丰满匀称，筋脉柔润有度，骨骼强劲有力，关节活动灵活，充分显示出强壮的体态与健壮的体魄。传统的运动养生之所以能健身、治病、益寿延年，是因为有一套较为系统的理论原则和方法，注重和强调机体内外的协调统一，和谐适度。归纳起来，运动养生有四方面原则：

1. 动静结合　运动养生的动静结合包括两方面的含义：一是指在传统的运动方式上动功与静功相互配合；其二是指在传统的功法锻炼时，要动中有静。

2. 练养相兼　“练”是指运动过程，“养”是指运动过程中产生的一种使身体功能改善的状态。练养相兼是指锻炼与合理休养并重，即练中有养，又练又养，这对于体质较差及慢性病患者尤其重要。

3. 循序渐进　是指传统的运动养生要遵循由初级到高级、渐进而上的客观规律。孙思邈在《千金要方》中指出：“养性之道，常欲小劳，但莫大疲及强所不能堪耳。”运动养生要注意掌握运动量的大小，强调循序渐进，不可急于求成。

4. 持之以恒　是指传统的运动养生必须长期坚持不懈。因为运动养生的效果是随着运动进程而逐步显现出来的，有一个时间积累的过程，要想获得好的效果，必须在初学的基础上，坚持不懈，长期苦练。古人所谓“功练千遍，其效自见”即是此意，否则练练停停，或见异思迁、乱换功法，再好的天赋也练不成功夫，收不到健身效果。

（二）运动养生的方法

运动养生的方法很多，本节主要介绍八段锦、易筋经、五禽戏和太极拳。

1. 八段锦　八段锦由八组不同的动作组成，是我国民间流传很广的一种健身功法，流派较多，有“文八段”（坐式）和“武八段”（立式）之分，有南派和北派之别。这里主要介绍 2003 年国家体育总局组织整理的“健身气功・八段锦”。

（1）功法特点：八段锦以脏腑的生理、病理分证来安排导引动作，将导引动作与肺、心脏、脾、肾、胆的生理病理紧密联系在一起。八段锦通过动作导引，注重意识对形体的调控，将意识贯注到形体动作之中，使神与形相合，促使真气在体内的流行，达到神注庄中，气随庄动的境界。本功法八组动作互相呼应协调，每一组动作又有其明确的侧重点，形体动作在意识的导引下，轻灵活泼，舒畅自然，节节贯穿，体现出虚实相生，内实精神，外示安逸，刚柔相济的神韵。

（2）养生要领：练习八段锦时，一方面要求精神形体放松、心平气和、形松意充，另一方面要求形体、呼吸、意念要自然协调。要求对动作的线路、姿势、虚实、松紧等分辨清楚，做到姿势工整，方法正确，经过一段时间的习练，力求动作准确熟练、连贯，逐步达到动作、呼吸、意念的有机结合。形体自然，动作和于法度；呼吸自然，要勿忘勿助，形息相随；意念自然，要似守非守，绵绵若存，形气神和谐一体。

（3）功法操作：预备势；第一式两手托天理三焦；第二式左右开弓似射雕；第三式调理脾胃须单举；第四式五劳七伤往后瞧；第五式摇头摆尾去心火；第六式两手攀足固肾腰；第七式攒拳怒目增气力；第八式背后七颠自病消；收势。

2. 易筋经　是我国民间早已流传的健身锻炼方法，相传为印度达摩和尚所创。“易”是指变易、改变，“筋”是指筋肉、经筋，“经”是指规范、方法，“易筋经”是通过形体的牵引伸展、伸筋拔骨锻炼筋骨、筋膜，调节脏腑经络，强壮身形的健身锻炼方法。

（1）功法特点：易筋经的目的是通过“伸筋拔骨”牵动经筋、皮骨，进而调节脏腑功能，畅通气血，以强身健体。练功中，不论是上肢、下肢还是躯干，都要求尽量屈伸、内收、扭转运动，通过脊柱的旋转屈伸运动以刺激背部的腧穴、疏通条畅任督二脉，调节脏腑功能，达到健身防病、益寿延年的目的。整套动作速度均匀和缓，动作刚柔相济，用力轻盈圆柔，肢体动作协调配合，舒展连贯。

（2）养生要领：练习易筋经时，要求精神放松，意识平和，通过动作变化引导气的运行，做到意气相随。运用意念时，用意要轻，似有似无，切忌刻意追求；要呼吸自然、均匀流畅，不喘不滞；动作要刚柔相济、虚实相合，达到身心放松、心气平和，动作和呼吸始终保持柔和协调的关系。

（3）功法操作：预备势；第一式韦陀献杵第一势；第二式韦陀献杵第二势；第三式韦陀献杵第三势；第四式摘星换斗势；第五式倒拽九牛尾势；第六式出爪亮翅势；第七式九鬼拔马刀势；第八式三盘落地势；第九式青龙探爪势；第十式卧虎扑食势；第十一式打躬势；第十二式掉尾势；收势。

3. 五禽戏　五禽戏是模仿五种禽兽——虎、鹿、熊、猿、鸟的动作编创而成，辅以呼吸吐纳与意念配合的导引类功法。最早出自东汉末年的名医华佗及其弟子吴普，是一套具有浓郁民族传统文化风格特色的中医养生功法，是现在所知完整的整套功法的先驱。2003 年国家体育总局在传统“五禽戏”基础上编创了的“健身气功·五禽戏”，其养生目的明确，锻炼要求比较严格，是一种防治结合、行之有效的传统保健导引术，动作全面周到，可以弥补日常锻炼活动不到的部位，达到疏畅通经络、调和气血、活动筋骨、滑利关节的作用。每一禽戏的神态运用形象，要求形神相似，要做到心静体松、呼吸柔和、以形导气、气贯周身、引伸肢体、刚柔相济。

（1）功法特点：五禽戏动作力求简捷，平衡发展，左右对称，既可全套连贯习练，也可侧重多练某戏或只练某戏，运动量较为适中，属有氧训练，安全可靠，个人可根据自身情况调节每势动作的运动幅度和强度。

整套功法虽然动作相对简单，但每一动作无论是动姿或静态，都有细化、精化的余地。如“虎举”，手型的变化就可细化为撑掌、屈指、拧拳三个过程；两臂的举起和下落可分为提、举、拉、按四个阶段，并将内劲贯注于动作的变化之中，眼神要随手而动，带动头部的仰俯变化，待动作熟练后，可按照起吸落呼的规律以及虎的神韵要求，内外合一地进行锻炼。习练者可根据自身条件和健康状况，循序渐进，逐步提高。此功法动作包括前俯、后仰、侧屈、拧转、折叠、提落、开合、缩放等各种不同的姿势，体现了身体躯干的全方位运动，对颈椎、胸椎、腰椎等部位进行有效的锻炼。总体来看，该功法以腰为主轴和枢纽，带动上肢、下肢向各个方向运动，以增大脊柱的活动幅度，增强健身功效；功法还特别注意手指、脚趾等关节的运动，以达到加强远端血液微循环的目的；功法注意对平时活动较少或为人们所忽视的肌肉群进行锻炼。

“健身气功·五禽戏”模仿“五禽”的动作和姿势，舒展肢体，活络筋骨，同时在功法的起势、收势以及每一戏结束后，配以短暂的静功站桩，诱导习练者进入相对平稳的状态和“五禽”的意境，以此来调整气息、宁心安神，起到外静内动、动静结合的功效。具体来说，肢体运动时形显于外，但思想达到相对的“入静”状态，排除杂念，意识、神韵贯注于动作中；进行静功站桩时，要注意体会体内的气息运行以及“五禽”意境的转换，两个阶段相互交替出现，动静结合，练养相兼，可进一步提高练功效果。

（2）养生要领：习练“健身气功·五禽戏”，必须把握好“形、神、意、气”四个环节。

1）形，是指练功时的形体姿势。开始练功时，体态自然，头身正直，含胸垂肩，使身体各部位放松、舒适；开始习练每戏时，要根据动作的名称含义做出与之相适应的动作造型，动作要到位，要合乎规范，特别对动作的轻重、缓急、高低、起落、虚实要分辨清楚，要不僵不滞，柔和灵活自然。

2）神，是指练功时的神态、神韵。“戏”，有玩耍、游戏之意，这也是五禽戏与其他健身功法不同之处。只有领悟掌握“五禽”的神态，进入玩耍、游戏的意境，动作形象才可能逼真，才能显现出神韵来。如“虎戏”要仿效虎的威猛气势，虎视眈眈；“鹿戏”要仿效鹿的轻捷舒展，自由奔放；“熊戏”要仿效熊的憨厚刚直，步履沉稳；“猿戏”要仿效猿的灵活敏捷，轻松活泼；“鸟戏”要仿效鹤的昂首挺立，轻盈潇洒。

3）意，即意念、意境，是指人的思维活动和情绪变化。习练每戏时，都要逐步体悟进入“五禽”的意境，模仿不同动物的动作神态，意随形动，气随意行，意、气、形合一，进而达到疏通经络、调畅气血的目的。练“虎戏”时，要意想自己是深山中的猛虎，伸展肢体，抓捕食物；练“鹿戏”时，要意想自己是原野上的梅花鹿，伸足迈步，众鹿戏抵；练“熊戏”时，要意想自己是山林中的黑熊，自由慢行，转腰运腹；练“猿戏”时，要意想自己是置身于花果山中的灵猴，摘桃献果，活泼灵巧；练“鸟戏”时，要意想自己是江边仙鹤，伸筋拔骨，展翅飞翔。

4）气，这里指练功时对呼吸的锻炼。初学者应先学会动作，明确其含义，使姿势舒适准确；待身体放松，情绪安宁后，逐渐注意调整呼吸。习练本功法时，呼吸和动作的配合有以下规律：起吸落呼，开吸合呼，先吸后呼，蓄吸发呼。主要呼吸形式有自然呼吸、腹式呼吸、提肛呼吸等，可根据姿势变化或劲力要求而选用。

（3）功法操作：“虎戏”分虎举与虎扑；“鹿戏”分鹿抵与鹿奔；“熊戏”分熊运与熊晃；“猿戏”分猿提与猿摘；“鸟戏”分鸟伸与鸟飞。

4. 太极拳　太极拳是我国传统的养生运动项目，其拳路招式构成动态之太极，其神韵尽显阴阳互根消长转化之理，以“太极”为名，取古代《易经》哲学理论为指导思想，以太极图圆柔连贯、阴阳合抱之势为运动养生原则。目前，国家体委推广普及的太极拳，是以杨派太极拳改编的，通称“太极二十四式”。

（1）功法特点：太极拳的形体动作以圆为本，一招一式均由各种圆弧动作组成，拳路的一招一式又构成了太极图形，其拳形为“太极”，拳意亦在“太极”，以太极之动而生阳，静而生阴，以意领气，运于周身，如环无端，周而复始，激发人体自身的阴阳气血。故观其形，动静相随，虚实相间，连绵起伏，圆活自然，变化无穷。太极拳的功法要求手、眼、身、步法动作协调，注重内外合一，形神兼备。

（2）养生要领：习练时要始终保持心神宁静，排除思想杂念，全神贯注，神为主帅，身为神使，意识始终照顾到动作，手动于外，气动于内，做到意到、形到、气到的境界。全身自然放松，上身要沉肩坠肘，下身要松胯宽腰，以使经脉畅达，气血周流；呼吸要深长均匀，与动作之轻柔圆活相应，一般吸气时动作为合，气沉丹田；呼气时动作为开，气发丹田；以腰部为轴，动作的虚实变化皆由腰带动，全身协调，浑然一体，做到定根于脚，发劲于腿，主宰于腰，形动于指。

（3）功法操作：预备式；起势；左右野马分鬃；白鹤亮翅；左右搂膝拗步；手挥琵琶；左右倒卷肱；左揽雀尾；右揽雀尾；单鞭；云手；单鞭；高探马；右蹬脚；双峰贯耳；转身左蹬脚；左下势独立；右下势独立；左右穿梭；海底针；闪通臂；转身搬拦捶；如封似闭；十字手；收势。

思考题

1. 简述七情对脏腑气机的影响。
2. 试述以情胜情法的具体内容。

（耿　樱）

第四章

中医护理基本技术

学习目标

知识

1．解释灸法、推拿法、耳穴埋豆法、拔罐法、刮痧法、热熨法、熏洗法、贴敷法、中药保留灌肠法的概念、作用。

2．阐述以上操作技术的适应证及注意事项。

能力

能够根据患者的病证，熟练运用以上操作技术。

素质

在进行以上操作技术时，能够"以患者为中心"，做到操作规范、熟练，有良好的沟通能力和分析问题、解决问题的能力。

中医护理技术是体现中医护理优势的重要内容，具有使用器具简单、操作方便、适应范围广、费用低廉、副作用小、见效快的特点。中医护理技术内容丰富，种类多样，本章主要介绍其中常用的九种。

第一节　灸　法

艾灸法，简称灸法，是指用艾绒或药物为主要灸材，点燃后悬置或放置在穴位或病变部位，进行烧灼、温熨，借助灸火的热力以及药物的作用，达到治病、防病和保健目的的一种外治方法。

灸法具有温经通络、祛风解表、温中散寒、温肾健脾、回阳固脱、益气升阳、消瘀散结、防病保健等作用。

一、适应证

以寒证、虚证和阴证为主。

1．治疗寒凝血滞、经络痹阻引起的风寒湿痹、痛经、经闭、腹痛等证。

2．外感风寒表证及中焦虚寒引起的呕吐、泄泻等证。

3．脾肾阳虚之久泄、遗精、遗尿、阳痿、早泄等证。

4．阳气虚脱而出现的大汗淋漓、四肢逆冷、脉微欲绝的虚脱证。

5. 中气不足，气虚下陷之内脏脱垂、阴挺、脱肛等。

二、禁忌证

1. 凡脉象数疾者，无论外感或阴虚内热证，禁灸。
2. 热毒炽盛、阴虚阳亢及邪实内闭等病证，应慎用灸法。
3. 高热、抽搐或极度衰竭、形瘦骨弱者，不宜用灸法。
4. 颜面部不宜着肤灸；关节活动处不可瘢痕灸。
5. 心尖搏动处、大血管处、妊娠期妇女下腹部以及腰骶部、睾丸、乳头、阴部不可灸。

三、施术准备

1. 选料　用于施灸的原料以艾绒最为常用。将干燥的艾叶经过反复捣碎，去除杂质，留取纯净细软的部分，即为艾绒。艾叶气味芳香、辛温味苦，易于燃烧，火力温和，主灸百病。

2. 用物　治疗盘内置艾条、打火机、镊子、清洁弯盘。

3. 选穴　根据病情选取穴位，协助患者取合理舒适体位，暴露治疗部位。

四、操作方法

1. 艾炷灸　指把艾绒搓捏成规格大小不同的圆锥形艾炷，置于施灸部位，点燃烧灼治疗疾病的一种方法。可根据患者病情及施灸部位来确定艾炷的大小，小者如麦粒大，中者如半截枣核大，大者如半截橄榄大。每燃烧一个艾炷，称为一壮。艾炷灸可分为直接灸和间接灸。

（1）直接灸：又称“着肤灸”“明灸”。即选择大小合适的艾炷，直接放在所选部位的皮肤上施灸的方法。根据灸后皮肤是否留有瘢痕，又可分为瘢痕灸和无瘢痕灸。

1）瘢痕灸：又称化脓灸，指以艾炷直接灸灼穴位皮肤，渐致化脓，最后形成瘢痕的一种灸法。①用火燃着艾炷后，操作者应守护在患者旁边，待燃至患者感觉疼痛，用手轻轻拍打或抓爬穴区四周，分散患者的注意力，以减轻施灸时的疼痛。②艾炷燃尽，用浸有生理盐水的消毒敷料拭去艾灰，再灸第二壮。③完成所灸壮数后拭去艾灰，灸区多形成一焦痂，在灸穴上用淡膏药或根据灸口大小剪一块胶布，敷贴封口，淡膏药亦称灸疮膏药。护封的目的是防止衣服摩擦灸疮，并促使其溃烂化脓。化脓后，每日换 1 次膏药或胶布，脓水多时可每日 2 次。经 1 ～ 2 周脓水渐少，最后结痂，脱落后留有瘢痕。

2）无瘢痕灸：又称非化脓灸，即灸后不留有瘢痕的治疗方法。①治疗时，在所选部位的皮肤上涂少量凡士林。②再放置艾炷点燃。③当艾炷燃剩 2/5 左右、患者感觉疼痛时，用镊子将燃剩的艾炷夹去，置于污物盘内，换炷再灸。一般连续灸 3 ～ 7 壮，以患者局部皮肤充血、红晕，但以不起疱为度。临床常用于治疗风寒痹痛以及虚寒性的腹痛、泄泻和痛经等。

（2）间接灸：又称隔物灸，在艾炷与施灸部位之间，隔垫上某种物品而施灸的一种方法。常用的有隔姜灸、隔蒜灸、隔盐灸和隔附子饼灸等。

1）隔姜灸：是用生姜作为间隔物而施灸。①将生姜切成直径为 2 ～ 3 cm，厚 0.2 ～ 0.3cm 的薄片，中间以针刺数孔。②在施灸部位的皮肤上涂少许凡士林，放上姜片，再将艾炷置于姜片上，点燃施灸。③待艾炷燃尽后，除去灰烬，换炷再灸。④一般灸 5 ～ 10 壮，以局部皮肤红晕，但不起疱为度。临床常用于治疗虚寒性病证，如腹痛、泄泻、呕吐及痛经等。

2）隔盐灸：是用盐作为间隔物而施灸，一般多选用神阙穴。①先用精盐将肚脐填平，在盐上放一刺有针孔的姜片，以防食盐受热爆起而烫伤。②再将艾炷置于姜片之上，点燃施灸。③燃尽后，除去灰烬，换炷再灸，壮数不限，直至病情缓解。常用于急性寒性腹痛、吐泻、痢疾以及中风脱证等病证。

3）隔蒜灸：是用大蒜片作为间隔物而施灸。①将大蒜头切成 0.2 ~ 0.3cm 的薄片，中间以针刺数孔。②在所选部位的皮肤上涂少许凡士林，放上大蒜片，③再将艾炷置于蒜片上，点燃施灸。④待艾炷燃尽后，除去灰烬，换炷再灸。⑤一般灸 5 ~ 7 壮，以局部皮肤红晕，但以不起疱为度。临床主要用于治疗肺结核及疮疡初期等病证。

4）隔附子饼灸：是以附子片或附子饼为间隔物而施灸的一种治疗方法。①将附子研成细末，用黄酒调合，制成直径为 3cm，厚约 0.8cm 的附子饼。中间用针刺数孔。②将艾柱置于附子饼上，放于施灸部位，点燃施灸。③燃尽后，除去灰烬，换炷再灸。④一般灸 5 ~ 7 壮。临床常用于治疗因命门火衰引起的阳痿、早泄、疮疡久溃不愈等证。

2. 艾条灸　是指用特制艾条，将其一端点燃，对准腧穴或患处施灸的一种方法。按照施灸时操作手法的不同，分为悬起灸和实按灸。

（1）悬起灸：按其操作方法又可分为温和灸、雀啄灸及回旋灸。

1）温和灸：施灸时，将艾条一端点燃，一手持艾条，与施灸部位皮肤保持 2 ~ 3 cm 的距离进行持续熏灸，以患者局部皮肤有温热感而无灼痛感为宜。一般每个部位灸 10 ~ 15min，直至局部皮肤红晕为度。对昏厥或局部感觉减退的患者及儿童，施术者应将示指、中指两指置于施灸部位两侧，以测知局部受热程度，随时调节施灸距离，掌握施灸时间，防止烫伤。临床常用于治疗慢性虚寒性疾病，如腹痛、痛经等。

2）雀啄灸：施灸时，将艾条一端点燃，一手持艾条与施灸部位皮肤保持 2 ~ 5cm 距离，如鸟雀啄食一样，一上一下地活动，反复熏灸，一般每个部位灸 5min 左右。此法温热感较强烈，常用于治疗急性病证。

3）回旋灸：施灸时，将艾条一端点燃，在距离施灸部位皮肤约 3cm 处，以施灸部位为中心，均匀地向左右方向移动或反复地旋转着施灸，一般每个部位可灸 20 ~ 30min。临床常用于治疗急性病证。

（2）实按灸：施灸时，先在施灸腧穴或患处垫上布或纸数层。点燃艾条的一端，并将其按到施术部位上，使热力透达深部。若艾火熄灭，再点燃再按。常用于风寒湿痹和虚寒证。

3. 灯火灸　是用灯芯草蘸植物油点燃后，迅速烧灼耳穴、腧穴或病变部位，以治疗疾病的灸法。具体操作方法：①选择烧灼穴位，并在皮肤上作出标记。②取灯芯草 10 ~ 15 cm 长 1 根，蘸取少许麻油，浸 3 ~ 4 cm。③用右手拇、示指捏住灯芯草下 1/3 处。④点燃灯芯草一端，迅速向选定腧穴或部位点灸烧灼，一触即起，第一次可有清脆的爆破声。

五、注意事项

1．施灸前根据患者的体质和病情，选用合适的灸疗法，并取得患者的合作，大饥大饱、劳累醉酒、情绪不宁时不宜施灸。

2．令患者充分暴露施灸部位，并采取舒适的、且能长时间维持的体位。

3．遵循施灸的先后顺序。一般先灸阳经，后灸阴经；先灸上部，后灸下部。先灸艾炷小者，后灸艾炷大者；壮数少的部位先灸，壮数多的后灸。

4．操作者可用自己的手来测知温度，以便及时调整距离，防止烫伤。及时除去灰烬，防止烫伤皮肤。污物盘内可盛少许水，将燃剩的艾灰放入，以防复燃。

5．施灸后如局部皮肤出现潮红或有灼热感，属正常现象，无需处理。施灸过程中如感觉太热，可适当将艾条抬高散热；如灸后局部起疱，若水疱不大，可用龙胆紫药水擦涂，并嘱患者不要抓破，一般数日后即可吸收自愈。如水疱过大，宜用消毒针具，引出水疱内液，外用消毒敷料保护，也可在数日内痊愈。

6．在施灸过程中，一旦患者有晕灸先兆症状，应立即处理。灸疗结束后，嘱患者在诊室休息 5 ～ 10min 后再离开，以防延迟晕灸。

7．施灸后当天需避风寒，保持情绪平稳，饮食素淡为宜，切忌生冷厚味。

六、临床应用举例

1. 保健灸　关元、命门、足三里、中脘是人体的四大养生要穴，长期温灸具有补益肾气、健脾和胃之功效；腹部艾灸保健，常灸关元、神阙、气海。

2. 失眠　以失眠为主症，伴有烦躁、头痛、胁肋不适等表现，灸太溪、大敦；伴有胃脘不适，灸胃脘、内庭；伴头晕、乏力，灸神门、三阴交；伴舌红、手心热、足凉、夜尿多，灸大陵、涌泉。

3. 头痛　巅顶痛灸太冲、内关；偏头痛灸同侧外关、合谷，对侧足临泣；后头痛灸后溪、束骨。

4. 小儿腹泻　采用灯火灸法，选取天枢、关元、神阙、足三里、中脘等穴。每次 2 ～ 4 穴，每穴点灸 1 ～ 3 次，3 天灸治 1 次。

思考题

1．试述灸法的适应证和禁忌证。

2．间接灸有几种方法？

3．试述灸法的注意事项。

（马雪玲）

第二节　推 拿 法

推拿，又称“按摩”“按跷”“乔摩”，是指按特定技巧和规范化动作在受术者体表操作，用于治疗疾病和保健强身的一项临床技能。根据手法的动作形态将手法分为：摆动类手法、摩擦类手法、振动类手法、挤压类手法、叩击类手法等。

穴位按摩法具有疏通经络、行气活血、滑利关节、调节脏腑功能等作用。

一、适应证

1．骨伤科病证，如落枕、颈椎病、急性腰扭伤、慢性腰肌劳损、肩周炎、腰椎间盘突出症等。

2．内科病证，如便秘、腹泻、高血压、头痛等。
3．妇科病证，如痛经、月经不调等。
4．五官科病证，如牙痛、耳聋等。
5．小儿推拿手法适用于咳嗽、发热、哮喘、呕吐、厌食、便秘等病症。

二、禁忌证

1．有骨折、脱位、脊髓损伤和各种骨病的患者。
2．软组织损伤早期肿胀较重的部位。
3．各种出血性疾病，有凝血功能障碍，或有出血倾向者。
4．月经期及妊娠期妇女的小腹部和腰骶部。
5．有严重心、肺、肾、肝等疾患者。
6．皮肤破损处。
7．传染病患者。

三、施术准备

1. 部位　实施推拿调理前，首先要使患者全身放松，充分暴露被推拿的穴位或部位，皮肤保持清洁干燥，无破损、溃疡以及化脓性皮肤病等影响操作的情况。

2. 体位　应以患者舒适、施术者方便，有利于调理手法操作为原则。常用体位有端坐位、仰卧位、俯卧位等。

3. 手法　要求持久、有力、均匀、柔和、深透。①“持久”要求手法操作能持续一定的时间，且动作规范不变形。②“有力”要求手法必须具有恰当的力量，力量的大小应根据患者的体质、病情和治疗部位的不同进行调整，切忌使用拙力、暴力。③“均匀”要求手法动作有节奏性，速度、压力在一定范围内维持恒定。④“柔和”要求手法轻柔缓和，不能生硬粗暴。⑤“深透”要求手法作用达到组织深层。只有符合持久、有力、均匀、柔和要求的手法才能深透。

四、操作方法

1. 摆动类手法

（1）滚法：以尺侧手背为接触面，前臂摆动带动腕关节屈伸，手背在体表施术部位滚动，称为滚法。术者拇指自然伸直，手握空拳，小指、环指的掌指关节自然屈曲约 90º，其余手指掌指关节屈曲角度依次减小，使手背沿掌横弓排列成弧面，以手掌背部近小指侧部分贴附于治疗部位上，前臂主动摆动，带动腕关节较大幅度的屈伸和前臂旋转的协同运动，使手背尺侧在治疗部位上做持续不断的来回滚动，摆动频率为 120 次 / 分。

（2）揉法：以指、掌的某一部位着力吸定于体表上，带动该处的皮下组织作轻柔缓和的环旋揉动，称为揉法，是推拿常用手法之一。根据操作时接触面的不同可分为掌根揉法、大鱼际揉法和指揉法。①掌根揉法：术者以掌根部分着力，手指自然弯曲，腕关节略背伸，肘关节微屈作为支点，前臂做主动摆动，带动掌根在治疗部位揉动，频率为 120 ～ 160 次 / 分。②大鱼际揉法：术者以手掌大鱼际部着力，腕关节微屈 120º ～ 140º，以肘关节为支点，前臂做主动摆动，带动大鱼际在治疗部位揉动摆动，频率为 120 ～ 160 次 / 分。③拇指揉法：以拇指罗纹面着力，其余手指扶持于合适部位，腕关节微屈或伸直，前臂做小幅度摆动，带动拇指在施术部位上做环转运动，频率为 120 ～ 160 次 / 分。④中指揉法：以中指罗纹面着力，中指指间关节伸直，掌指关节微屈，以肘关节为支点，前臂作小幅度主动运动，带动中指罗纹面在施术部位做环转运动，频率为 120 ～ 160 次 / 分。以示指或示、中、环指并拢做指揉法分称为示指揉法和三指揉法，操作要领同中指揉法。

（3）拨法：以拇指指腹深按于施术部位，做与筋腱、肌肉等组织走行相垂直的来回拨动，称为拨法，又称“弹拨法”。拇指伸直，以拇指指端或罗纹面着力，其余四指置于相应的位置以助力，拇指深按，至患者局部有酸胀感后，再做与肌纤维或筋腱走行方向垂直的来回拨动。单手指力不足时，可双手拇指叠加操作。

2. 摩擦类手法

（1）摩法：以指、掌面为接触部位，在体表作环形而有节奏的摩擦运动，称为摩法，是推拿手法中最轻柔的一种手法。①掌摩法：术者手指并拢，手掌自然伸直，腕关节微伸，将手掌平放在体表上，以肘关节为支点，前臂做主动运动，带动手掌在体表施术部位作环旋摩擦运动。频率为 100 ～ 120 次 / 分，顺时针逆时针均可。②指摩法：以示、中、环、小指末节指面为接触部位，四指并拢，手掌自然伸直，腕关节微屈，以肘关节为支点，前臂做主动运动，带动四指指面在施术部位做环形摩擦运动，频率为 100 ～ 120 次 / 分，顺时针逆时针均可。

（2）擦法：术者以手掌的大鱼际、掌根或小鱼际着力于施术部位，作直线往返摩擦运动，使摩擦产生的热量透过体表渗透至深层，称为擦法。可分为掌擦法、大鱼际擦法和小鱼际擦法。①掌擦法：术者以手掌掌面紧贴皮肤，腕关节平直，以肩关节为支点，上臂做主动运动，使手掌掌面在体表做直线往返的摩擦运动。频率为 100 ～ 120 次 / 分，多用于胸胁及腹部。②大鱼际擦法：术者以大鱼际着力贴于体表，腕关节平直，以肩关节为支点，上臂做主动运动，使大鱼际在体表做直线往返的摩擦运动。频率为 100 ～ 120 次 / 分，多用于胸腹、腰背和四肢部。③小鱼际擦法：术者以小鱼际着力贴于体表，立掌，腕关节平直，以肩关节为支点，上臂做主动运动，使小鱼际在体表做直线往返的摩擦运动。频率为 100 ～ 120 次 / 分，多用于肩背、腰臀及下肢部。

（3）推法：用指掌或其他部位着力于人体一定部位或穴位上，做单方向直线或弧线的移动，称为推法。可分为平推法、直推法、旋推法、分推法、合推法等。①平推法：根据着力部位的不同，有拇指平推法、掌平推法和肘平推法三种。用拇指面着力紧贴体表，按经络循行或肌纤维平行方向作单方向沉缓推动。在推进过程中，可在重点治疗部位或穴位上做按揉动作。②直推法：术者用拇指桡侧面或示、中两指罗纹面着力于一定部位或穴位上，作单方向的直线推动。③旋推法：术者用拇指罗纹面在穴位上作螺旋形推动，频率为 200 ～ 240 次 / 分。④分推法：术者用双手拇指罗纹面或掌面紧贴在体表上，自中心部位分别向左右两侧单方向推开，频率为 120 次 / 分。⑤合推法：术者用双手拇指罗纹面或掌面紧贴体表，自穴位两旁推向穴位中间。

（4）搓法：用双手掌面夹住躯干或肢体一定部位，相对用力交替或往返快速搓动，称为搓法。①肩及上肢部搓法：患者取坐位，肩臂放松，自然下垂，术者站于其侧，上身略前倾，双手掌分别夹其肩前后部，相对用力快速搓揉，同时自上而下沿上肢移动至腕部，往返 3 ～ 5 遍。②胁肋部搓法：患者坐位，两臂略外展，术者站其身后，以两掌分别夹其两胁肋，自腋下搓向腰部两侧数遍。③ 下肢搓法：患者取仰卧位，屈膝约 60°，术者站于床侧，以双手掌夹其大腿两侧，自上而下搓揉至小腿部。

3. 挤压类手法

（1）按法：用手指或手掌面着力于体表特定的穴位或部位上，逐渐用力下压，称为按法。①指按法：拇指伸直，用拇指指端或罗纹面按压体表经络穴位上，其余四指张开，扶持在旁相应位置上以助力，单手指力不足时可用另一手拇指重叠按压其上，使拇指指面用力向下按压。②掌按法：用掌根、鱼际或全掌着力按压体表，单手力量不足时，可用双手掌重叠按压。

（2）拿法：用拇指与其他四指相对用力，提捏或夹持肢体或肌肤，称为拿法。术者腕关节放松，以拇指与示、中指或其余手指的罗纹面相对用力夹紧治疗部位，将肌肤提起，并做轻重交替而连续的揉捏动作。

（3）捏法：用拇指和其他手指对称用力挤压施术部位，称为捏法。用以脊柱的捏法称为“捏脊”，多用于小儿推拿。用拇指与示、中指指面或拇指与其余四指指面夹住施术部位，相对用力挤压，随即放松，重复上述动作并循序移动。

4. 振颤类手法

（1）振法：用手指或手掌按压在人体一定的穴位和部位上，做连续不断的快速振动，称为振法。①指振法：术者垂腕，用手指端置于治疗部位上，手指伸直，肘微屈，前臂和手部静止性用力，使手臂发出的振颤通过手指传递到机体，使振动部位有舒适温热感。②掌振法：术者腕关节略背伸，手指自然伸直，以手掌面轻按患者体表，肘微屈，前臂和手部静止性用力，使手臂发出的振颤通过手掌传递到机体，使振动部位有舒适温热感。

（2）抖法：以双手或单手握住患肢远端，做小幅度的上下或左右的连续抖动，称为抖法。术者用手握住上肢或下肢的远端（腕部或踝部），将被抖动的肢体抬高一定的角度（上肢在坐位下外展约 60°，下肢抬离床面约 30°，在稍用力牵引状态下，做小幅度的、连续的上下抖动，使患者肢体的软组织产生颤动并传达到肢体近端。

5. 叩击类手法

（1）拍法：用虚掌在体表有节律地拍打，称为拍法。术者五指并拢，掌指关节微屈，掌心凹陷呈虚掌，有节奏地拍打治疗部位。击打频率为 100 ～ 120 次 / 分。

（2）击法：用掌根、掌侧小鱼际、拳背、指尖或桑枝棒等有节奏地击打治疗部位，称为击法。①掌根击法：手指自然伸展，腕关节略背伸，以掌根部击打体表。②侧击法：手指自然伸直，腕关节略背伸，以双手手掌小鱼际部交替击打体表。③拳击法：术者手握拳，腕关节平直，以拳背平击体表，一般每次击打 3 ～ 5 下。④指尖击法：以手之五指指端合拢轻快敲击治疗部位。⑤棒击法：用特制的桑枝棒前段约 1/2 部着力，击打体表。

五、注意事项

1. 按摩前要修整指甲、热水洗手，将指环等有碍操作的物品预先摘掉。
2. 操作者态度要和蔼，要耐心地向患者解释，争取患者合作。
3. 患者体位要安排合适，要舒适而又便于操作。
4. 患者在大怒、大喜、大恐、大悲等情绪激动的情况下，不要立即按摩。
5. 按摩手法要轻重合适，并随时观察患者表情，调整手法的力度。
6. 按摩时间，每次以 20 ～ 30min 为宜，12 次为一个疗程。
7. 饱食之后不要急于按摩，一般应在饭后 2h 左右为宜。
8. 按摩时，有些患者容易入睡，应取毛巾盖好，以防着凉，注意室温。当风之处，不要按摩。

六、临床应用举例

1. 胃痛　按揉脾俞、胃俞、手三里、三阴交各 3min，摩中脘 5min，揉擦掌门 2min，拿内关、外关 3 ~ 4 次，拿揉和谷 3min，拿按足三里 3min，每日按 1 次。适用于慢性胃痛；胃脘胀痛，食后尤甚，痛无定处，嗳气泛酸，情绪变化加剧者，加拿肩井、阳陵泉、阴陵泉，揉肝俞、胆俞，揉章门，点按太冲；胃脘隐隐作痛，揉按痛减，温喜热饮食，神疲乏力，四肢不温者，加擦大椎，揉气海、天枢、神阙，揉按肾俞；胃脘烧灼，痛无定处，午后或空腹痛显，进食痛缓，加拿阴陵泉、阳陵泉，点按内庭，掐揉人中。

2. 颈椎病　患者取正坐位或卧位，术者立于后侧，拿肩井，按天宗，并加以揉法。从风府推至身柱，按揉颈项及两侧，指拨并按揉肩部两侧，加以点穴（重点在患侧）。拿风池、肩中俞、阿是穴并揉之活动颈部，配合摇法，并揉颈项部加按揉法，提拿颈肩部及患侧上肢，压颈肩。

3. 腰痛　患者取俯卧位、仰卧位或侧卧位，术者以双手拇指指腹和按双侧三焦俞、志室、大肠俞、小肠俞、膀胱俞、肾俞、血海、阴陵泉、三阴交、足三里、丘墟、委中，揉压每个穴位 3 ~ 5min，指力由轻到重，逐渐加力。若症属瘀血或外邪所致者，按压后再用三棱针点刺委中，放血少许，每日 1 次或隔日 1 次。

附：小儿常用穴位及推拿手法

1．攒竹（天门）　两眉连线中点至前发际成一直线。用两拇指自下而上交替直推，称推攒竹，又称开天门。主要用于治疗外感发热、头痛、精神萎靡、惊惕不安。

2．坎宫　自眉头起沿眉向眉梢成一直线。用两拇指桡侧自眉心向眉梢做分推，称推坎宫，又称分推坎宫。主要用于治疗外感发热、惊风、头痛、目赤痛。

3．太阳　眉梢与外眦连线中点向后 1 寸。用两拇指桡侧推运，称推太阳或运太阳，向眼方向推运为补，向耳方向为泻。主要用于治疗外感发热、惊风、头痛、目赤痛。

4．天柱骨　颈后发际正中至大椎成一直线。用示、中两指或拇指自上向下直推称推天柱，或用汤匙边蘸水边自上而下刮。主要用于治疗呕恶、项强、发热、惊风、咽痛。

5．耳后高骨　耳后乳突下方凹陷处。用两拇指或中指端揉，称揉耳后高骨。主要用于治疗头痛、惊风。

6．脊柱　大椎至长强成一直线。用示中二指自上而下直推，称推脊；用捏法自下而上称为捏脊。主要用于治疗发热、惊风、夜啼、疳积、腹泻、呕吐、腹痛、便秘。

7．七节骨　第四腰椎至尾椎上端成一直线，用拇指桡侧缘自下而上直推称推上七节骨；用示中指自上而下直推称推下七节骨。主要用于治疗泄泻、便秘、脱肛、遗尿。

8．龟尾　位于尾椎骨端。用拇指或中指端揉，称揉龟尾。主要用于治疗泄泻、便秘、脱肛、遗尿。

9．腹　位于腹部，沿肋弓角边缘或自中脘至脐，向两旁分推，称分推腹阴阳；用掌或四指摩称摩腹，主要用于治疗腹痛、腹胀、消化不良、呕吐恶心。

10．脐　位于肚脐。用中指端或掌根揉，称揉脐；用指或掌摩，称摩脐；用拇指和示、中指抓住肚脐抖揉，亦称揉脐。主要用于治疗腹胀、腹痛、食积、疳积、便秘、肠鸣、吐泻。

11．丹田　位于脐下 2 ~ 3 寸之间。用揉法揉称揉丹田；用摩法摩称摩丹田。主要用于治疗腹泻、腹痛、遗尿、脱肛、疝气、尿潴留。

12．脾经　位于拇指末节罗纹面。旋推为补，称补脾经；将患儿拇指屈曲，循拇指桡侧边缘向掌根方向直推亦为补；由指端向指根方向直推为清。两者统称推脾经。主要用于治疗腹泻、痢疾、便秘、食欲不振、黄疸等。

13．肝经　位于示指末节罗纹面。旋推为补，称补肝经；向指根方向直推为清，称清肝经。两者统称推肝经。主要用于治疗烦躁不安、惊风、目赤、五心烦热、口苦、咽干等。

14．心经　位于中指末节罗纹面。旋推为补，称补心经；向指根方向直推为清，称清心经。两者统称为推心经。主要用于治疗高热神昏、五心烦热、口舌生疮、小便赤涩、心血不足、惊惕不安等。

15．肺经　位于环指末节罗纹面。旋推为补，称补肺经；向指根方向直推为清，称清肺经。两者统称为推肺经。主要用于治疗感冒、发热、咳嗽、胸闷、气喘、虚汗、脱肛。

16．肾经　位于小指末节罗纹面。由指根向指尖方向直推为补，称补肾经；向指根方向直推为清，称清肾经。两者统为推肾经。主要用于治疗先天不足、久病体虚、肾虚腹泻、遗尿、虚喘、膀胱蕴热、小便淋漓刺痛。

17．大肠　位于示指桡侧缘，自指尖至虎口成一直线。从示指尖直推向虎口为补，称补大肠；自虎口直推向示指尖的桡侧为清，称清大肠。两者统称推大肠。主要用于治疗腹泻、脱肛、痢疾、便秘。

18．小肠　位于小指尺侧缘，自指尖至指根成一直线。沿小指尺侧缘处指尖直推向指根为补，称补小肠；沿小指尺侧缘自指根向指尖直推为清，称清小肠。两者统称推小肠。主要用于治疗小便赤涩、水泻、遗尿、尿闭。

19．胃经　位于拇指掌侧第 1 节。旋推为补，称补胃经；向指根方向直推为清，称清胃经。两者统称为推胃经。主要用于治疗呕恶嗳气、烦渴善饥、食欲不振、吐血衄血等。

20．四横纹　位于示指、中指、环指、小指掌侧第 1 指间关节横纹处。用拇指指甲掐揉，称掐四横纹；四肢并拢从示指横纹处推向小指横纹处，称推四横纹。主要用于治疗疳积、腹胀、腹痛、气血不和、消化不良、惊风、气喘、口唇破裂。治疗疳积常用点刺法。

21．板门　位于手掌大鱼际处。指端揉板门或运板门；用推法自指根推向腕横纹，称板门推向横纹；反之称横纹推向板门。主要用于治疗食积腹胀、食欲不振、呕吐、腹泻、气喘、嗳气。治疗疳积常用割治法。

22．内八卦　位于在手掌面，以掌心为圆心，从圆心至中指指根横纹的 2/3 为半径所做的圆。用运法，顺时针方向掐运，称运内八卦或运八卦。主要用于治疗咳嗽痰喘、胸闷纳呆、腹胀呕吐。

23．二扇门　位于手背第 3 掌指关节近端两侧凹陷处。用拇指指甲掐，称掐二扇门；拇指偏峰按揉，称揉二扇门。主要用于治疗惊风抽搐、身热无汗。

24．外劳宫　位于手背与内劳宫相对处。用揉法称揉外劳宫；用掐法称掐外劳宫。主要用于治疗风寒感冒、腹胀腹痛、肠鸣腹泻、痢疾、脱肛、遗尿、疝气。

25．三关　位于前臂桡侧阳池至曲池成一直线。用拇指桡侧面或示中指指面自腕推向肘，称推三关；屈患儿拇指，自拇指桡侧推向肘为大推三关。主要用于治疗气血虚弱、病后体弱、阴虚肢冷、腹痛、腹泻、斑疹白痦、疹出不透、感冒风寒等一切虚寒病症。

26．天河水　位于前臂正中，总筋至洪池成一直线。用示中指指面自腕推向肘，称清天河水；用示中指沾水自总筋处，一起一落弹打如弹琴状，直至洪池，同时一面用口吹气随之，称打马过天河。主要用于治疗外感发热、潮热、内热、烦躁不安、口渴、弄舌、重舌、惊风等一切热证。

27．六腑　位于前臂尺侧，阴池至肘成一直线。用拇指面或示中指面自肘推向腕，称退六腑或推六腑。主要用于治疗一切实热证。高热、烦渴、惊风、鹅口疮、木舌、重舌、咽痛、腮腺炎、大便秘结。

【临床应用举例】

1．发热　开天门、推坎宫、揉太阳、清肺经、清天河水。发热偏风寒者，加用推三关，掐揉二扇门、拿风池；发热偏风热者加用退六腑。

2．咳嗽　清肺经、按天突、推揉膻中、揉乳旁、乳根、擦膻中、擦肺俞。外感咳嗽者加开天门、推坎宫、推太阳、拿风池、推三关；内伤咳嗽者，补肺经、补脾经、补肾经、揉中脘、揉肺俞、揉肾俞。

3．泄泻　补脾经、补大肠、清小肠、摩腹（逆时针）、揉脐、揉鱼尾、推上七节骨、揉外劳宫、揉天枢、揉脾俞、揉胃俞。湿热泄泻者加用清大肠、推三关、退六腑，食积泄泻者加用清脾胃、揉中脘；脾虚泄泻者加用推板门、运内八卦、捏脊、按揉足三里。

4．遗尿　揉丹田、揉肾俞、揉龟尾、按揉三阴交。下元虚寒者加用补肾经、推三关、擦八髎穴；肺脾气虚者加用补脾经、补肺经、揉中脘、按揉百会、捏脊。

5．疳积　掐四横纹、揉板门、摩腹（顺时针）、捏脊、按揉足三里。乳食伤脾者加用：清脾胃、清大肠、分推腹阴阳、揉中脘。气血两亏者加用补脾胃、推三关、揉中脘、揉脾俞、揉胃俞。

6．便秘　揉中脘、摩腹（顺时针）、揉龟尾、推下七节骨、按揉膊阳池。实秘者加用清脾胃、退六腑、按弦搓摩；虚秘者加用补脾胃、补大肠、推三关、揉天枢、捏脊。

思考题

1．简述推拿法的适应证和禁忌证。
2．简述推拿法的手法要点。
3．揉法有几种？简述其动作要点。
4．推法有几种？简述其动作要点。
5．按法有几种？简述其动作要点。

（马雪玲）

第三节　耳穴埋豆法

耳穴埋豆法是在耳穴表面贴敷圆形、坚硬而表面光滑的小颗粒，可就地取材，选用王不留行籽、油菜籽、莱菔子、小磁珠等，通过在敷贴处按压耳穴以加强刺激来防治疾病的一种方法。

耳穴埋豆法操作简便安全，不仅能收到毫针、埋针法同样的疗效，而且安全无痛、副作用少，不易引起耳软骨膜炎，应用非常广泛。

一、适应证

1．各种疼痛性疾病，如扭挫伤、头痛及神经性疼痛等。

2．炎性疾病和传染病，如急慢性结肠炎、牙周炎、咽喉炎、扁桃体炎、胆囊炎、腮腺炎等。

3．内分泌代谢紊乱性疾病，甲状腺功能亢进或低下、糖尿病、肥胖症、更年期综合征等。

4．功能紊乱和变态反应性疾病，如眩晕综合征、高血压、心律不齐、神经衰弱、荨麻疹、哮喘、鼻炎、紫癜等。

5．还可用于催乳、催产，以及美容、戒烟、戒毒、延缓衰老、预防保健等。

二、禁忌证

1．外耳有湿疹、溃疡、冻疮破溃者禁用。

2．严重器质性疾病者禁用。

3．妊娠妇女、有习惯性流产史者慎用。

三、耳部表面结构

耳部表面结构主要包括以下部分，如图4-1所示。

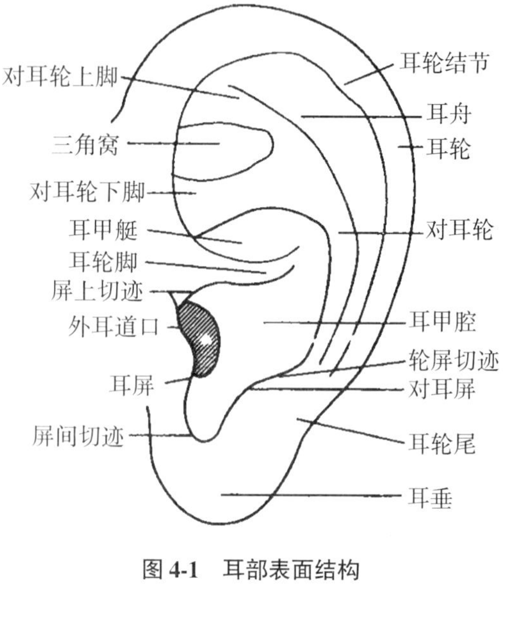

图 4-1　耳部表面结构

1．耳轮　耳部卷曲的游离部分。

2．耳轮结节　耳轮外上部的膨大部分。

3．耳轮尾　耳轮向下移行于耳垂的部分。

4．耳轮脚　耳轮深入耳甲的部分。

5．对耳轮　与耳轮相对呈“Y”字型的隆起部，由对耳轮体、对耳轮上脚和对耳轮下脚三部分组成。

6．对耳轮体　对耳轮向下部呈上下走向的主体部分。

7．对耳轮上脚　对耳轮向上分支的部分。

8．对耳轮下脚　对耳轮向下分支的部分。

9．三角窝　对耳轮上、下脚与相应耳轮之间的三角形凹窝。

10．耳舟　耳轮与对耳轮之间的凹沟。

11．耳屏　耳部前方呈瓣状的隆起。

12．屏上切迹　耳屏与耳轮之间的凹陷处。

13．对耳屏　耳垂上方、与耳屏相对的瓣状隆起。

14．屏间切迹　耳屏与对耳屏之间的凹陷处。

15．轮屏切迹　对耳轮与对耳屏之间的凹陷处。

16．耳垂　耳下部无软骨的部分。

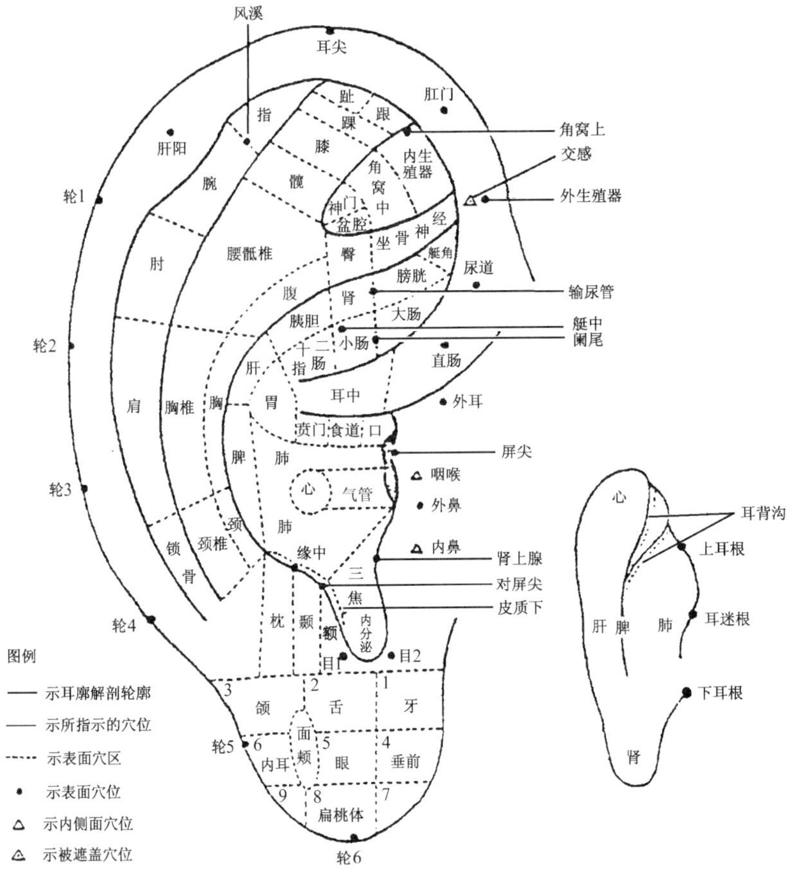

图 4-2 常用耳穴分布示意图

17．耳甲 部分耳轮和对耳轮、对耳屏及外耳门之间的凹窝。由耳甲艇、耳甲腔两部分组成。

18．耳甲腔 耳轮脚以下的耳甲部。

19．耳甲艇 耳轮脚以上的耳甲部。

20．外耳门 耳甲腔前方的孔窍。

四、耳穴分布

（一）耳穴分布规律

耳穴是指分布在耳部上的一些特定穴位。耳穴在耳部的分布有一定的规律，形如倒置的胚胎：①与头面相应的穴位在耳垂。②与上肢相应的穴位在耳舟。③与胸腔内脏相应的穴位在耳甲腔。④与腹腔内脏相应的耳穴分布在耳甲艇。⑤与消化道相应的耳穴分布在耳轮脚周围。⑥与泌尿道相应的耳穴分布在耳轮下脚与耳甲艇交界处。⑦与脊柱和躯干相应的耳穴分布在对耳轮上。⑧与下肢相应的穴位在对耳轮上、下脚。⑨与盆腔相应的耳穴分布在三角窝。

（二）耳穴定位及主治

耳穴的分布见图 4-2。

1．耳轮穴位 将耳轮分为 12 个区。耳轮脚为耳轮 1 区。耳轮脚切迹到对耳轮下脚上缘之间的耳轮分为 3 等份，自下向上依次为耳轮 2 区、3 区、4 区；对耳轮下脚上缘到对耳轮上脚前缘之间的耳轮为耳轮 5 区；对耳轮上脚缘到耳尖之间的耳轮为耳轮 6 区；耳尖到耳轮结节上缘为耳轮 7 区；耳轮结节上缘到耳轮结节下缘为耳轮 8 区。耳轮结节下缘到轮垂切迹之间的耳轮分为 4 等份，自上而下依次为耳轮 9 区、10 区、11 区和 12 区（表 4-1）。

表 4-1　耳轮穴位部位及主治

穴名	部位	主治
耳中	在耳轮脚处，即耳轮 1 区	呃逆、荨麻疹、皮肤瘙痒症、小儿遗尿、出血性疾病
直肠	在耳轮脚棘前上方的耳轮处，即耳轮 2 区	便秘、腹泻、脱肛、痔疮
尿道	在直肠上方的耳轮处，即耳轮 3 区	尿频、尿急、尿痛、尿潴留
外生殖器	在对耳轮下脚前方的耳轮处，即耳轮 4 区	睾丸炎、附睾炎、外阴瘙痒症
肛门	在三角窝前方的耳轮处，即耳轮 5 区	痔疮、肛裂
耳尖	在耳郭向前对折的上部尖端处，即耳轮 6、7 区交界处	发热、高血压、急性结膜炎、麦粒肿、牙痛、失眠
结节	在耳轮结节处，即耳轮 8 区	头晕、头痛、高血压
轮 1	在耳轮结节下方的耳轮处，即耳轮 9 区	发热、扁桃体炎、上呼吸道感染
轮 2	在轮 1 区下方的耳轮处，即耳轮 10 区	发热、扁桃体炎、上呼吸道感染
轮 3	在轮 2 区下方的耳轮处，即耳轮 11 区	发热、扁桃体炎、上呼吸道感染
轮 4	在轮 3 区下方的耳轮处，即耳轮 12 区	发热、扁桃体炎、上呼吸道感染

2. 对耳轮穴位　将对耳轮分为 13 区。对耳轮上脚分为上、中、下 3 等份；下 1/3 为对耳轮 5 区，中 1/3 为对耳轮 4 区；再将上 1/3 分为上、下 2 等份，下 1/2 为对耳轮 3 区，再将上 1/2 分为前后 2 等份，后 1/2 为对耳轮 2 区，前 1/2 为对耳轮 1 区。对耳轮下脚分为前、中、后 3 等份，中、前 2/3 为对耳轮 6 区，后 1/3 为对耳轮 7 区。对耳轮体从对耳轮上、下脚分叉处至轮屏切迹分为 5 等份，再沿对耳轮耳甲缘将对耳轮体分为前 1/4 和后 3/4 两部分，前上 2/5 为对耳轮 8 区，后上 2/5 为对耳轮 9 区，前中 2/5 为对耳轮 10 区，后中 2/5 为对耳轮 11 区，前下 1/5 为对耳轮 12 区，后下 1/5 为对耳轮 13 区（表 4-2）。

表 4-2　对耳轮穴位部位及主治

穴名	部位	主治
跟	在对耳轮上脚前上部，即对耳轮 1 区	足跟痛
趾	在耳尖下方的对耳轮上脚后上部，即对耳轮 2 区	甲沟炎、趾部疼痛
踝	在趾、跟区下方处，即对耳轮 3 区	踝关节扭伤
膝	在对耳轮上脚中 1/3 处，即对耳轮 4 区	膝关节疼痛、坐骨神经痛
髋	在对耳轮上脚的下 1/3 处，即对耳轮 5 区	髋关节疼痛、坐骨神经痛、腰骶部疼痛
坐骨神经	在对耳轮下脚的前 2/3 处，即对耳轮 6 区	坐骨神经痛、下肢瘫痪

续表

穴名	部位	主治
交感	在对耳轮下脚末端与耳轮内缘相交处，即对耳轮 6 区前端	胃肠痉挛、心绞痛、胆绞痛、输尿管结石、自主神经功能紊乱
臀	在对耳轮下脚的后 1/3 处，即对耳轮 7 区	坐骨神经痛、臀筋膜炎
腹	在对耳轮体前部上 2/5 处，即对耳轮 8 区	腹痛、腹胀、腹泻、急性腰扭伤、痛经、产后宫缩痛
腰骶椎	在腹区后方，即对耳轮 9 区	腰骶部疼痛
胸	在对耳轮体前部中 2/5 处，即对耳轮 10 区	胸胁疼痛、肋间神经痛、胸闷、乳腺炎
胸椎	在胸区后方，即对耳轮 11 区	胸痛、经前乳房胀痛、乳腺炎、产后泌乳不足
颈	在对耳轮体前部下 1/5 处，即对耳轮 12 区	落枕、颈椎疼痛
颈椎	在颈区后方，即对耳轮 13 区	落枕、颈椎综合征

3. 耳舟穴位　将耳舟分为 6 等份，自上而下依次为耳舟 1 区、2 区、3 区、4 区、5 区、6 区（表 4-3）。

表 4-3　耳舟穴位部位及主治

穴名	部位	主治
指	在耳舟上方处，即耳舟 1 区	甲沟炎、手指麻木和疼痛
腕	在指区的下方处，即耳舟 2 区	腕部疼痛
风溪	在耳轮结节前方，指区与腕区之间，即耳舟 1、2 区交界处	荨麻疹、皮肤瘙痒症、过敏性鼻炎
肘	在腕区的下方处，即耳舟 3 区	肱骨外上髁炎、肘部疼痛
肩	在肘区的下方处，即耳舟 4、5 区	肩关节周围炎、肩部疼痛
锁骨	在肩区的下方处，即耳舟 6 区	肩关节周围炎

4. 耳垂穴位　将耳垂分为 9 区。在耳垂上线至耳垂下缘最低点之间划两条等距离平行线，于上平行线上引两条垂直等份线，将耳垂分为 9 个区，上部由前到后依次为耳垂 1 区、2 区、3 区；中部由前到后依次为耳垂 4 区、5 区、6 区；下部由前到后依次为耳垂 7 区、8 区、9 区（表 4-4）。

表 4-4　耳垂穴位部位及主治

穴名	部位	主治
牙	在耳垂正面前上部，即耳垂 1 区	牙痛、牙周炎、低血压
舌	在耳垂正面中上部，即耳垂 2 区	舌炎、口腔炎
颌	在耳垂正面后上部，即耳垂 3 区	牙痛、颞颌关节功能紊乱症
垂前	在耳垂正面前中部，即耳垂 4 区	神经衰弱、牙痛

续表

穴名	部位	主治
眼	在耳垂正面中央部，即耳垂5区	急性结膜炎、电光性眼炎、麦粒肿、近视
内耳	在耳垂正面后中部，即耳垂6区	内耳性眩晕症、耳鸣、听力减退、中耳炎
面颊	在耳垂正面与内耳区之间，即耳垂5、6区交界处	面瘫、三叉神经痛、痤疮、扁平疣、面肌痉挛、腮腺炎
扁桃体	在耳垂正面下部，即耳垂7、8、9区	扁桃体炎、咽炎

5. 三角窝穴位　将三角窝分为5区。三角窝由耳轮内缘至对耳轮上、下脚分叉处分为前、中、后3等份，中1/3为三角窝3区；再将前1/3分为上、中、下3等份，上1/3为三角窝1区，中、下2/3为三角窝2区；再将后1/3分为上、下2等份，上1/2为三角窝4区，下1/2为三角窝5区（表4-5）。

表4-5　三角窝穴位部位及主治

穴名	部位	主治
角窝上	在三角窝前1/3的上部，即三角窝1区	高血压
内生殖器	在三角窝前1/3的下部，即三角窝2区	痛经、月经不调、白带过多、功能性子宫出血、阳痿、遗精、早泄
角窝中	在三角窝中1/3处，即三角窝3区	哮喘
神门	在三角窝后1/3的上部，即三角窝4区	失眠、多梦、戒断综合征、癫痫、高血压、神经衰弱、痛证
盆腔	在三角窝后1/3的下部，即三角窝5区	盆腔炎、附件炎

6. 耳甲穴位　将耳甲用标志点、线分为18个区。在耳轮的内缘上，设耳轮脚切迹至对耳轮下脚间中、上1/3交界处为A点；在耳甲内，由耳轮脚消失处向后作一水平线与对耳轮耳甲缘相交，设交点为D点；设耳轮脚消失处至D点连线中、后1/3交界处为B点；设外耳道口后缘上1/4与下3/4交界处为C点；从A点向B点作一条与对耳轮耳甲艇缘弧度大体相仿的曲线；从B点向C点作一条与耳轮脚下缘弧度大体相仿的曲线（图4-3）。

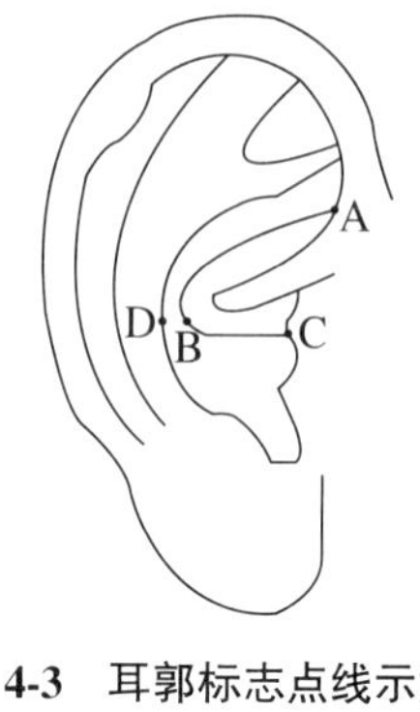

图4-3　耳郭标志点线示意图

将BC线前段与耳轮脚下缘间分成3等份，前1/3为耳甲1区，中1/3为耳甲2区，后1/3为耳甲3区。ABC线前方，耳轮脚消失处为耳甲4区。将AB线前段与耳轮脚上缘及部分耳轮内缘间分成3等份，后1/3为5区，中1/3为6区，前1/3为7区。

将对耳轮下脚下缘前、中1/3交界处与A点连线，该线前方的耳甲艇部为耳甲8区。将AB线前段与对耳轮下脚下缘间耳甲8区以后的部分，分为前、后2等份，前1/2为耳甲9区，后1/2为耳甲10区。在AB线后段上方的耳甲艇部，将耳甲10区后缘与BD线之间分成上、下2等份，上1/2为耳甲11区，下1/2为耳甲12区。由轮屏切迹至B点作连线，该线后方、BD线下方的耳甲腔部为耳甲13区。以耳甲腔中央为圆心，圆心与BC线间距离的

1/2 为半径作圆，该圆形区域为耳甲 15 区。过 15 区最高点及最低点分别向外耳门后壁作两条切线，切线间为耳甲 16 区。15、16 区周围为耳甲 14 区。将外耳门的最低点与对耳屏耳甲缘中点相连，再将该线以下的耳甲腔部分为上、下 2 等份，上 1/2 为耳甲 17 区，下 1/2 为耳甲 18 区（表 4-6）。

表 4-6　耳甲穴位部位及主治

穴名	部位	主治
口	在耳轮脚下方前 1/3 处，即耳甲 1 区	面瘫、口腔炎、胆囊炎、胆石症、戒断综合征、牙周炎、舌炎
食道	在耳轮脚下方中 1/3 处，即耳甲 2 区	食管炎、食管痉挛
贲门	在耳轮脚下方后 1/3 处，即耳甲 3 区	贲门痉挛、神经性呕吐
胃	在耳轮脚消失处，即耳甲 4 区	胃痉挛、胃炎、胃溃疡、消化不良、恶心呕吐、前额痛、牙痛、失眠
十二指肠	在耳轮脚及部分耳轮与 AB 线之间的后 1/3 处，即耳甲 5 区	十二指肠溃疡、胆囊炎、胆石症、幽门痉挛、腹胀、腹泻、腹痛
小肠	在耳轮脚及部分耳轮与 AB 线之间的中 1/3 处，即耳甲 6 区	消化不良、腹痛、腹胀、心动过速
大肠	在耳轮脚及部分耳轮与 AB 线之间的前 1/3 处，即耳甲 7 区	腹泻、便秘、咳嗽、牙痛、痤疮
阑尾	在小肠区与大肠区之间，即耳甲 6、7 区交界处	单纯性阑尾炎、腹泻
艇角	在对耳轮下脚下方前部，即耳甲 8 区	前列腺炎、尿道炎
膀胱	在对耳轮下脚下方中部，即耳甲 9 区	膀胱炎、遗尿、尿潴留、腰痛、坐骨神经痛、后头痛
肾	在对耳轮下脚下方后部，即耳甲 10 区	腰痛、耳鸣、神经衰弱、肾盂肾炎、遗尿、遗精、阳痿、早泄、哮喘、月经不调
输尿管	在肾区与膀胱区之间，即耳甲 9、10 区交界处	输尿管结石绞痛
胰胆	在耳甲艇的后上部，即耳甲 11 区	胆囊炎、胆石症、胆道蛔虫症、偏头痛、带状疱疹、中耳炎、耳鸣、急性胰腺炎
肝	在耳甲艇的后下部，即耳甲 12 区	胁痛、眩晕、经前期紧张症、月经不调、更年期综合征、高血压、近视、单纯性青光眼
艇中	在小肠区与肾区之间，即耳甲 6、10 区交界处	腹痛、腹胀、胆道蛔虫症
脾	在 BD 线下方，耳甲腔的后上部，即耳甲 13 区	腹胀、腹泻、便秘、厌食、功能性子宫出血、白带过多、内耳性眩晕
心	在耳甲腔正中凹陷处，即耳甲 15 区	心动过速、心律不齐、心绞痛、无脉症、神经衰弱、癔病、口舌生疮
气管	在心区与外耳门之间，即耳甲 16 区	哮喘、支气管炎

续表

穴名	部位	主治
肺	在心、气管区周围处，即耳甲 14 区	咳嗽、胸闷、声音嘶哑、皮肤瘙痒症、荨麻疹、便秘、戒断综合征
三焦	在外耳门后下，肺与内分泌区之间，即耳甲 17 区	便秘、腹胀、上肢外侧疼痛
内分泌	在屏间切迹内，耳甲腔的前下部，即耳甲 18 区	痛经、月经不调、更年期综合征、痤疮、甲状腺功能减退或亢进症

7. 耳屏穴位　将耳屏分成 4 区。耳屏外侧面分为上、下 2 等份，上部为耳屏 1 区，下部为耳屏 2 区。将耳屏内侧面分为上、下 2 等份，上部为耳屏 3 区，下部为耳屏 4 区（表 4-7）。

表 4-7　耳屏穴位部位及主治

穴名	部位	主治
上屏	在耳屏外侧面上 1/2 处，即耳屏 1 区	咽炎、鼻炎、单纯性肥胖
下屏	在耳屏外侧面下 1/2 处，即耳屏 2 区	鼻炎、鼻塞、单纯性肥胖
外耳	在屏上切迹前方近耳轮部，即耳屏 1 区上缘处	外耳道炎、中耳炎、耳鸣
屏尖	在耳屏游离缘上部尖端，即耳屏 1 区后缘处	发热、牙痛、斜视
外鼻	在耳屏外侧面中部，即耳屏 1、2 区之间	鼻前庭炎、鼻炎
肾上腺	在耳屏游离缘下部尖端，即耳屏 2 区后缘处	低血压、风湿性关节炎、腮腺炎、眩晕、哮喘、休克、过敏性疾病
咽喉	在耳屏内侧面上 1/2 处，即耳屏 3 区	声音嘶哑、咽炎、扁桃体炎
内鼻	在耳屏内侧面下 1/2 处，即耳屏 4 区	鼻炎、上颌窦炎、鼻衄
屏间前	在屏间切迹前方耳屏最下部，即耳屏 2 区下缘处	咽炎、口腔炎、眼病

8. 对耳屏穴位　将对耳屏分为 4 区。由对屏尖及对屏尖至轮屏切迹连线之中点，分别向耳垂上线作两条垂线，将对耳屏外侧面及其后部分成前、中、后 3 区，前为对耳屏 1 区、中为对耳屏 2 区、后为对耳屏 3 区，对耳屏内侧面为对耳屏 4 区（表 4-8）。

表 4-8　对耳屏穴位部位及主治

穴名	部位	主治
额	在对耳屏外侧面的前部，即对耳屏 1 区	前额痛、头晕、失眠、多梦
屏间后	在屏间切迹后方对耳屏前下部，即对耳屏 1 区下缘处	额窦炎、眼病
颞	在对耳屏外侧面的中部，即对耳屏 2 区	偏头痛、头晕
枕	在对耳屏外侧面的后部，即对耳屏 3 区	头晕、头痛、癫痫、哮喘、神经衰弱

续表

穴名	部位	主治
皮质下	在对耳屏内侧面，即对耳屏4区	痛证、神经衰弱、假性近视、失眠
对屏尖	在对耳屏游离缘的尖端，即对耳屏1、2、4区交点处	哮喘、腮腺炎、睾丸炎、附睾炎、神经性皮炎
缘中	在对耳屏游离缘上，对屏尖与轮屏切迹之中点处，即对耳屏2、3、4区交点处	遗尿、内耳性眩晕、尿崩症、功能性子宫出血
脑干	在轮屏切迹处，即对耳屏3、4区之间	眩晕、后头痛、假性近视

9. 耳背穴位　将耳背分为5区。分别过对耳轮上、下脚分叉处耳背对应点和轮屏切迹耳背对应点作两条水平线，将耳背分为上、中、下3部，上部为耳背1区，下部为耳背5区，再将中部分为内、中、外3等份，内1/3为耳背2区、中1/3为耳背3区、外1/3为耳背4区（表4-9）。

表4-9　耳背穴位部位及主治

穴名	部位	主治
耳背心	在耳背上部，即耳背1区	心悸、失眠、多梦
耳背肺	在耳背中内部，即耳背2区	哮喘、皮肤瘙痒症
耳背脾	在耳背中央部，即耳背3区	胃痛、消化不良、厌食
耳背肝	在耳背中外部，即耳背4区	胆囊炎、胆石症、胁痛
耳背肾	在耳背下部，即耳背5区	头痛、头晕、神经衰弱
耳背沟	在对耳轮沟和对耳轮上、下脚沟处	高血压、皮肤瘙痒症

五、施术准备

1. 按相应部位取穴　当机体患某种病时，在耳部的相应部位上有一定的敏感点，该穴位便是本病的首选穴位，如胃痛取“胃”穴等。

2. 脏腑辨证取穴　根据藏象理论，按各脏腑的生理功能和病理反应进行辨证取穴。如脱发取“肾”穴；皮肤病取“肺”和“大肠”穴等。

3. 经络辨证取穴　根据十二经脉循行和其病候选取穴位。如坐骨神经痛，取“膀胱”或“胰胆”穴；牙痛取“大肠”穴等。

4. 按现代医学理论取穴　如炎性疾病、哮喘取“肾上腺”穴；疼痛、炎症取神门、皮质下；月经不调取内分泌。

六、操作方法

1. 耳穴探查法

（1）望诊：当人体脏腑或四肢躯干有病时，可以在耳部的一定部位出现各种阳性反应，如变形、变色、丘疹、脱屑、结节、充血、凹陷、小水疱等。

（2）压痛：在患者耳部病变的相应部位，用探针、火柴梗或毫针柄等，用轻、慢、均匀的压力寻找压痛点。

（3）测定电阻改变：通常用电阻测定仪测定皮肤电阻的良导点，低电阻点的耳穴可反应在仪器的显示屏、指示灯或声音的改变。

2. 选穴　诊断明确后，根据耳穴的选穴方法取穴，或用耳穴探查方法在耳部上获得阳性反应点，确立处方。

3. 消毒　用 75% 乙醇对耳穴进行消毒。

4. 埋豆　埋豆多选用王不留行籽、油菜籽、莱菔子、小磁珠等。①先将其贴在 0.5cm × 0.5cm 小方块胶布中央。②然后一手捏住耳部，另一手用探棒按压耳穴，寻找敏感点。③再将耳豆贴敷于耳穴上，并给予适当按压，使耳郭有发热、胀痛感。④主要贴压患病侧耳穴，也可双侧同时贴压或交替贴压。⑤一般每天患者可自行按压 2 ～ 4 次，贴好的耳豆可保留 3 ～ 5 天，复诊时按病情酌情增减或更换穴位。

七、注意事项

1. 操作所选用的王不留行籽及胶布等应常规消毒，以防感染。
2. 胶布不能潮湿，不能污染，对胶布过敏的患者应改用其他耳穴刺激方法。
3. 贴压后患者自行按摩时，以按压为主，切勿揉搓，以免搓破皮肤造成耳穴感染。
4. 夏季贴敷时间不要太久，冬季耳有冻疮或其他疾病时，也不能时间太久。
5. 对扭伤和有运动障碍的患者，按压后宜适当活动患部，有助于提高疗效。
6. 有习惯性流产的孕妇和严重心脏病患者禁用此法。

八、临床应用举例

1. 支气管哮喘　实证气管、交感、内分泌；风寒外束加皮质下、肺，邪热伤肺加耳尖、胃、耳迷根，痰湿阻肺加脾、三焦、枕。虚证取肾、皮质下、肾上腺；肺肾气虚加肺，脾肾阳虚加脾、兴奋点。随症选穴：过敏性，取风溪、神门、枕、肾上腺；咳嗽为主，取肺、大肠；感染痰多，取大肠、耳尖、口、三焦、脑干；气喘为主，取肺、对屏间、肾、神门、枕；发热，耳尖、皮质下点刺放血；巩固疗效，取脾、肺、肾、三焦、内分泌。

2. 高血压　实证、虚证均取降压点、皮质下、交感；肝阳上亢加耳尖、耳背静脉、高血压点、肝、肝阳等放血，痰湿壅盛加内分泌、胰胆、三焦。虚证取神门、内分泌、脑、耳后肾穴；阴虚阳亢加肾、神门、耳背沟放血，阴阳两虚加头昏点、枕、耳背肾。随症选穴：头晕甚者，加外耳、枕、头昏点；头痛加额、枕；肢体麻木、舌强语蹇者加心、脑干；伴血脂高、血流变异常加肝、脾；合脑损伤加交感、皮质下、枕、缘中；合心损伤加心、交感、耳背心、耳背肾、耳迷根；肾损伤加肾、内分泌。

3. 失眠　实证、虚证均取心、皮质下、小肠；肝气郁结加肝、肝阳、交感、耳尖，胃失和降加胃、胰胆、三焦；心脾血虚加脾、垂前、神经衰弱区，心胆气虚加枕、胰胆、失眠，心肾阴虚加肾、神门、内生殖器。随选穴症：记忆力减退加兴奋点、额；入睡难而早醒，重用垂前；心搏加快，加十二指肠、小肠、耳迷根。

4. 更年期综合征　取内生殖器、内分泌、卵巢、丘脑、肾。肝肾阴虚加肝、肾上腺；脾肾阳虚加脾、皮质下。随症选穴：心悸加心、皮质下、小肠；失眠严重加神经衰弱区、垂前、皮质下、神门；烦躁易怒加肝阳、三焦；五心烦热加交感、耳尖放血；便溏浮肿加脾、三焦；血压偏高加降压点、耳背沟、耳尖放血；汗多、面色潮红加交感、面颊、肺。

思考题

1．简述耳穴埋豆法的适应证和禁忌证。
2．耳部的表面结构包括哪些部分？
3．试述耳穴的分布规律。
4．试述耳穴探查的方法。
5．简述耳穴埋豆法的注意事项。

（马雪玲）

第四节　拔罐法

拔罐法是以罐为工具，利用燃烧热力排出罐内的空气形成负压，使罐吸附在相应的皮肤穴位上，造成局部瘀血现象，达到温经通络、祛风散寒、消肿止痛、吸毒排脓为目的的一种操作方法。

一、适应证

1．风寒湿邪而致的腰背酸痛、痛经等。
2．脏腑功能紊乱所致的虚寒性咳嗽、咳喘、消化不良、胃脘痛等。
3．疮疡及毒蛇咬伤的急救排毒。

二、禁忌证

1．高热抽搐，凝血机制障碍患者。
2．皮肤过敏、溃疡破溃处，肿瘤和大血管处。
3．孕妇腹部及腰骶部等。

三、用物准备

中医护理盘（拔罐盘）、95% 乙醇棉球、止血钳、罐具、打火机、棉签、浴巾、记号笔、治疗碗（盛水）、纱布、医嘱卡、手消毒液，必要时备凡士林、纸巾、屏风。

四、操作方法

1．操作者衣帽整齐，洗手，戴口罩。
2．核对医嘱，携用物至病床旁。再次核对患者身份信息，解释，取得患者理解与配合。
3．体位舒适合理，暴露拔罐部位；注意保暖，保护隐私。
4．再次核对；清洁皮肤，按医嘱进行定位。
5．罐的吸附方法：火吸法、水吸法、负压吸引法，其中以火吸法最为常用。常用的火吸法包括闪火法、投火法、贴棉法。
（1）闪火法：一手持镊子或止血钳夹住 95% 乙醇棉球，点燃后在罐内中下段环绕（勿烧罐口）一圈后，迅速将罐扣在应拔的穴位上。

（2）投火法：将乙醇棉球或纸片点燃后投入罐内，迅速将罐扣在所选部位。

（3）贴棉法：将蘸有乙醇的棉球贴在罐内中部，点燃后迅速将罐扣在需拔部位。

6．拔罐方法

（1）留罐：又称坐罐。是指拔罐后将罐留置在皮肤上 10 ～ 15min，然后一手按压罐口皮肤，使空气进入罐内，另一手将罐取下。

（2）走罐：是指在欲拔部位涂一些润滑油，将罐拔好后，用手握住，在皮肤表面循经络走向或相应部位往返推移，直至皮肤充血为止。一般应用于面积较大、肌肉丰厚的部位。

（3）闪罐：是指将罐拔住后立即取下，反复拔住、取下，直至局部皮肤出现充血、瘀血为止。

（4）针罐：在选定的部位上，先用针刺，得气后留针，再将罐以针为中心进行留罐 5 ～ 10min，然后起罐拔针。

7．留罐期间随时检查火罐吸附情况，检查局部皮肤红紫的程度，皮肤有无烫伤或小水疱，询问患者感受。

8．起罐：一手按压罐口皮肤，使空气进入罐内，另一手将罐取下。

9．整理床单位，合理安排体位，告知注意事项。

10．洗手，记录结束留罐时间并签名。

11．整理用物，消毒罐具。

五、注意事项

1．遵医嘱实施拔罐，正确选择拔罐部位及方法。

2．取合理体位，充分暴露拔罐部位，注意保暖及保护隐私。

3．操作前检查罐口是否光滑、有无裂缝。根据不同部位，选用大小适宜的火罐。

4．拔罐时动作要稳、准、快，起罐时切勿强拉。拔罐过程中要观察火罐吸附情况和皮肤颜色。注意询问患者感受，如有不适，及时起罐，防止烫伤。

5．拔罐时选择肌肉丰厚的部位，骨骼凹凸不平和毛发较多处不宜拔罐，凝血机制障碍者、局部溃疡、水肿、大血管处以及孕妇腰骶部、腹部不宜拔罐。

6．在使用多罐时，火罐排列的距离适宜，否则因火罐牵拉会产生疼痛。

7．起罐后，一般局部皮肤呈现红晕或紫绀色（瘀血），为正常现象，会自行消退。如局部瘀血严重者，不宜在原位再拔。如局部出现小水疱，可不必处理；如水疱较大，消毒局部皮肤后，用注射器抽出液体，覆盖无菌纱布。

8．操作完毕后，记录拔罐的部位、时间及患者的感受等情况。使用过的火罐均应消毒晾干后备用。

六、临床应用举例

1．感冒　主穴：大椎至腰阳关督脉循行线，膀胱经风门、肺俞及其循行线，委中、曲池。配穴：风热者加曲池、尺泽；暑湿者加足三里、阴陵泉；头痛者加印堂、太阳；经脉循行线采取走罐法，而穴位采取留罐 10min 后起罐。

2．腰痛证　主穴：取局部阿是穴、足太阳经穴为主，阿是穴、大肠俞、委中；配穴：寒湿腰痛者加腰阳关；肾虚腰痛者加肾俞、命门。

3. 胃痛　主穴取中脘、内关、足三里。配穴：寒邪犯胃者加胃俞；饮食停滞者加下脘；脾胃湿寒者加气海、关元。

4. 咳嗽　主穴：取穴列缺、合谷、肺俞。配穴：风寒者加风门、太渊；风热者加大椎、曲池；肺阴亏虚者加膏肓。

知识链接

罐的种类

竹罐：将竹子截成6～8cm长的圆管，一端留节做底，另一端做罐口，用砂纸磨光，使罐口光滑平整。具有轻巧、价廉、不易摔碎且取材容易、制作简便等优点。缺点是易爆裂漏气。

玻璃罐：在临床应用最广泛，其形如球状，罐口平滑，可做成不同大小的型号。优点是质地透明，使用时可以让人看见皮肤的瘀血程度，便于掌握时间。缺点是容易破碎。

抽气罐：用青、链霉素药瓶或类似的小药瓶，将瓶底切去磨平，切口须光洁，瓶口的橡皮塞须保留完整，以便抽气时使用。现在有用透明塑料制成的，上面加置活塞，便于抽气。缺点是易破碎。

思考题

1. 简述拔罐法的适应证和禁忌证。
2. 拔罐方法有哪几种？简述其操作要点。
3. 简述拔罐法的注意事项。

（秦元梅）

第五节　刮痧法

刮痧法是应用边缘钝滑的器具，如牛角刮板、瓷匙等，在患者体表一定部位反复刮动，使局部皮下出现瘀斑，使脏腑秽浊之气经腠理通达于外，从而促使气血流畅，达到防治疾病的一种操作方法，属于砭石疗法、刺络疗法的一种。

一、适应证

1. 内科病证：感冒、发热、咳嗽、中暑、头痛、眩晕、晕动症、脑中风后遗症、三叉神经痛、心悸、失眠、呕吐、泄泻、呃逆、胃痛等。

2. 骨外科病证：颈椎病、肩周病、软组织损伤等；痔疮、荨麻疹等。

3. 五官科病证：牙痛、鼻出血、近视、咽喉肿痛、过敏性鼻炎、耳聋、耳鸣等。

4. 妇科病证：月经不调、痛经、带下病、产后缺乳、慢性盆腔炎等。

5. 儿科病证：发热、惊风、疳积、腹泻、遗尿等。

6. 其他：用于减肥、美容。

二、禁忌证

1. 危重病证，如严重心脑血管疾病、中风，以及有出血倾向者。

2. 形体过于消瘦者。

3. 皮肤破损和病变部位，水肿患者。

三、用物准备

中医护理盘（刮痧盘）、弯盘、刮具、纱布、治疗碗（内盛少量清水、油剂或药液）、纱布，必要时备浴巾、屏风等。

四、操作方法

1. 操作者衣帽整齐，洗手，戴口罩。

2. 核对患者身份信息，解释，取得患者理解与配合，关闭门窗。

3. 体位舒适合理，暴露刮痧部位，注意保暖，保护隐私。

4. 再次核对，遵医嘱确定刮痧部位。

5. 检查刮具边缘有无缺损；手持刮具蘸水、油或药液，在选定部位使刮痧用具与皮肤保持 45°～90°，从上至下、由内向外，单一方向刮擦局部皮肤；一般每个部位刮擦 20 次左右。

6. 如皮肤干涩，随时蘸湿再刮，直至皮肤发红或红紫色痧点出现，时间合理。

7. 随时观察病情变化，发现异常应立即停刮，报告医师，配合处理。

8. 清洁局部皮肤，保暖。

9. 整理床单位，合理安排体位，告知注意事项。

10. 整理用物，洗手，记录，签名。

五、注意事项

1. 遵医嘱实施刮痧治疗，根据部位选择适宜的刮痧用具。

2. 室温保持在 22～24℃，暴露刮痧部位，注意保暖和保护隐私。

3. 刮痧手法、力度以患者能耐受为度，以局部皮肤发红或有紫色痧点为宜，但不强求出痧，禁用暴力。婴幼儿皮肤娇嫩，可使用间接刮法，老年人刮痧力度宜轻柔。

4. 勿在患者过饥、过饱和过度紧张的情况下实施刮痧。宜饭后 1～2h 刮痧。

5. 形体过于消瘦、皮肤病变、有出血倾向者不宜刮痧，关节部位、脊柱、头面部禁止采用重手法，刮痧时间宜相对较短。

6. 糖尿病患者皮肤耐受性差，血管脆性增加，刮痧的力度不宜过大，速度不宜过快，时间不宜过长。下肢静脉曲张及下肢浮肿者，宜从下往上刮。

7．刮痧过程中询问患者有无不适，如果出现头晕、恶心，甚至晕厥等现象称为晕痧，应立即停止，迅速让其平卧，报告医师，配合处理。

8．刮痧后，记录刮痧的部位、时间及患者感受等情况；嘱患者休息，适当饮温水，禁食生冷、酸辣、油腻或难消化之品。

9．刮痧间隔时间一般为 3 ～ 6 天，或以痧斑消退为宜。

10．使用过的刮具应清洁消毒，擦干备用。

六、临床应用举例

1. 感冒　主刮列缺、合谷、大椎、太阳、风池。风寒感冒者加风门、肺俞；风热感冒者加曲池、尺泽。

2. 腰痛病　先刮颈后风府穴，再点刮腰部阿是穴、肾俞、腰阳关，最后是委中。

3. 头痛　外感头痛者，点刮百会、太阳、风池、列缺；内伤头痛者，点刮百会、头维、风池、足三里。

4. 项痹　刮头部、颈肩部。头部采用梳刮法，从前额发际处及双侧太阳穴处向后发际处做有规律的单方向刮拭，重点刮太阳、百会和风池；刮颈部正中，风府至大椎 10 ～ 20 次。刮颈部脊柱两侧膀胱经循行区域，每侧 20 ～ 30 次为宜；刮颈部外侧，轻刮两侧风池至肩井，每侧 20 ～ 30 次为宜，肩井穴可采用点压法、按揉法。

知识链接

刮痧疗法的来历

“刮痧”这个“痧”字也就是“痧症”。这种疗法起源于旧石器时代，人们患病时，出于本能地用手或石片抚摩、捶击身体表面的某一部位，有时竟然能使疾病得到缓解。通过长期的实践与积累，逐步形成了砭石治病的方法，这也是刮痧疗法的雏形。刮痧疗法历史悠久，源远流长，其确切的发明年代及发明人难以考证。较早记载这一疗法的是元代医家危亦林在公元 1337 年撰成的《世医得效方》。“痧”字从“沙”衍变而来。最早“沙”是指一种病证。刮痧使体内的痧毒，即体内的病理产物得以外排，从而达到治愈痧证的目的。因很多病症刮拭过的皮肤表面会出现红色、紫红色或暗青色的类似“沙”样的斑点，人们逐渐将这种疗法称为“刮痧疗法”。

思考题

1．简述刮痧法的适应证和禁忌证。

2．简述刮痧法的操作要点。

3．简述刮痧法的注意事项。

（秦元梅）

第六节 热熨法

热熨法是将中药和适当的辅料经过加热处理后，在患处或相应穴位上适时或回旋运动，借助温热之力将药性通过体表毛窍透入经络、血脉，达到温中散寒、镇痛消肿、调节脏腑阴阳，从而达到防病治病的一种操作方法。

一、适应证

1．脾胃虚寒引起的泄泻、脘腹部胀满、疼痛、呕吐等。

2．风寒湿痹引起的关节冷痛、麻木、沉重、酸胀等。

3．跌打损伤。

二、禁忌证

1．各种原因所致的高热、急性炎症等属于实热证者。

2．癌肿、局部皮肤溃烂、急性出血性疾病。

3．孕妇的腹部和腰骶部。

三、用物准备

治疗盘、治疗碗、遵医嘱配制中药、坎离砂、布袋、白酒或食醋、炒具（竹筷或竹铲）、炒锅、电炉、布袋、凡士林、棉签，必要时备大毛巾、屏风等。

四、操作方法

1．操作者衣帽整齐，洗手，戴口罩。

2．核对药物，将药用白酒或食醋搅拌后置于锅中，用文火炒至 60 ～ 70℃装袋，大毛巾保温；或将坎离砂放于治疗碗内加入适量食醋搅拌均匀，装入布袋用力搓，使温度升高。

3．核对姓名、诊断，解释，暴露药熨部位，保暖，遮挡，保护隐私。

4．遵医嘱确定药熨部位。

5．局部涂凡士林，将药袋置于患处熨敷，随时移动药袋，用力均匀，来回推熨，开始时用力轻而速度快，随着药温降低则用力增加同时速度减慢，药袋温度过低时及时加温。

6．观察患者对热感的反应及局部皮肤情况，一旦出现水疱应立即停止，报告医师及时处理。

7．清洁局部皮肤，协助患者穿衣，取舒适体位，整理床单位，清理用物。

五、注意事项

1．热熨前嘱患者排空小便，冬季注意保暖。

2．烫熨时用毛巾包裹，热熨温度不宜超过 70℃。老年、婴幼儿及感觉障碍者，温度不宜超过 50℃，以免烫伤。

3．操作过程中应注意检查药袋的温度，冷却后应及时更换或加热。

4．药熨过程中要及时观察病情变化，若患者感到疼痛或出现水疱时，立即停止操作，报告医师并配合处理。

5．操作完毕后，记录患者烫熨部位、施灸处皮肤及患者感受等情况。

六、临床应用举例

1．关节肿痛　食盐末适量，文火炒热，装入布袋内，放置患者病痛局部热熨，冷则更换，每次 1h，每日 2 次。

2．胃脘痛　胃痛热熨方，连须葱头 30g，生姜 15g，捣烂炒热，装入布袋，热熨胃脘部，药袋冷则更换，每日 2 次，每次 30min。

3．腹痛　腹痛热熨方，食盐 100g，炒热，布包，遍熨腹部，一般由上而下，由右至左。冷则更换。

4．痛经　丹参 30g，肉桂 25g，粗盐 15g 研成粉末，加黄酒 30ml 炒热，装入布袋热熨下腹部，每次 20min，每日 2 次。

思考题

1．简述热熨法的适应证和禁忌证。
2．简述热熨法的操作要点。
3．简述热熨法的注意事项。

（秦元梅）

第七节　熏洗法

熏洗法属于中医外治法的范畴，是选用一定的中药，经过不同的加热方法，利用药液所蒸发的药气熏蒸患部，待药液稍温后，再洗涤患部，以达到疏通腠理、行气活血、杀虫止痒、清热解毒的一种操作方法。

一、适应证

1．关节疼痛、肿胀、屈伸不利、皮肤瘙痒等。
2．眼科疾病引起的眼结膜红肿、痒痛、糜烂等。
3．肛肠疾患的伤口愈合。
4．妇女会阴部瘙痒。

二、禁忌证

1．急性传染病、严重器质性疾病、有出血倾向者。
2．饱食、饥饿、大汗以及过度疲劳时。
3．妇女妊娠期和月经期不宜进行熏洗疗法，尤其是坐浴法。

三、用物准备

治疗盘、药液、盛装药液的容器、水温计，必要时备屏风及换药用品。

四、操作方法

1．操作者衣帽整齐，洗手，戴口罩。
2．备齐用物至患者床前，核对，解释。
3．遵医嘱配制药液，确定熏洗部位。
4．根据熏洗部位安排患者体位，暴露熏洗部位，关闭门窗，保护隐私。
5．将药液趁热倒入容器，根据不同部位按要求熏蒸。
6．保持药液温度，询问患者有无不适，药液偏凉时随时更换。
7．清洁局部皮肤、擦干。
8．协助患者穿衣，安排舒适卧位，整理床单位，清理用物。

五、注意事项

1．冬季注意保暖，暴露部位尽量加盖衣被。
2．熏洗药温不宜过热，温度适宜，以防烫伤。
3．在伤口部位进行熏洗时，按无菌技术操作进行。
4．包扎部位熏洗时，应揭去敷料，熏洗完毕后更换消毒敷料。
5．所用物品需清洁消毒，用具一人一份消毒，避免交叉感染。

六、临床应用举例

1. 痔疮术后　清热收敛生肌中药汤剂 250ml，加热水至 1000ml，于术后 2 日开始先熏后洗肛门部，每次 30min，每日 2 次。

2. 关节肿痛　活血化瘀、祛风除湿类中药煎汤外用熏洗于关节局部痛处，每次 30min，每日 2 次。

3. 盆腔炎症　以黄柏、苦参等清热利湿中药煎汤外用，烫时熏蒸，稍凉后坐浴，每晚 1 次，每次 30min。

4. 过敏性紫癜　清热除湿、活血化瘀中药煎成汤，加入熏洗仪中，小儿脱掉衣物，置于熏洗仪中全身熏洗，每次 20min，每日 1 次。

思考题

1．简述熏洗法的适应证和禁忌证。
2．简述熏洗法的操作要点。
3．简述熏洗法的注意事项。

（秦元梅）

第八节 贴敷法

贴敷法可分为干性贴敷法和湿性贴敷法。干性贴敷法即穴位贴敷法，是指在特定的穴位上贴敷药物，通过将药物作用于穴位，以治疗疾病的一种操作方法。湿性贴敷法即湿敷法，是将纱布用药液浸透，敷于局部，通过药液的渗透及冷、热原理，达到减轻局部肿胀、疼痛、瘙痒等症状的一种操作方法，具有活血化瘀、消肿止痛、行气消痞、提脓祛腐、避风护肉的功效。

一、适应证

1．内科病证：咳嗽、哮喘、胸痹、胃脘痛、泄泻、晕动症等。

2．外科病证：疮疡肿痛、关节肿痛、肌肉劳损、扭挫伤、湿疹、手足癣。

3．妇儿科病证：月经不调、小儿夜啼、厌食、遗尿、流涎等。

二、禁忌证

1．感染性、过敏性皮肤病及有出血倾向者。

2．孕妇不能应用行气活血的药物，以免发生流产。

三、用物准备

1. 穴位贴敷法　治疗盘、药物（如膏药）、酒精灯、火柴、棉花、0.9% 盐水棉球、棉签、剪刀、弯盘、镊子、汽油或松节油、撒掺药等，必要时备纱布、棉垫、胶布。

2. 湿敷法　中医护理盘（湿敷盘）、药液及容器、敷布、镊子 2 把、弯盘、防水治疗单、无菌纱布等；查对所用药物名称、剂量、温度，必要时根据医嘱调配浓度。

四、操作方法

（一）穴位贴敷法

1．操作者衣帽整齐，洗手，戴口罩。

2．备齐用物至患者床前，核对，解释。

3．核对、诊断，解释，适宜体位，充分暴露贴药部位，保暖，必要时屏风遮挡，保护隐私。

4．遵医嘱确定贴药部位。

5．揭去原来的贴药，擦尽残余药膏，清洁皮肤，剃去较长的毛发，范围应大于膏药面积。

6．发现局部皮肤有丘疹、水疱、红、瘙痒等过敏反应时，立即停止使用，及时处理。

7．根据病灶范围，遵医嘱使用膏药和配制中药。

8．先用背面（布面或纸面）接触患者的皮肤，当患者感觉不烫时，再将膏药贴于患处。

9．协助患者穿衣，舒适体位，整理床单位，清理用物。

（二）湿敷法

1．操作者衣帽整齐，洗手，戴口罩。

2．核对患者身份信息，解释，取得患者理解与配合。

3．体位舒适合理，暴露湿敷部位，注意保暖，保护隐私。

4．再次核对湿敷部位，下垫一次性防水治疗单及无菌纱布。

5．根据湿敷部位选择大小合适的敷料，均匀地沾满药液，以提起敷料不滴为宜。

6．将敷料紧密贴敷在皮肤表面，敷料下无气泡。

7．根据病情选择敷料厚度，以 4 ～ 6 层为宜。

8．根据治疗需求湿敷 5 ～ 10min 后，将敷料再次淋湿，以保持敷料湿度和温度。

9．湿敷时间为 10 ～ 30min，即可将敷料去除。

10．整理床单位，合理安排体位，告知注意事项。

11．清理用物，洗手，记录，签名。

五、注意事项

（一）穴位贴敷法

1．贴药的时间一般视病情而定。

2．膏药应逐渐加温，以烊化为度，过久烘烤易烫伤皮肤或使膏药泥外溢。

3．使用膏药后，如出现皮肤发红，起丘疹、水疱、瘙痒、糜烂时，停止用药，及时报告医师配合处理。

4．膏药不可去之过早，以防创面不慎受伤，再次引起感染。

（二）湿敷法

1．遵医嘱正确选择药物，实施中药湿敷。

2．暴露湿敷部位，注意保暖，保护隐私。

3．注意消毒隔离，避免交叉感染。

4．用 4 ～ 6 层纱布浸透药液，干湿度适中，以不滴水为宜。注意湿敷温度，一般以 38 ～ 41℃为宜，防止烫伤。

5．操作中观察局部皮肤反应，如出现苍白、红斑、水疱、痒痛或破溃等症状，立即停止治疗，报告医师，遵医嘱配合处理。

6．操作完毕，记录湿敷部位、时间、温度及患者感受等。

六、临床应用举例

1. 哮喘　应用止咳平喘祛痰药物，主药有白芥子、甘遂、元胡、细辛等中药磨成粉，加水调成糊状制成膏药，选穴贴肺俞、天突、膻中、定喘。

2. 妊娠剧吐　和胃降逆止吐类中药制成膏药，选穴贴中脘及双侧内关、足三里，嘱患者保留 4 ～ 6h 后揭下。

3. 胃脘痛　温中止痛类中药制膏药，选穴贴中脘、天枢、足三里、神阙。

4. 腹泻　温中止泻中药制成膏药，贴于神阙穴，保留 4 ～ 6h，每日 1 次。

知识链接

穴位贴敷与冬病夏治

“冬病夏治”是根据“春夏养阳，秋冬养阴”的理论，利用夏季人体阳气最旺盛之际，治疗某些虚性、寒性的疾病，最大限度地以阳克寒，达到标本兼治、预防保健的作用。是中医学“天人合一”的整体观和“未病先防”的疾病预防观的具体运用。

冬病夏治的方法很多，如针刺、艾灸、理疗、按摩、穴位贴敷以及内服温养阳气的中药和食物等。经历代中医学家的反复实践、研究，证明于炎热夏季用中药穴位贴敷治疗冬季发作或容易发作的疾病疗效显著。

贴敷疗法一般在夏季三伏天贴敷为最好，三伏是指初伏、中伏、末伏的合称，是一年中最炎热的时候，从夏至后第三个庚日为初伏，第四个庚日为中伏，立秋后第一庚日为末伏。于三伏天各敷1次，连贴3年。病史较长或病情较为顽固者可适当增加贴敷次数，贴敷时间一般不超过24h。

思考题

1．简述贴敷法的适应证和禁忌证。
2．贴敷法有哪两种？简述其操作要点。
3．简述熏洗法的注意事项。

（秦元梅）

第九节　中药保留灌肠法

中药保留灌肠是将中药药液从肛门灌入至直肠或结肠，通过药物对肠黏膜的作用达到治疗多种疾病的方法。临床上常用的中药保留灌肠法有直肠注入法和直肠滴注法两种。中药保留灌肠法具有导便通腑、清热解毒的作用。

一、适应证

1．痢疾、泄泻、便秘、高热不退等。
2．妇科盆腔炎症、盆腔肿块。
3．慢性肾衰竭等。

二、禁忌证

1．肛门、直肠和结肠等手术或大便失禁者。

2．下消化道出血者。

3．妊娠妇女。

三、用物准备

中医护理盘（中药保留灌肠盘）、中药灌肠液（遵医嘱选择）、灌肠器（输液器、一次性导尿管）、水温计、一次性治疗巾、石蜡油纱布、弯盘、PE 手套等。

四、操作方法

1．操作者衣帽整齐，洗手，戴口罩。

2．核对患者身份信息，解释，取得患者理解与配合。

3．患者取侧卧屈膝位，暴露肛门，臀下垫治疗巾，查看肛周皮肤情况，注意保暖，保护隐私。

4．水温计测好药液温度（39 ~ 41℃），倒入灌肠器或输液器内，连接一次性导尿管，润滑前端，排尽空气。

5．再次核对患者身份信息，嘱患者哈气，将导管插入肛门 15 ~ 25cm，将药液缓慢灌入。观察病情变化，询问患者有无不适。

6．灌毕，轻轻拔出导管，清洁肛门皮肤，擦干，协助穿衣。

7．合理安排体位，整理床单位；告知注意事项，嘱其灌后尽量保留 30min。

8．整理用物，洗手，记录，签名。

五、注意事项

1．灌肠前，先了解病变部位，以便掌握灌肠时的卧位和导管插入的深度，并嘱患者排尽大小便，告知操作中的注意事项，取得患者配合。

2．导管插入肛门时不可用力过猛，以免损伤肠道黏膜，如插入受阻时，嘱患者张口呼吸，调整肛管位置。

3．灌肠后需观察大便次数、颜色、性质，如有特殊臭气或夹有脓液、血液等，应留取标本。

4．肠道患者选择晚间睡前灌入为宜。

5．儿童及肛门松弛者，操作时应将便盆置于臀下，以免污染衣物。

六、临床应用举例

1. 溃疡性结肠炎　康复新液 50ml 每晚睡前保留灌肠，灌肠前嘱患者排空二便，灌肠后抬高臀部，尽量较长时间保留药液。

2. 输卵管炎　采用活血化瘀、理气行滞的中药汤剂，每日灌肠保留给药，达到抑菌、抗炎，松解粘连、疏通管腔的功效。

3. 盆腔炎症　以利湿清热解毒的中药汤剂 100ml，每日灌肠保留给药，每日 1 次。

4. 高热　小儿应用居多，给予清热解毒，解肌退热类中药，水煎放温后经直肠灌入，保留 10 ~ 20min，每日 1 次，严密监测体温变化。

思考题

1．简述中药保留灌肠法的适应证和禁忌证。
2．简述中药保留灌肠法的操作要点。
3．简述中药保留灌肠法的注意事项。

（秦元梅）

第五章

中医临床常见病证护理

第一节　内科常见病证护理

学习目标

知识

1. 解释感冒、咳嗽、胸痹、不寐、中风、胃痛、泄泻、鼓胀、水肿、消渴、头痛等中医内科病证的概念。
2. 简述以上中医内科病证的主要病因。
3. 叙述以上中医内科病证的辨证施护措施。

能力

1. 能根据患者的症状进行辨证分型。
2. 能根据患者的辨证分型选择合适的护理措施。
3. 能对患者进行健康指导。

素质

护理实践中养成良好的中医思维。

中医内科护理是在中医理论的指导下，运用辨证施护的原则，系统地阐述内科病证的病因病机、辨证要点及诊治规律等内容，并提出相应的护理措施。中医内科病证一般分为外感时病和内伤杂病两大类，其内容较为广泛，本节主要介绍其中常见的十一种病证。

一、感冒

案例 5-1

患者，张某，男，52岁。受凉后发热咳嗽两天入院。患者神志清楚，发热，T 38.0℃，鼻塞，流黄色鼻涕，咳嗽，咽痒且痛，大便秘结，小便正常。舌淡苔薄黄，脉浮数。

问题与思考：

1. 该患者的证候类型是什么？有哪些依据？
2. 对该患者应采取哪些合适的护理措施？

感冒是指感受触冒风邪或时行疫毒所致的外感疾病，以鼻塞、流涕、咳嗽、恶寒、发热、头身疼痛为主要临床表现。其病情轻者称为“伤风”，重者多为感受非时之邪，称为“重伤风”，在一个时期内广泛流行，症状相似者则称为“时行感冒”。

本病一年四季均可发生，以冬春季为多见。一般来说，感冒病程短而易愈，但实感重证、老人、婴幼儿、体弱患者，有时亦可变生他病，甚至危及生命，因此必须积极防治。

现代医学中的上呼吸道感染、流行性感冒等病有感冒特征者，可参照本病辨证施护。

【病因病机】

1．外感六淫、时行疫毒　风为百病之长，常兼夹寒邪、热邪、暑湿或时行疫毒从口鼻皮毛等肺系部位侵犯人体，使肺卫失和、营卫失调而发为感冒。临床一般以风寒、风热为多见，夏季多为暑湿致病。风邪亦可夹时邪疫毒伤人致病，病情重而多变，且有不同程度的传染性和流行性。

2．正气不足，卫外不固　禀赋不足，或久病体虚，或年老体衰，导致正气不足，卫外不固，极易感受风邪而成虚体感冒。

外邪侵袭，肺卫首当其冲，卫阳被遏，营卫失和，邪正相搏而见恶寒、发热、头痛、身痛；肺失宣降而见鼻塞、流涕、咳嗽、咽痒痛（图 5-1）。

外因——外感六淫、时行疫毒
内因——正气不足，卫外不固
——肺卫不固，营卫失和——感冒

图 5-1　感冒病因病机示意图

【辨证施护】

（一）辨证分型

1. 风寒感冒

证候表现：恶寒重，发热轻，无汗，头身疼痛，鼻塞流清涕，打喷嚏，口不渴，舌苔薄白，脉浮紧。

护治原则：辛温解表，宣肺散寒。

代表方剂：荆防败毒散加减。

2. 风热感冒

证候表现：发热，微恶风寒，头胀痛，鼻塞流黄浊涕，咽痛，口干而渴，咳嗽，痰黄黏稠，舌边尖红，苔白或微黄，脉浮数。

护治原则：辛凉解表，清肺透邪。

代表方剂：银翘散加减。

3. 暑湿感冒

证候表现：多见于夏季，恶寒发热，无汗或汗出热不解，头昏胀重，面垢，胸闷泛恶，舌苔黄腻，脉濡数。

护治原则：清暑祛湿解表。

代表方剂：新加香薷饮加减。

4. 虚体感冒

(1) 气虚感冒

证候表现：恶寒发热，头痛鼻塞，倦怠无力，气短懒言，自汗出，稍有不慎则发病，舌淡苔白，脉浮而无力。

护治原则：益气解表。

代表方剂：参苏饮加减。

（2）阴虚感冒

证候表现：身热微恶风，无汗或微汗，头痛头晕，心烦，口渴咽干，手足心热，干咳少痰，舌红少苔脉细数。

护治原则：滋阴解表。

代表方剂：葳蕤汤加减。

（二）护理措施

1. 病情观察

（1）区分风寒、风热、暑湿、气虚、阴虚感冒：通过观察患者发病季节或诱因、寒热、汗出、口渴、咳痰、舌脉象等方面，以辨识风寒与风热（表 5-1）。

表 5-1　感冒各证候类型的观察要点

	寒热	汗出	口渴	鼻涕	咳痰	多发季节或诱因	舌脉象
风寒感冒	恶寒重，发热轻	无汗	口不渴	鼻流清涕	白色，清稀	冬季	舌苔薄白，脉浮紧
风热感冒	发热重，恶寒轻	有汗	口干而渴	鼻流黄浊涕	黄色，黏稠	春季、夏季	舌边尖红，苔白或微黄，脉浮数
暑湿感冒	恶寒发热	无汗或汗出热不解	口不渴	鼻流浊涕	黏稠	夏季	舌苔黄腻，脉濡数
气虚感冒	恶寒发热	自汗出	口不渴		咳声无力	一年四季，劳累易诱发	舌淡苔白，脉浮而无力
阴虚感冒	身热微恶风	无汗或微汗	口渴		干咳少痰	一年四季，劳累易诱发	舌红少苔，脉细数

（2）区分一般感冒、虚人感冒：根据患者年龄、发病诱因、病情程度、病程等方面，辨识一般感冒和虚人感冒（表 5-2）。

表 5-2　一般感冒和虚人感冒的观察要点

	体质、年龄	有无慢性病史	诱因	病情程度	病程
一般感冒	青壮年	无	寒温失调、过度疲劳	较轻	较短
虚人感冒	形体虚弱	有	稍不谨慎即可诱发	轻重不一	多较长

2. 生活起居护理　病室宜湿温度适宜，保持空气新鲜，注意居室通风，但要避免直吹冷风，尤其在汗出后更要避免当风，以免复感外邪。注意休息，尤其是发热患者，体能的消耗较大，要卧床休息；体虚感冒者，要避免劳累耗伤正气，保证充足的睡眠。

时行感冒患者应注意呼吸道隔离。对室内空气每天消毒 1 ～ 2 次；患者擦拭口鼻分泌物的纸张不可随意丢弃，应焚烧处理；呼吸道分泌物经消毒后方可排入下水道，盛痰的器皿每日消毒 1 次，所用食具也应每餐消毒。

3. 给药护理　发散表邪的药多属辛散轻扬之品，不宜久煎。风寒患者的药物宜热服，并于服药后加盖衣被，同时给热水或热稀粥以助药力，达到微微汗出的状态，有助于发汗解表，不宜大汗淋漓以防耗液伤正。

4. 饮食护理　总的饮食原则为：饮食宜清淡，发热时多饮温开水，以素食、半流质为宜，热退后逐渐改为食荤或普通饮食；忌生冷、油腻、过甜、辛辣之品。

风寒感冒轻症者，可以生姜、葱白煎汤，以发汗散寒。

风热感冒者，可多予清凉饮料，也可食用多汁水果，如西瓜、梨、葡萄等。

暑湿感冒者，可选择清暑化湿的食物，如绿豆、薏米或红小豆中的一种或几种，做成粥或汤服食。

气虚感冒者，平素和外感时可选择益气健脾的食物，如大枣粥、山药粥，以及血肉有情之品，如瘦肉、鸡蛋、牛奶等，烹饪方式注意清淡易消化。

阴虚感冒者，平素和外感时可选择滋阴清热的食物，如银耳、百合、莲藕、蜂蜜、黑木耳、甲鱼等，注意少食香辛食物及调料，以免伤阴生热。

5. 情志护理　保持心情舒畅，以增强正气，驱邪外达。体虚感冒者易反复发作，容易产生烦躁情绪，应耐心解释疾病机制，帮助患者疏导不良情绪；发热、头身疼痛患者易焦虑，应适当转移其注意力，使其顺利度过病期。

6. 对症护理

（1）发热：发热无汗且有恶寒者不可冷敷或乙醇擦浴，以防毛窍闭塞，汗不易出而留邪；发热无恶寒者可用温水擦浴，重点擦拭手足心、腋窝、腘窝、腹股沟等处。

风寒感冒者，可选足太阳膀胱经和督脉穴位，取穴中府、风池、风府、肺俞、合谷、太阳、印堂。按揉印堂、太阳、迎香，分抹前额，拿按合谷、外关，以身体出汗为度，再按揉上背部 1 ～ 2min，最后拿捏手太阴肺经和手阳明大肠经 1 ～ 2 遍。

风热感冒者，按揉印堂、太阳、迎香，分抹前额，然后从肩部沿手阳明大肠经和手太阴肺经向手指末端拿揉 1 ～ 2 遍，重点按揉曲池、尺泽、外关、合谷、鱼际，拿揉风池，再着力按揉中府、天突、膻中，拿捏肩井，按摩上背部 1 ～ 2min，并点按大椎、肺俞（每穴操作时间为 1 ～ 2min），拍打上背至两肩 5 遍，并沿督脉和膀胱经从上背部向腰部拍打 5 遍。可以点刺大椎、少商或十宣放血以泄热，亦可配合刮痧。

暑湿感冒者，可采用刮痧技术，选穴孔最、合谷、中脘、足三里、支沟、膻中，刮拭顺序：先刮胸部的膻中，再刮腹部的中脘，然后是上肢内侧的孔最，刮拭上肢外侧支沟和合谷，最后刮拭足三里。

（2）鼻塞不通：点压迎香穴：先用两手中指擦鼻的两侧数十次。然后用中指尖点迎香穴，即鼻翼两旁的凹陷处。先用力点住迎香穴，使之有酸胀感，再慢慢揉动该穴数十次。

（3）头身疼痛：用拇指按揉法按揉印堂、太阳、迎香、肺俞，每穴按揉约 2min；用擦法从印堂擦到太阳，从印堂交替擦到百会，反复擦 3min 左右；用擦法分擦前额到鬓发处约 3min；用拿法拿风池、曲池、合谷各约 2min；用滚法、拍法在肩背部治疗约 3min。

【健康指导】

1．避免诱因。避免受凉、淋雨、过度疲劳；避免与感冒患者接触，避免脏手接触口、眼、鼻。年老体弱易感者更应注意防护，上呼吸道感染流行时应戴口罩，尽量少去公共场所，以防止交叉感染。

2．增强体质。坚持适度的、有规律的户外运动，提高机体免疫力。

3．感冒时应多饮水，注意休息，忌食辛辣、油腻食物。

4．患有慢性病的老年感冒患者，容易变生他证，应注意观察体温、呼吸、脉搏、血压等，并积极防治。

知识链接

解表剂

凡以解表药为主而组成，具有发汗、解肌、透邪外出等作用，主治表证的方剂，统称为解表剂。解表剂属于八法中的“汗法”。

解表剂是为治疗表证而设，凡风寒所伤或温病初起，以及麻疹、疮疡、水肿、痢疾等病初起之时，以恶寒发热并见、舌苔薄白或薄黄、脉浮等为主要表现者，均可用解表剂治疗。

肌表是人体的藩篱，口鼻内通于肺，肺应皮毛。所以外感六淫伤人，首犯肌表肺卫，出现恶寒发热、头身疼痛、鼻塞咳嗽、脉浮等表证。此时因病邪轻浅，应遵“因其轻而扬之”“其在皮者，汗而发之”的治疗原则，使邪气从肌表而出。如果失时不治，或治不得法，六淫之邪不能及时从外而解，势必转而深入，变生他证。前人所谓“善治者治皮毛，其次治肌肤，其次治筋脉，其次治六腑，最后治五脏。治五脏者，半生半死也”。

根据感受外邪的寒热属性以及人体的虚实，解表剂分为辛温解表、辛凉解表、扶正解表三类。

解表剂多用辛散轻扬之品，不宜久煎，以免药性耗散，功效减弱。解表剂取汗以微汗出为宜，若汗出不彻，则病邪不解，汗出过多，必致耗气伤津。解表剂一般适宜温服，服后宜避风寒，或增衣被以助汗出。服药期间应注意禁食生冷、油腻之品，以免影响药物的吸收和药效的发挥。

（于春光　张婉霞）

二、咳嗽

案例 5-2

患者，王某，男，38 岁。晨练后发热咳嗽两天入院。患者神志清楚，发热，T 38.6℃，鼻塞，黄色鼻涕，咳嗽，咽痒且痛，大便秘结，小便正常。舌质淡苔薄黄，脉浮数。

问题与思考：

1．该患者的证候类型是什么？有哪些依据？

2．对该患者应采取哪些合适的护理措施？

咳嗽是六淫外邪侵袭肺系，或脏腑功能失调，伤及于肺，致肺失宣降，肺气上逆，冲击气道，发出咳声或伴有咳痰为主要表现的一种病证。

咳嗽既是肺系疾病的一个主要症状，又是具有独立性的一种疾病。咳嗽有外感、内伤之分，外感咳嗽起病较急，病程较短，若及时正确治疗护理容易痊愈；内伤咳嗽，起病慢，病程长，常伴有脏腑功能失调的证候，病程缠绵难愈。

现代医学中的上呼吸道感染、支气管炎、支气管扩张、肺炎、肺结核等病表现为以咳嗽为主症者，可参考本病进行辨证施护。

【病因病机】

咳嗽的病因有外感和内伤两类。基本病机为内外邪气干肺，肺失宣降，肺气上逆。

1. 外感　风、寒、湿、燥、火六淫之邪均可侵袭于肺，导致肺失宣降，而引起咳嗽。其中常以风为先导，夹寒、夹热或夹燥犯肺，发生风寒、风热、风燥咳嗽。

2. 内伤　主要是因肺之亏虚而致，或由其他脏腑功能失调，影响及肺，而致咳嗽。素体肺虚，或久病耗伤肺之气阴；情志不畅，肝郁化火以致肝火犯肺；嗜好烟酒，或饮食失节，伤及脾胃，而致脾不健运，酿湿生痰，壅遏肺气；房劳过度，肾阴不足，影响及肺，肺肾气虚，均可发为咳嗽。

因肺为娇脏，易受内外之邪侵袭而发病，导致宣降失常，肺气上逆，发为咳嗽。咳嗽虽有外感和内伤之分，但二者常互相影响。外感咳嗽若迁延失治，邪伤肺气，日久易转为内伤咳嗽；内伤咳嗽，肺脏有病，卫外不固，则易感外邪而诱发或加重咳嗽，日久则肺脏更加虚损（图 5-2）。

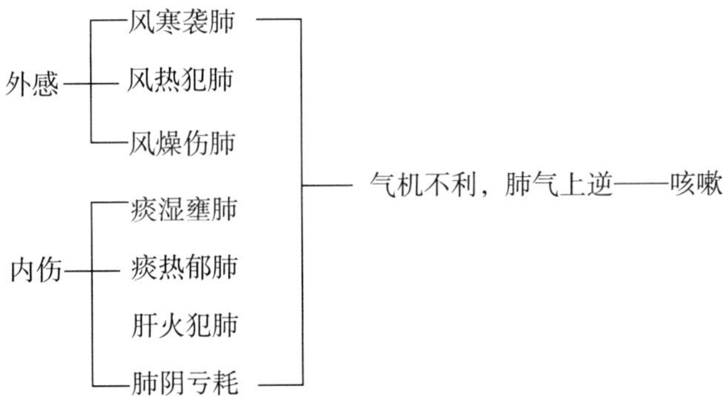

图 5-2　咳嗽病因病机示意图

【辨证施护】

（一）辨证分型

1. 外感咳嗽

（1）风寒袭肺

证候表现：咳嗽声重，气急，咽痒，咳痰稀薄色白，伴头痛、恶寒发热、无汗、肢体酸楚、鼻塞流清涕等表证，苔薄白，脉浮紧。

护治原则：疏风散寒，宣肺止咳。

代表方剂：三拗汤合止嗽散加减。

（2）风热犯肺

证候表现：咳嗽咳痰不爽，痰黏稠，喉燥咽痛，常伴恶风身热、鼻流黄涕、头痛、口渴等表证，苔薄黄，脉浮数或浮滑。

护治原则：疏风清热，宣肺止咳。

代表方剂：桑菊饮加减。

（3）风燥伤肺

证候表现：干咳无痰或痰少而黏，不易咳出，或痰中带有血丝，咽喉干痛，唇鼻干燥，常伴身热鼻塞、头痛、恶寒、身热等表证，舌质红干而少津，苔薄白或薄黄，脉浮数。

护治原则：疏风清肺，润燥止咳。

代表方剂：桑杏汤加减。

2. 内伤咳嗽

（1）痰湿蕴肺

证候表现：咳嗽反复发作，尤以晨起咳甚，咳声重浊，痰多，痰黏腻或稠厚成块，色白或带灰色，常伴胸闷，脘痞，腹胀，食少，体倦，大便时溏，舌苔白腻，脉濡滑。

护治原则：健脾燥湿，止咳化痰。

代表方剂：二陈汤合三子养亲汤加减。

（2）痰热郁肺

证候表现：咳嗽气息粗促，或喉中有痰声，痰多质黏稠色黄，难咳，或咳吐血痰，胸胁胀满，或咳引胸痛，面赤，或有身热，口干欲饮，舌质红，苔薄黄腻，脉滑数。

护治原则：清热肃肺，豁痰止咳。

代表方剂：清金化痰汤加减。

（3）肝火犯肺

证候表现：咳逆阵作，痰少质黏，咳时面赤，口苦咽干，咳时引痛胸胁，症状随情绪波动而加重，舌红苔薄黄而少津，脉弦数。

护治原则：清肝泻肺，化痰止咳。

代表方剂：加减泻白散合青黛散加减。

（4）肺阴亏耗

证候表现：干咳，咳声短促，痰少而黏，口干舌燥，或声音嘶哑，常伴手足心热，午后潮热，颧红盗汗，舌红少苔，或舌上少津，脉细数。

护治原则：滋阴润肺，化痰止咳。

代表方剂：沙参麦冬汤加减。

（二）护理措施

1. 病情观察

（1）辨外感与内伤：通过观察患者病史新久、起病缓急、病程、兼证、病性等方面，以辨识外感与内伤（表 5-3）。

表 5-3 咳嗽的外感与内伤辨别

	外 感	内 伤
病史	多为新病	多为久病或反复发作
起病	较急	较缓
病程	短	长
兼证	多兼肺卫表证	多伴其他脏腑失调的症状
病性	多实证	多虚实夹杂

（2）辨寒热虚实：临床上恶寒，咳痰，流鼻涕，痰与鼻涕均清稀色白，多属寒；恶风，咳痰，流鼻涕，痰与鼻涕均黏稠色黄，多属热；病程短，病势急，咳声洪亮有力，多属实；病程长，病势缓，咳声低弱，伴乏力，多属虚。

单就痰的量、色、质来观察，一般而言，咳嗽痰少，或干咳无痰者，常见于燥热、气火或阴虚；痰多者，多属痰湿、痰热；痰白稀薄者，属风、属寒；痰白稠厚者属湿；痰黄黏稠者属热；痰中带血者，常见于热伤肺络或阴虚肺燥。

2. 生活起居护理　保持病室空气清新，要经常开窗通风，避免烟尘等刺激性气味。风寒袭肺及肺气亏虚应注意防寒保暖；风热犯肺、燥邪伤肺、痰热郁肺及肺阴亏虚者室温宜凉爽；痰湿蕴肺者，室内湿度宜偏低；燥邪伤肺及肺阴亏虚者，室内湿度宜偏高。

劳逸适度，外感咳嗽发热期间及虚证患者应注意适当休息，避免耗伤正气；病情缓解期间应适当参加体育锻炼，以增强体质，提高抗病能力。

3. 给药护理　治疗外感咳嗽汤药不宜久煎，以免减弱发散解表之力。中药汤剂服用温度要适宜，寒证、气虚宜温服，热证可偏凉服，风寒袭肺型除温服外，药后还宜温覆避风，使遍身持续微微汗出。

4. 饮食护理　饮食原则：饮食宜清淡，忌食辛辣、香燥、肥甘厚味、寒凉之品，多饮水，以利排痰。

风寒袭肺者，可选用食疗方花椒冰糖梨，以助宣肺化痰：梨 1 个，洗净横断切开，挖去中间核后放入 20 颗花椒和 2 粒冰糖，再把梨对拼好，放入碗中，上锅蒸半小时左右即可，一只梨可分两次吃完。

风热犯肺者，可选用食疗方二汁饮，以助清热化痰：鲜藕汁、梨汁等份，生服；或牛蒡子粥：牛蒡子 10g 煎汤取汁，入粳米 10g 煮粥。

风燥伤肺者，可服食梨、枇杷等清凉水果以助润肺止咳。

痰湿蕴肺者，忌过饱，忌糯米、甜食及肥脂肉类助湿生痰之品。可服食健脾利湿化痰的食物，如薏仁米、扁豆；或选用食疗方用陈皮粥：陈皮 10g 研末，调入粥中食。

痰热郁肺者，可选用食疗方川贝蒸梨，以助清热化痰：先将川贝用冷水泡软，梨不削皮，从中切成两半，剜去核，将川贝放入梨中，再将梨合上用绳子捆紧蒸半小时，吃梨肉即可；或竹沥粥；粳米 50g 煮粥，欲熟时兑入竹沥 20ml，再煮一二沸即可。

肝火犯肺者，要避免过食辛辣助热生火。可选用桑菊茶，以助清肝泻肺：桑叶、菊花适量，开水泡服，代茶饮。

肺阴亏耗者，可选用滋阴润肺的食疗方，如花生粥：用花生 30g 捣碎，梗米 50g，百合 10g 同煮作粥；或沙参粥：沙参 15g，煎汤取汁，加粳米 50g 煮粥。

5. 情志护理　病程较长者容易产生消极悲观情绪，应予安慰和鼓励，消除其思想顾虑，增强治病信心。肝火犯肺者要注意保持心情调畅，避免情志过激加重病情。

6. 对症护理

（1）咳嗽：推拿按摩，取手足太阴经为主，肺俞、太渊、章门、太白、列缺，揉膻中可以宽胸理气，化痰止咳，揉乳根、乳旁、肺俞宣肺止咳，揉中脘、足三里健脾胃，助运化。

（2）痰多：指导患者有效排痰，及时翻身拍背。可指压天突排痰，以促进排痰。痰液黏稠不易咳出者，可应用中药雾化吸入，以稀释痰液。

（3）盗汗：可用五倍子敷神阙。

【健康指导】

1．密切注意四时气候变化，注意保暖，预防感冒，及时增减衣服。

2．积极改善环境卫生，消除烟尘、有害气体的危害，吸烟者当戒烟。

3．注意锻炼，提高机体的卫外功能，增强机体适应气候变化的能力。可指导患者进行中医保健运动，通过视频等方法学习太极拳、八段锦等中医运动方式，每天进行强度适宜的身体锻炼。

（韩新荣）

三、胸痹

案例 5-3

患者，张林，男，因心前区疼痛伴心悸胸闷、乏力1年余就诊，现患者精神差，心悸气短，倦怠懒言，声低息微，四肢活动乏力，遇劳则甚，舌淡红，脉结代。平素有冠状动脉粥样硬化心脏病史及室性期前收缩、严重心律不齐病史。

问题与思考：

1．该患者的证候类型是什么？有哪些依据？

2．对该患者应当采用哪些适宜的护理措施？

胸痹是以胸部闷痛，甚则胸痛彻背，喘息不得卧为主症的一种病证，轻则胸闷如窒，呼吸不畅，重则胸痛，甚者心痛彻背，背痛彻心。本病多见于老年人，冬季和春季尤易发病。

现代医学中的心绞痛、心肌梗死、病毒性心肌炎、心肌病、心脏神经症等疾病有胸痹特征者，可参照本病辨证施护。

【病因病机】

1．寒邪内侵　素体阳虚，胸阳不振，阴寒之邪乘虚侵入，血行不畅发为胸痹。

2．饮食失调　过食厚味，损伤脾胃，聚湿生痰，痰浊上犯，阻遏心阳，心脉痹阻发为胸痹。

3．情志失调　忧思伤脾，郁怒伤肝，气滞痰阻，血行不畅，心脉痹阻不通则痛。

4．劳倦内伤　劳倦、久病、气血亏虚，鼓动无力，血脉不畅发为胸痹。

5．年迈体虚　年老之人肾气渐衰，如肾阳虚衰，则不能鼓舞五脏阳气，导致心阳不振；肾阴亏虚，则不能滋养五脏之阴，可引起肝阴亏虚，心阴内耗，以致痰阻、气滞、血瘀、寒凝，使胸阳痹阻，气机不畅，发为胸痹。

胸痹的主要病机为心脉痹阻，病位主要在心，涉及肝、脾、肾等脏。心、肝、脾、肾气血阴阳不足，心脉失养，不荣则痛；气滞、血瘀、寒凝、痰湿等痹阻心脉，不通则痛（图5-3）。

【辨证施护】

（一）辨证分型

1．心血瘀阻

证候表现：心胸刺痛，痛有定处，入夜为甚，或心痛彻背，背痛彻心，或痛引肩背，可因恼怒加重，舌质紫暗，有瘀斑，脉弦涩或结代。

寒邪内侵 —— 寒凝气滞
饮食失调 —— 脾失健运，聚湿生痰
劳倦内伤 —— 气血亏虚，鼓动无力
情志失调 —— 气郁化火，灼津成痰，气滞痰阻
肝肾亏虚 —— 肾阳虚衰，心阳不振，肾阴亏虚，心阴内耗

——胸阳痹阻——心脉挛急——胸痹气机不畅或闭塞

图 5-3　胸痹病因病机示意图

护治原则：活血化瘀，通脉止痛。

代表方剂：血府逐瘀汤加减。

2. 痰浊闭阻

证候表现：胸闷痛而重，痰多气短，肢体沉重，遇阴雨天加重，伴有倦怠乏力，纳呆便溏，咳吐痰涎，舌体胖大，边有齿痕，苔浊腻或白滑，脉滑。

护治原则：通阳泄浊，豁痰宣痹。

代表方剂：瓜蒌薤白半夏汤合涤痰汤加减。

3. 寒凝心脉

证候表现：心痛突发、心痛彻背，喘息不得平卧，多因感寒而发病或加重，伴心悸，胸闷气短，手足不温，面色苍白，苔薄白，脉沉紧。

护治原则：辛温散寒，宣通心阳。

代表方剂：枳实薤白桂枝汤合当归四逆汤加减。

4. 气阴两虚

证候表现：心胸隐痛，时作时止，心悸气短，动则益甚，倦怠乏力，声息低微，易汗出，舌淡红，舌体胖且边有齿痕，脉细缓或结代。

护治原则：益气养阴，活血通经。

代表方剂：生脉散合人参养荣汤加减。

5. 心肾阴虚

证候表现：心痛憋闷时作，虚烦不眠，腰膝酸软，头晕耳鸣，口干便秘，舌红少津，苔薄，脉细数或促代。

护治原则：滋阴清火，养心通络。

代表方剂：天王补心丹合炙甘草汤加减。

6. 心肾阳虚

证候表现：心悸而痛，胸闷气短，动则益甚，神倦怯冷，四肢不温，舌质淡胖边有齿痕，苔白腻，脉沉细而迟。

护治原则：温补阳气。

代表方剂：参附汤合右归饮加减。

（二）护理措施

1. 病情观察

（1）辨标本虚实：急性期以标实为主，气滞、血瘀、痰饮、寒凝是主因。缓解期以本虚标实为特征，阴阳气血亏虚或气虚血瘀、阳虚痰浊为主。其次辨清病情轻重，通常疼痛发作

次数多少常与病情轻重呈正比，但也有发作次数不多却病情较重者，特别在安静或睡眠时发作者病情多重。

（2）辨气滞、血瘀、痰阻、寒凝：鉴别要点见表 5-4。

表 5-4 气滞、血瘀、痰阻、寒凝之胸痹的鉴别要点

	加重因素	疼痛性质	兼症	舌象	脉象
气滞	恼怒	胀痛或闷痛	心胸憋闷，胁肋胀痛，善太息	苔薄白	弦细弱
血瘀	恼怒、入夜	刺痛	面色晦暗，口唇指甲青紫	舌紫暗，或见瘀点、瘀斑	脉细、弦或涩、促、结、代
痰阻	阴天	闷痛	肢体沉重，恶心头晕，面色黄白虚浮	舌体胖大，有齿痕，苔白腻或黄腻	脉濡或滑
寒凝	寒冷	绞痛	四肢逆冷，面色青白	舌质淡，苔薄白	脉浮、沉细或迟缓

2. 生活起居护理 保证充足的睡眠时间，任何情况下心绞痛发作时，应立即停止各种活动，卧床休息。平素宜劳逸结合，适当体育活动，避免过劳。应注意天气变化，避免外寒侵袭。

3. 给药护理 中药汤剂宜温服或热服。胸痛时应观察用药后疼痛的效果。

4. 饮食护理 饮食宜清淡，以低脂、低盐、易消化为原则，少食多餐，食勿过饱。平素宜多食新鲜蔬菜和水果，避免生冷、辛辣、膏粱厚味。

阴寒凝滞者，宜食温阳散寒、活血通络之品。如龙眼肉、羊肉、韭菜、荔枝、干姜、大蒜，少食生冷、寒凉之品。食疗方：薤白粥等。

痰浊内阻者，宜食通阳泄浊之品，如薏苡仁、海参、海蜇、桃仁等。食疗方：薏苡仁桃仁粥。

心血瘀阻者，宜食行气活血之品，如山药、山楂、桃仁等，食疗方：陈皮桃仁粥等。

气阴两虚者：宜食益气养阴之品，如甲鱼、鸭肉、海参、莲子、山药、食疗方：莲子粥、山药莲子羹等。

心肾阳虚者，宜食温补心肾之品，如莲子、羊肉等。

心肾阴虚者，宜食滋阴养血之品，如桑葚、黑木耳、银耳、百合等。

5. 情志护理 指导患者平素应注意精神调摄，避免情志过激，保持心情舒畅，积极配合治疗。胸痛发作时，要消除患者恐惧心理，做好安慰、疏导工作，使患者放松心情，避免情绪紧张。

6. 对症护理 胸痛可采用耳穴埋豆法。选取“心”为主穴并给予适当按压，小肠、神门、胸、心脏点、皮质下、肝、脾、肾等为配穴，辨证选取其中的数个，每次贴压一侧耳穴，两耳轮流或两耳同时贴压。亦可配合穴位按摩法。主穴：取内关、心俞、膻中、通里、厥阴俞、巨阙、足三里。配穴：心血瘀阻配膈俞、阴郄；气阴不足配阴郄、太溪、三阴交；心阳不振配命门（灸）、巨阙；肝气郁滞配太冲、蠡沟；痰浊壅盛配中脘、丰隆；阳气暴脱配关元（灸）、气海（灸）。

【健康指导】

胸痹常因情绪激动、饮食过饱、寒冷刺激、劳累过度而诱发。为了预防胸痹发作，应注

意以下几个方面。

1．注意精神调摄，避免情绪激动，保持宽容、乐观情绪。

2．饮食宜清淡，避免膏粱厚味，少食多餐，勿过饱（尤其是晚餐）。

3．注意劳逸结合，适当参加体育锻炼，避免过劳。戒烟。

4．积极治疗有关疾病。

（韩新荣）

四、不寐

案例 5-4

患者，张某，女，55 岁。经常不能获得正常睡眠 2 年。患者神志清楚，语言流利，急躁易怒，口渴，食纳可，大便干，小便黄。舌红苔薄黄，脉弦数。

问题与思考：

1．该患者的证候类型是什么？有哪些依据？

2．对该患者应采取哪些合适的护理措施？

不寐亦称为“失眠”“不得卧”，是指由各种病因引起心神失养或心神不安，从而导致经常不能获得正常睡眠为特征的一类病证。主要表现为睡眠时间、深度的不足以及不能消除疲劳、恢复体力与精力，轻者入睡困难，或寐而不酣，时寐时醒，或醒后不能再寐，重则彻夜不寐。

本病一年四季均可发生，无明显的季节性，常影响人们的工作、生活、学习和健康。

现代医学中的神经症、更年期综合征、慢性消化不良、贫血、动脉粥样硬化症等病有不寐为特征者，可参照本病辨证施护。

【病因病机】

1. 情志所伤　由情志不遂，肝气郁结，肝郁化火，邪火扰动心神，心神不安而不寐；或由五志过极，心火内炽，心神扰动而不寐。或由思虑太过，损伤心脾，心血暗耗，神不守舍，脾虚生化乏源，营血亏虚，不能奉养心神而不寐。

2. 饮食不节　脾胃受损，宿食停滞，壅遏于中，胃气失和，阳气浮越于外而卧寐不安，或由过食肥甘厚味，酿生痰热，扰动心神而不眠。或由饮食不节，脾胃受伤，脾失健运，气血生化不足，心失所养而失眠。

3. 病后年迈　久病血虚、产后失血、年迈血少等起心血不足，心失所养，心神不安而不寐。

4. 禀赋不足，心虚胆怯　素体阴盛，兼因房劳过度，肾阴耗伤，不能上奉于心，水火不济，心火独亢；或肝肾阴虚，肝阳偏亢，火盛神动，心肾失交而神志不宁。

综上所述，失眠的病因以情志、饮食或气血亏虚等内伤病因居多，引起心、肝、胆、脾、胃、肾的气血失和，阴阳失调，其基本病机为心失所养和心神不安两方面，其中心失所养多由心血虚、胆虚、脾虚、肾阴亏虚导致，心神不安多由心火偏亢、肝郁、痰热、胃失和降引起，其病位在心，但与肝、胆、脾、胃、肾关系密切（图 5-4）。

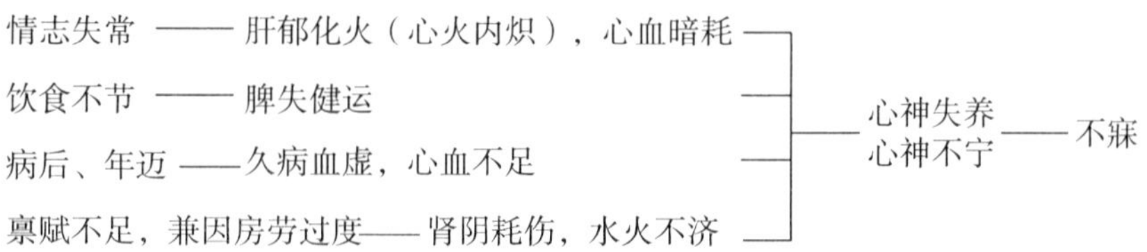

图 5-4　不寐病因病机示意图

【辨证施护】

（一）辨证分型

1. 肝郁化火

证候表现：急躁易怒，不寐多梦，甚至彻夜不眠，或伴头晕头胀，目赤耳鸣，口干口苦，便秘溲赤，舌红苔黄，脉弦数。

护治原则：清肝泻火，镇心安神。

代表方剂：龙胆泻肝汤加减。

2. 心火亢盛

证候表现：心烦不寐，躁扰不宁，怔忡，口干舌燥，小便短赤，口舌生疮，舌尖红，苔薄黄，脉数。

护治原则：清心泻火，宁心安神。

代表方剂：朱砂安神丸加减。

3. 痰热内扰

证候表现：不寐，胸闷心烦，泛恶，嗳气，或伴头重目眩，口苦，舌红苔黄腻，脉滑数。

护治原则：清化痰热，宁心安神。

代表方剂：黄连温胆汤加减。

4. 胃气失和

证候表现：多食后不寐，脘腹胀满，胸闷嗳气，嗳腐吞酸，或见恶心呕吐，大便不爽，舌苔腻，脉滑。

护治原则：和胃化滞，和中安神。

代表方剂：保和丸加减。

5. 阴虚火旺

证候表现：心烦不寐，心悸不安，腰酸足软，或伴头晕，耳鸣，健忘，遗精，口干津少，五心烦热，舌红少苔，脉细数。

护治原则：滋阴降火，清心安神。

代表方剂：六味地黄丸合黄连阿胶汤加减。

6. 心脾两虚

证候表现：多梦易醒，心悸健忘，神疲食少，头晕目眩，或伴四肢倦怠，面色少华，舌淡苔薄，脉细无力。

护治原则：补益心脾，养心安神。

代表方剂：归脾汤加减。

7. 心胆气虚

证候表现：心烦不寐，多梦易醒，胆怯心悸，触事易惊，或伴气短自汗，倦怠乏力，舌淡，脉弦细。

护治原则：益气镇惊，安神定志。

代表方剂：安神定志丸合酸枣仁汤加减。

（二）护理措施

1. 病情观察　通过观察不寐的症状及舌脉象以辨识不寐的证候类型（表 5-5）。

表 5-5　不寐各证候类型的观察要点

证型	症状	舌脉象
肝郁化火	急躁易怒，头晕头胀，目赤耳鸣，口干而苦，便秘溲赤	舌红苔黄，脉弦数
心火亢盛	心烦，躁扰不宁，怔忡，口干舌燥，小便短赤，口舌生疮	舌尖红苔薄黄，脉数
痰热内扰	胸闷心烦，泛恶，嗳气，伴有头重目眩，口苦	舌红苔黄腻，脉滑数
胃气失和	脘腹胀满，胸闷嗳气，嗳腐吞酸，或见恶心呕吐，大便不爽	舌苔腻，脉滑
阴虚火旺	心烦，心悸不安，腰酸足软，伴头晕，耳鸣，健忘，遗精，口干津少，五心烦热	舌红少苔，脉细数
心脾两虚	心悸健忘，神疲食少，头晕目眩，伴有四肢倦怠，面色少华	舌淡苔薄，脉细无力
心胆气虚	心烦，胆怯心悸，触事易惊，伴有气短自汗，倦怠乏力	舌淡，脉弦细

2. 生活起居护理　养成良好的生活习惯，如按时睡觉，不熬夜，睡前不饮浓茶、咖啡和抽烟等；改善睡眠环境；加强体质锻炼；注意劳逸结合。生活起居要有规律，慎于房事，做到房事有节，以防肾水亏耗；睡前温水泡洗双足，引火下行，以助睡眠。

3. 给药护理　重镇安神剂中多为金石类药物，质重碍胃，故脾胃虚弱者宜慎用，宜饭后服用，以减少对胃肠功能的影响。有些药物有一定毒性，只宜暂服，不可久用。若是补养安神为主的宜饭前服用，服药期间忌服茶叶、咖啡等。

4. 饮食护理　不寐患者应注意调节饮食，谨和五味，保护和促进脾胃运化之职，借以恢复正气。晚餐不宜过饱，以免损伤脾胃，影响睡眠；忌油煎烙烤等不易消化食物。

阴虚火旺、肝阴不足者，宜多食蔬菜瓜果；咽干口渴欲饮者可饮绿豆汤以养阴清热，生津止渴。

肝郁化火，肝火上炎者，可选食柑橘、金橘及萝卜等，以理气化滞解郁。

食滞胃脘，胃气失和者，可选用消食导滞化痰食品，如山楂、萝卜或焦三仙，煎水代茶饮。

心脾两虚者宜食血肉有情之品，滋阴养血，以助补益之功，多食豆类、鸡、鸭、猪肝、猪心、鱼类、蛋类，宜食黄芪粥、党参粥、红枣粥、山药粥以益气生血，养心安神。

5. 情志护理　本病因属心神病变，故尤应指导患者注意精神调摄，做到喜恶有节，解除忧思焦虑，保持精神舒畅，帮助患者解除情志不遂或精神刺激因素；同时在护理操作中应做到耐心解释，态度和蔼，语言亲切，消除患者疑虑，使患者保持心情舒畅，避免情绪激动。

6. 对症护理　属虚证失眠者，要加强营养，如常食桂圆红枣汤、莲子赤豆汤、山药粥等；属实证失眠者，应忌甘肥油腻辛辣刺激之品，以免损失脾胃，酿成痰热。每晚睡前温水泡脚 15 ～ 30min，同时用双手按摩涌泉穴，耳穴埋籽取神门、交感、心等穴，睡前按揉 3min 以宁心安神。

【健康指导】

1．卧室宜安静、舒适，光线柔和，温湿度适当，避免噪声刺激。

2．注意劳逸结合，脑力劳动者每日坚持参加适当的体力劳动或体育锻炼。

3．养成良好的生活习惯，不妄作劳，调整作息规律，避免白天睡眠时间过长。临睡前不要看刺激性书刊、电视，不要高谈阔论，避免兴奋后入睡困难。

4．睡前不饮浓茶、咖啡等兴奋性饮料。

5．保持情绪稳定，劝慰患者正确对待生活，注意自我调节，化解生活和工作中的压力，避免精神过度紧张。

6．性格孤僻、内向者，应积极参加有益的社会活动，家属要与之多交流，去除致病因素和克服本人的性格弱点。

7．严格遵照医嘱服药，不宜长期依赖安眠药。

知识链接

安神剂

由重镇安神或滋养安神的药物为主组成，具有安神定志，治疗神志不安的制剂均属安神剂。主要治疗因气血不足、痰热内扰等引起的心神不安，虚烦失眠，心悸怔忡，健忘，或惊狂癫痫，躁扰不宁等证。根据作用不同，安神剂可分为镇心安神剂和养血安神剂两类。镇心安神剂适用于实证，症见心神不宁，惊悸不眠，烦躁易怒，以及惊痫，癫狂等，多因外受惊恐或肝郁化火，内扰心神；养血安神剂适用于虚证，症见心悸，怔忡，健忘，失眠等，多因忧思过度，耗伤心血，以致心神失养，肝阴不足，虚火内生。

安神剂尤其是镇心安神剂，方中多含有毒的矿石、贝壳类药物，如朱砂、磁石、龙骨、牡蛎等，性寒凉不宜久服，易伤脾胃，只宜暂用，必要时结合健脾和胃药。

（武常生）

五、中风

案例 5-5

患者，张某，男，65岁。平素眩晕头痛，与人吵架后突然出现半身不遂，偏身麻木，舌强言謇，口舌歪斜，伴面红目赤，口苦咽干，心烦易怒，尿赤便干，舌质红或红绛，脉弦有力。

问题与思考：

1．该患者的证候类型是什么？有哪些依据？

2．对该患者应采取哪些合适的护理措施？

中风是由于正气亏虚，饮食、情志、劳倦内伤等引起气血逆乱，产生风、火、痰、瘀，导致脑脉痹阻或血溢脑脉之外，出现以突然昏仆、半身不遂、口舌歪斜、言语謇涩或不语、偏身麻木等为主要临床表现的病证。

本病多见于中老年人。一年四季皆可发病，但以冬春两季最为多见。

现代医学中的急性脑血管病，如脑出血、脑血栓形成、脑栓塞、蛛网膜下腔出血、脑血管痉挛等疾病有中风特征者，可参照本病辨证施护。

【病因病机】

1. 积损正衰　年老体弱，或久病气血亏损，致脑脉失养。气虚则运血无力，血流不畅，而致脑脉瘀滞不通；阴血亏虚则阴不制阳，内风动越，携痰浊、瘀血上扰清窍，突发本病。

2. 劳倦内伤　房劳过度耗伤阴精，阴虚而火旺，或阴不制阳易使阳气鸱张，引动风阳，内风旋动，则气火俱浮，或兼夹痰浊、瘀血上壅清窍脉络。

3. 饮食不节　过食肥甘醇酒，致使脾胃受伤，脾失运化，痰浊内生，郁久化热，痰热互结，壅滞经脉，上蒙清窍；或素体肝旺，气机郁结，克伐脾土，痰浊内生；或肝郁化火，烁津成痰，痰郁互结，携风阳之邪窜扰经脉，发为本病。

4. 情志过极　七情所伤，肝失条达，气机郁滞，血行不畅，瘀结脑脉；暴怒伤肝，则肝阳暴张，或心火暴盛，风火相煽，血随气逆，上冲犯脑。凡此种种，均易引起气血逆乱，发为中风，尤以暴怒引发本病者最为多见。

头为“诸阳之会”，五脏之精血、六腑之清气皆上注于脑。若年老体衰，劳倦内伤，饮食不节，或情志过极导致机体阴阳失调，气血逆乱，脑脉瘀阻不畅，脑失濡养而发本病（图 5-5）。

积损正衰 —— 气虚则运血无力，脑脉瘀滞不通
劳倦内伤 —— 阴虚而火旺，内风旋动
脾失健运 —— 痰浊内生，痰热互结，壅滞经脉，上蒙清窍
情志过极 —— 肝失条达，气机郁滞，血行不畅，瘀结脑脉
→ 气血逆乱 上犯于脑 —— 中风

图 5-5　中风病因病机示意图

【辨证施护】

（一）辨证分型

1. 中经络

（1）风痰瘀阻

证候表现：半身不遂，偏身麻木，口舌歪斜，舌强言謇，头晕目眩，舌质暗淡，舌苔薄白或白腻，脉弦滑。

护治原则：活血化瘀，化痰通络。

代表方剂：桃红四物汤合涤痰汤加减。

（2）风火上扰

证候表现：半身不遂，偏身麻木，口舌歪斜或舌强言謇，头痛眩晕，心烦易怒，面红目赤，口苦咽干，尿赤便干，舌质红或红绛，脉弦有力。

护治原则：平肝泻火，熄风通络。

代表方剂：天麻钩藤饮加减。

（3）痰热腑实

证候表现：半身不遂，偏身麻木，口舌歪斜，言语謇涩，腹胀便干便秘，头晕目眩，咳

痰或痰多，舌质暗红或暗淡，苔黄或黄腻，脉弦滑或偏瘫侧脉弦滑而大。

护治原则：通腑化痰。

代表方剂：星蒌承气汤加减。

（4）气虚血瘀

证候表现：半身不遂，偏身麻木，口舌歪斜，口角流涎，言语謇涩，面色㿠白，气短乏力，心悸，自汗，便溏，手足肿胀，舌质暗淡，舌苔薄白或白腻，脉沉细、细缓或细涩。

护治原则：益气活血，扶正祛邪。

代表方剂：补阳还五汤加减。

（5）肝阳上亢

证候表现：半身不遂，偏身麻木，口舌歪斜，舌强言謇，烦躁失眠，眩晕耳鸣，手足心热，舌质红绛或暗红，少苔或无苔，脉细弦或细弦数。

护治原则：滋养肝肾，潜阳熄风。

代表方剂：镇肝熄风汤加减。

2. 中脏腑

（1）痰热内闭（阳闭）

证候表现：起病骤急，神昏或昏愦，鼻鼾痰鸣，半身不遂，肢体强痉拘急，项背身热，躁扰不宁，甚则手足厥冷，频繁抽搐，偶见呕血，舌质红绛，舌苔黄腻或干腻，脉弦滑数。

护治原则：清热化痰，醒神开窍。

代表方剂：羚角钩藤汤合安宫牛黄丸。

（2）痰湿蒙神（阴闭）

证候表现：素体阳虚，突发神昏，半身不遂，肢体松懈，瘫软不温，甚则四肢逆冷，面白唇暗，痰涎壅盛，舌质暗淡，舌苔白腻，脉沉滑或沉缓。

护治原则：温阳化痰，醒神开窍。

代表方剂：涤痰汤合苏合香丸。

（3）元气败脱，神明散乱（脱证）

证候表现：突然神昏或昏愦，肢体瘫软，手撒肢冷汗多，重则周身湿冷，二便失禁，舌痿，舌质紫暗，苔白腻，脉沉缓、沉微。

护治原则：益气回阳固脱。

代表方剂：参附汤加减。

（二）护理措施

1. 病情观察

（1）辨中经络与中脏腑：中风有中经络和中脏腑之分，中经络病情轻浅，中脏腑病情深重，神志障碍的有无是划分的主要标准（表 5-6）。

表 5-6　辨中经络与中脏腑的观察要点

	病位	病情	临床表现
中经络	浅	轻	不经昏仆而突然发生口眼歪斜，言语不利，半身不遂
中脏腑	深	重	突然昏仆，不省人事，或神识恍惚或迷蒙，半身不遂，偏身麻木，口舌歪斜，舌强言謇

（2）辨闭证、脱证：中脏腑有闭证和脱证之分，闭证乃邪气闭于内，脱证乃阳气外脱。其观察要点见表5-7。

表5-7　辨闭证、脱证的观察要点

	病机	性质	主证
闭证	邪气内闭清窍	实	神昏，牙关紧闭，口噤不开，肢体痉强
脱证	五脏真阳散脱于外	虚	昏愦无知，目合口开，四肢松懈瘫软，手撒肢冷汗多，二便自遗，鼻息低微，为中风危候

（3）辨阳闭、阴闭：根据热象的有无，闭证有阳闭和阴闭之分，其观察要点见表5-8。

表5-8　辨阳闭、阴闭的观察要点

	病机	主证	舌脉
阳闭	痰热闭阻清窍	面赤身热，气粗口臭，躁扰不宁	苔黄腻，脉弦滑而数
阴闭	湿痰内闭清窍	面白唇暗，静卧不烦，四肢不温，痰涎壅盛	苔白腻，脉沉滑或缓

（4）辨病势顺逆：对中风患者应观察其病势顺逆。病势为顺，说明病情好转，预后良好；病势为逆，说明病情危重，预后差（表5-9）。

表5-9　辨病势顺逆的观察要点

病势	初起症状	发展变化情况	预后
顺	先中脏腑，突然昏倒，不省人事，半身不遂	神志逐渐转清，半身不遂未再加重或有恢复者，病由重转轻	好
逆	中脏腑者，起病即现昏愦无知，如目不能视或瞳孔大不等	渐至神昏，瞳孔变化，甚至呕吐、头痛、项强者。或突见呃逆频频，或突然昏愦、四肢抽搐不已，或背腹骤然灼热而四肢发凉及至手足厥逆，或见戴阳及呕血症	差

2. 生活起居护理　中风初起不宜过多地搬动患者，应尽量让患者绝对卧床休息，一切活动均由护理人员照顾，如帮助洗脸、送饭、送水、递送便器等。病情稳定后，如行动不便，仍应尽力照顾，并注意做好防护工作。对躁动不安者应加设床档，防止坠床摔伤；取下义齿及其他佩戴物，以免造成损伤；准备拐杖以便走路平稳，避免摔伤。在患者活动时，一定要有专人陪同，防止跌仆损伤。另外，中风患者病后多虚，极易复罹外感，所以在日常生活中要特别注意为患者保暖，在护理操作中应尽量减少掀动衣被的次数和肢体裸露的时间，并随天气变化为患者增减衣被和调节室内温度。

（1）眼部护理：对眼睑闭合不全的患者，每日须用生理盐水或眼药水滴眼，并用凡士林油纱布敷盖双眼，每日更换2次，以免因角膜长期暴露于外，使角膜干燥受损。

（2）口腔护理：为防止口臭、口垢和口腔内生疮，长期不能经口进食、昏迷或有严重自理缺陷的患者应每日用生理盐水清洗口腔。

（3）二便护理：二便失禁是中风患者常见的症状之一，如果护理不当，可能会发生压疮或引起其他并发症，所以应予以重视。

1）小便失禁的护理：男性患者可采取导尿、留置导尿的方法，但时间不宜过长，并应严格执行无菌操作和定时开放、做膀胱冲洗，并定时更换导尿管和引流袋，以防感染，也可采用套管接尿法（即用阴茎套接无菌橡皮管和尿瓶，每日更换时用温水或高锰酸钾水清洗阴部，以保持局部皮肤的干燥清洁）。女性患者除用导尿法外，还可用兜尿布的方法接尿，应注意及时更换尿布。对有尿潴留的患者，可进行小腹热敷、按摩或针刺，取穴：水道、膀胱俞、中极等。

2）大便的护理：在正常情况下，护理人员应熟悉患者的排便规律，在患者每次大便后及时清理污物，洗净皮肤，并通风换气。如果患者大便燥结，可口服缓泻剂或用开塞露，也可用小剂量甘油或液状石蜡灌肠等方法以通便。如果患者出现腹泻大便流淌不止，可用纱布卷堵肛门，并应定时将其取出更换。同时应注意加强皮肤及会阴部的护理，在肛门周围涂润滑剂，以免肛门因反复擦拭而溃烂。

（4）预防压疮护理

1）要避免局部长期受压。对不能自行翻身活动的患者，应每 2 ～ 4h 帮助其翻身 1 次，翻身时必须先轻轻抬高肢体后再翻，动作要轻柔，不能拉、拽，以免受压部位擦伤。

2）经常保持患者皮肤清洁、干燥。对大小便失禁、出汗多及呕吐的患者，更要注意衣服、被褥、床单、小便垫等污湿后要及时更换，并用温水擦洗臀部、背部，女性患者要冲洗会阴部，以保持局部清洁干燥。

3）保持床铺被褥平整干燥。要保持病床平坦整洁、干燥、柔软，被褥、衣裤要常换、多晒，床单要拉平不留折皱，床面要刷净不得存有碎屑，以免磨破皮肤。

4）定时按摩受压部位。根据病情，每天 2 ～ 4 次按摩受压部位，护理人员用手掌大小鱼际肌在受压部位用由轻到重环行法按摩，对重点骨骼隆起部位，用红花乙醇每次至少需按摩 3 ～ 5min，以改善局部血液循环，并用气圈、海绵垫等托扶受压部位，防止因压迫出现血瘀而生压疮。

3. 给药护理

（1）中药汤剂宜少量频服，可用吸管进药，或将药液浓煎后滴入，丸剂用温开水送服，或用水溶化后服用。注意防止患者呛咳，神志不清者宜采用鼻饲法。

（2）服药后应尽量减少搬动患者，并密切注意患者有无异常反应。

（3）吞咽困难者可将丸剂、片剂研碎后加温开水鼻饲。亦可选用中药汤剂保留灌肠，服用通腑泻热药后应观察大便排泄情况。

（4）应用肝素抗凝或尿激酶、链激酶溶栓治疗者，按医嘱每日监测凝血酶原时间，并观察有无出血倾向。

4. 饮食护理

（1）饮食原则：要保持供给足够的营养和水分，以清淡、低盐、易消化为原则。

（2）分期饮食护理

1）急性期：最初 24 ～ 48h 宜禁食，可通过静脉营养来满足机体需要，维持营养和水电解质平衡。3 ～ 5 天后可给予清淡、易消化的流质饮食，如米汤、果汁、菜汁等；中风昏迷患者和吞咽困难者可从静脉补充营养和水分，2 ～ 3 天后仍神昏不醒，可采用鼻饲法供给流食，鼻饲饮食宜清淡、易消化、低糖、少油腻，如米汤、果汁、牛奶、豆浆、菜汤等。

2）恢复期：可给予清淡、易消化的半流质饮食，如米粥或面条等，酌情加瘦肉、鸡蛋和蔬菜等进行调配。慢性恢复期患者应注意滋补，一般可给普通饮食，咀嚼不便者可酌情选择半流或稀、软食品，并少食多餐，进食时不宜过快，禁忌辛辣刺激、肥甘油腻等助火生痰之品。可适当选用木耳、山楂、莲藕、芹菜、蜂蜜、核桃、萝卜、玉米、大枣、大蒜、雪梨、冬瓜、苦瓜等具有降压、降脂、软化血管和补益作用的蔬菜和水果。

（3）辨证饮食护理：根据证候特点的不同制订饮食方案。阳虚或寒证的患者宜食甘温食物，如荞面、胡萝卜等；禁用生冷寒凉食物；阴虚或热证的患者宜食甘凉食物，如绿豆、小米等，多食白菜、黄瓜等蔬菜。

风痰入络者，可选用具有化湿浊、除痰涎、通络脉作用的橘子大豆浆：黑豆浆 300ml，橘皮 12g，枳实 10g，竹茹 7g，茯苓 15g。取黑豆浸泡研磨成浆待用，另将橘皮、枳实、竹茹、茯苓共置锅内加水适量煮浓，滤去渣滓，冲入豆浆再煮沸 5 ~ 7min，用食盐或冰糖少许调味，温后服用。

风阳上亢者，可用清热熄风、平肝潜阳、化痰通络作用的天钩地龙粥：粳米 50 ~ 100g，老丝瓜 75g，天麻 12g，钩藤 24g，地龙 18g。先将地龙洗净炒香，研成细末过筛待用；将丝瓜剁成小段，与天麻、钩藤共置锅内加水，用慢火熬煮至浓，滤去渣滓，再放入淘净的粳米及清水适量煮成稀粥，冲入地龙末拌和，入油、盐、料酒各少许调味。

阴虚风动者，可用具有滋阴清热、平肝熄风作用的驴胶粥：粳米 50 ~ 100g，阿胶 15 ~ 18g，决明子 24g，冰糖 15g。先将决明子炒香，捣碎，置锅内加水熬浓，滤去渣滓，再放入粳米及清水适量煮成稀粥，然后加入阿胶及冰糖调化。

痰热腑实型的闭证，可用通腑泄热的番豆浆：豆浆 100 ~ 200 ml，番泻叶 10 ~ 15g，冰糖 24g。将豆浆置锅内加水煮沸，再放入番泻叶煮 2 ~ 3min 取出，滤去药渣，冲入冰糖拌化，凉后可用。

脱证选用益气回阳，救逆固脱的参附粥：人参 10g，附子 30g，粳米 50g，人参附子共煎 1 h，取汁与粳米煮成粥，缓缓喂服。

（4）对症饮食护理

1）若中风患者神志清醒，最好让患者取坐位进食。

2）无法坐起的可取半卧位，用被子、枕头把上半身和头部垫高，以防吞咽不适。尊重患者平时饮食的习惯，掌握适当的速度与患者相互配合有顺序地喂饭。注意冷热要适宜，防止食物误入气管。

3）吞咽困难、呛咳的患者应给予高度重视，保证患者入量和营养很重要。保留部分功能患者可给予糊状流质，指导患者采取避免呛咳的舒适体位进食，严重吞咽困难不能进食者鼻饲，注意保持导管和患者口腔的卫生。

5. 情志护理　对中风急性期神志清醒的患者要耐心做好思想工作，根据患者个人情况的不同，正确运用语言技巧，采取劝说开导法、愉悦开怀法、以疑释疑法、转移注意法等心理治疗法则，对患者进行疏导、解释、安慰，避免患者情绪激动，解除患者的思想顾虑，使其配合医生治疗。解除患者因突然得病而产生的急躁、恐惧、忧虑、悲观、失望等情绪，并应避免一切精神因素对患者的刺激，同时做好患者家属的思想工作，使患者恢复或保持稳定的情绪，以利于疾病的治疗和病情的好转。对恢复期的患者要做好卫生宣教工作，让患者了解不良情绪，如大怒、大悲、大喜等都有再次引起中风的可能。劝导患者平时应注意克制自己的情绪，尤其是要特别强调“制怒”，以使气血运行通畅，从而减少复发因素。在条件允许的情况下可以安排多样化的娱乐活动，如看电视和杂志、听音乐、做广播操等，使其感受到生活的乐趣，分散患者对疾病的注意力。

6. 对症护理

（1）神志昏蒙：①严密观察，及时记录：患者发病初期病情多变，应严密观察神志、面色、瞳孔、血压、呼吸、汗出、肢温等情况，认真执行护理规范，并做好护理记录，协助医生判断疾病的发展趋势，尽早发现由闭转脱的现象，为正确和合理治疗提供可靠的客观依据。②对症处理措施：面色青紫或抽搐等要及时给予氧气吸入；对头痛及高热者应注意保护大脑，予以头置冰袋，降低脑细胞的基础代谢及耗氧，保护大脑功能，避免搬动；躁动者加用床档，防止坠床；喉间痰壅者及时吸痰，注意肢体局部保暖，保持二便通畅。③建立静脉通路，遵医嘱及时给药。④预防并发症：每 2h 翻身拍背 1 次，并以红花乙醇按摩受压部位，翻身拍背时注意保持患者肢体的功能位，防止中风后的二次损伤；每日做口腔护理，二便失禁者保持外阴清洁，便后及时清洗，保留尿管者每日做膀胱冲洗。⑤遵医嘱针刺人中、合谷、内关、百合等穴，以醒脑开窍。

（2）痰阻气道：首先需保持呼吸道通畅，有义齿者摘下义齿，头偏向一侧；闭证者往往牙关紧闭，易发生舌后坠阻塞气道，应及时用开口器使患者张口，并保持呼吸通畅；对痰黏难咳者定时翻身拍背，同时给予雾化吸入或由胃管注入化痰药物，使痰易于排出；对口眼不能闭合者用湿纱布覆盖口眼部。

（3）半身不遂

1）无自主运动能力患者，保持各关节的功能位，使用各种小垫保持患者肢体的功能位放置。功能锻炼可选用推拿按摩法、针灸与点穴法。①推拿按摩法：用摩法、捶拍法、拿捏法、拔伸法等，对上下肢、手足、肩背、臀腿等部位施术，舒筋活络，使气血运行通畅。②针灸与点穴法：因手足阳明经是多气多血之经，所以多选肩髃、曲池、外关、合谷、环跳、阳陵泉、足三里、解溪、昆仑配太阳、下关、颊车、委中、承山、阴陵泉、三阴交等穴位。

2）自主运动能力不全患者，肢体功能锻炼逐步从协助运动或半协助运动到自主运动。①协助运动或半协助运动：上肢练习抬举；前臂练习内收、外展；腕关节内旋外旋；手指握拳伸展。下肢练习小腿与大腿的上抬以及屈伸；膝、踝关节的屈伸、旋转；脚趾的上下活动，足放置床上的功能位等。②自主运动：上肢由健侧带动患侧做抬举动作，反复练习，手腕练习梳头、拿勺及筷子、握笔等精细动作，并练习手的握力。下肢床上练习屈伸、抬腿，床下扶床进行蹲起训练、直立训练；扶床双腿站立，时间逐步增加；步行训练，步行的同时要纠正患者的足外展位，如果有足下垂者应注意不要擦伤足尖。练习时应注意循序渐进。

（4）言语不利：中风造成语言障碍，要耐心做心理疏导，认真进行语言训练，强调坚持不懈，大多数患者的语言功能是可以康复的。可结合针药以配合语言训练，帮助患者克服害羞的心理，鼓励患者说清每一个字。发音训练要从简到繁，循序渐进，可以从容易发音的单字开始，逐步过渡到单词、短句。语言训练不宜操之过急，根据不同失语类型的患者进行不同的训练。

1）运动性失语：以口语表达困难、说话少、发音不清、理解较好为特点。护理人员要经常与患者讲话，要求患者不能用点头摇头表示，只能用语言表达。先从保留下的语言开始训练，如“不、吃”等，然后再进行语言清晰度及节奏训练，及时给予患者鼓励，提高其训练的信心。

2）感觉性失语：患者听觉正常，但不能听懂别人的话。对患者要反复进行语言理解和听觉理解训练，用手势、识字、写字等，使患者通过眼或耳接受刺激，如用硬纸板写上“大小、早晚、节日”等，教患者读写，并进行语句的训练。

【健康指导】

1．加强中风危险因素的识别。中风的危险因素主要有年龄、形盛人肥、嗜酒厚味、情志过激、摄生不慎、季节气候、素有宿疾、禀赋等。对有其中一项或几项的人群，给予积极的预防指导。

2．积极控制导致中风的基础性疾病。高血压、糖尿病、高脂血症等是致发中风先兆的基础性疾病，对基础病的早期治疗，降压、降糖、降脂、保持大便通畅是有效预防中风的手段。

3．积极采取干预措施

（1）加强中风先兆症状观察：中风在发病之前往往有先兆症状的出现，尤其是中年或恢复期患者，如经常出现头痛、头晕、肢麻、震颤、倦怠嗜卧，步履不正及一时性语言不利等症状时，应予以高度重视，注意血压变化，及早到医院就诊。一旦发生中风，应尽快送往医院检查治疗，切勿延误。

（2）中风先兆时有发作者，宜早期治疗：根据患者证候的偏虚、偏实投以补、消之剂，不离补肾、平肝、活血、化痰大法，针药结合干预治疗。

4．保持健康生活方式

（1）慎起居，调情志，避风寒，节房事，免过劳，养成良好的生活规律。

（2）加强体育锻炼，增强机体对外邪的抵御能力，根据自身的实际情况进行多种运动，如散步、做保健体操、打太极拳、练气功等可减少中风的发生和反复。

（3）日常注意饮食调养，饮食宜清淡，富于营养，易于消化，防止大便干结。多食新鲜蔬菜、瓜果和豆制品，如芹菜、白菜、萝卜、西红柿、苹果、山楂、豆腐等。同时，还应限制过多的摄入食盐；戒除烟酒，尤其是白酒；忌食动物脂肪。

（4）保持愉快稳定的情绪，避免精神紧张、情绪激动和躁动不安，同时，中风患者易意志消沉，情绪低落，甚至失去生活信心，所以还应对患者进行正确的劝导，加强关心和体贴，从而树立战胜疾病的信心，积极配合治疗和功能锻炼，加快疾病的康复。

（5）嘱患者勿猛起猛蹲，防止摔伤、引起骨折或再度发病。

（6）定期门诊随访，积极治疗各种可能诱发中风的原发病，如高血压、糖尿病等，控制血压、血糖，坚持合理用药，以防发生或再发中风。

（武常生）

六、胃痛

案例 5-6

患者，王某，男，40岁。胃脘隐痛反复发作5年余。近半个月来，晨起后胃脘冷痛，时吐清水，喜温喜按，得热食则减，纳呆乏力，手足欠温，大便稀溏。舌淡苔白，脉沉迟无力。

问题与思考：

1．该患者的证候类型是什么？有哪些依据？

2．对该患者应采取哪些合适的护理措施？

胃痛是由于脾胃受损，气血不调所引起的上腹胃脘部近心窝处经常发生疼痛为主症的病证，又称胃脘痛。常兼有痞满、泛恶、脘闷、嗳气、吞酸、嘈杂、纳呆、胁胀、大便不调等症状。

本病以胃脘部疼痛为主症，其疼痛有胀痛、刺痛、隐痛、剧痛等不同的性质。在人群中发病率较高，以中青年居多。急性胃痛起病突然，发病后数小时或数天内缓解，慢性胃痛往往病程较长。胃痛预后一般较好，实证治疗较易，邪气去则胃气安；虚实夹杂或正虚邪实者，则治疗难度较大，且经常反复发作。胃痛日久可发生吐血、便血、呕吐、反胃、噎膈等变证，因此，必须积极防治。

现代医学中的急慢性胃炎、消化性溃疡、胃神经症、胃下垂、胃痉挛、胃黏膜脱垂症、胃癌等病有胃脘部疼痛者，可参照本病辨证施护。

【病因病机】

1. 外邪犯胃　外感寒、热、湿诸邪之中以寒邪最易犯胃，胃气受伤，轻则气机壅滞，重则和降失司，而致胃脘作痛。

2. 饮食伤胃　饮食不节，饥饱失调，寒热不适，或用伤胃药物均可伐伤胃气，致其腐熟无权，气机升降失调而作胃痛。

3. 情志不畅　气郁恼怒则伤肝，肝气失于疏泄条达，横犯脾胃而致肝胃不和或肝脾不和，脉络气血阻滞则生胃痛。忧思焦虑则伤脾，脾伤则运化失司，升降失常，气机不畅则胃痛。气滞日久或久痛入络，可致胃络血瘀。

4. 素体脾虚　劳倦太过，或久病伤及脾胃；或身体素虚，脾胃不健，运化无权，气机阻滞而致胃痛；若脾胃阳虚、阴寒内生，胃络失于温养，则拘急而痛；若胃病日久，阴津暗耗，胃脘络脉失于濡养，也致胃痛。

胃主受纳，腐熟水谷，以和降为顺。各种病理因素（实者有气滞、寒凝、热郁、湿阻、血瘀；虚者有气虚、阳虚、阴虚）导致胃气失于和降，气机郁滞不通，或胃络失于滋养，气血运行不畅，而不通则痛，发为胃痛（图 5-6）。

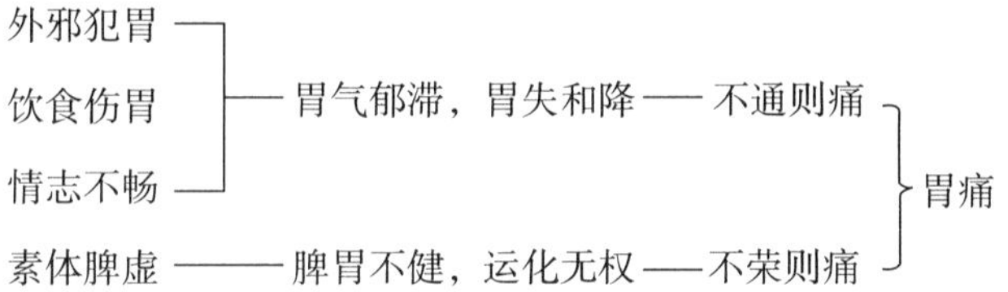

图 5-6　胃痛病因病机示意图

【辨证施护】

（一）辨证分型

1. 寒邪犯胃

证候表现：胃痛暴作，拘急冷痛，恶寒喜暖，得温痛减，遇寒加剧，口淡不渴，或喜热饮，四肢发凉，呕吐腹胀或伴有便溏，舌淡苔薄白，脉弦紧。

护治原则：温胃散寒，行气止痛。

代表方剂：香苏散合良附丸加减。

2. 饮食停滞

证候表现：胃脘疼痛，胀满拒按，嗳腐吞酸，或呕吐不消化食物，其味腐臭，吐后痛减，不思饮食，大便不爽，得矢气或便后稍舒，舌苔厚腻，脉滑。

护治原则：消食导滞，和胃止痛。

代表方剂：保和丸加减。

3. 肝胃气滞

证候表现：胃脘胀闷，痛连两胁，攻撑走窜，遇烦恼郁怒则痛作或痛甚，咽部有梗塞感，嗳气、矢气则痛舒，胸闷，大便不畅，舌苔多薄白，脉弦。

护治原则：疏肝解郁，理气止痛。

代表方剂：柴胡疏肝散加减。

4. 肝胃郁热

证候表现：胃脘灼痛，痛势急迫，烦躁易怒，泛酸嘈杂，口干口苦，小便色黄，大便不畅，舌红苔黄，脉弦或数。

护治原则：疏肝泄热，和胃止痛。

代表方剂：丹栀逍遥散加减。

5. 湿热中阻

证候表现：胃脘疼痛，痛势急迫，脘闷灼热，吐酸嘈杂，口干口苦，口渴而不欲饮，身重肢倦，纳呆恶心，小便色黄，大便不畅，舌红苔黄腻，脉滑数。

护治原则：清热化湿，理气和胃。

代表方剂：清中汤加减。

6. 瘀血阻滞

证候表现：胃痛日久，痛如针刺似刀割，痛有定处且疼痛拒按，痛势持久，食后加剧，反复发作而不愈，入夜尤甚，或见吐血黑便，舌质紫黯或有瘀斑，脉涩。

护治原则：化瘀通络，理气和胃。

代表方剂：失笑散合丹参饮加减。

7. 脾胃虚寒

证候表现：胃脘隐隐作痛，绵绵不休，喜温喜按，喜热饮食，空腹痛甚，得食则缓，劳累或受凉后发作或加重，泛吐清水，面色不华，神疲纳呆，四肢倦怠，手足不温，大便溏薄，舌淡苔白，脉虚弱或迟缓。

护治原则：温中健脾，和胃止痛。

代表方剂：黄芪建中汤加减。

8. 胃阴不足

证候表现：胃脘隐隐灼痛，有时嘈杂似饥，或似饥而不欲食，口燥咽干，五心烦热，消瘦乏力，口干不多饮，大便干结，舌红少苔或光剥无苔，脉细数。

护治原则：养阴益胃，和中止痛。

代表方剂：一贯煎合芍药甘草汤加减。

（二）护理措施

1. 病情观察

(1) 辨证候类型：密切观察胃痛的部位、性质、程度及舌苔、脉象、全身情况，疼痛发作与气候、情绪、饮食的关系，结合病史，分清虚证、实证，属寒、属热，在气、在血（表5-10）。

表 5-10 胃痛各证候类型的观察要点

	主症	兼夹症	舌脉象
寒邪犯胃	胃痛暴作，恶寒喜暖	得温痛减，遇寒加重，口淡不渴	舌淡苔薄白，脉弦紧
饮食停滞	胃脘疼痛，胀满拒按，嗳腐吞酸	呕吐不消化食物，不思饮食，大便不爽	舌苔厚腻，脉滑
肝胃气滞	胃脘胀痛，每因情志不遂而加重	喜长叹息，胸闷嗳气，大便不畅	舌苔薄白，脉弦
肝胃郁热	胃脘灼痛，痛势急迫	烦躁易怒，泛酸嘈杂，口干口苦	舌红苔黄，脉弦数
湿热中阻	胃脘疼痛，痛势急迫，脘闷灼热	口渴而不欲饮，身重肢倦，纳呆恶心	舌苔黄腻，脉滑数
瘀血阻滞	胃脘痛如针刺，痛有定处而拒按	按之痛甚，入夜尤甚，或见吐血黑便	舌质紫黯或有瘀斑，脉涩
脾胃虚寒	胃痛隐隐，绵绵不休，喜温喜按	泛吐清水，手足不温，大便溏薄	舌质淡而胖，苔薄白，脉虚弱或迟缓
胃阴不足	胃脘隐痛或隐隐灼痛	嘈杂似饥而不欲食，口干不欲饮	舌红少苔或光剥无苔，脉细数

（2）区分胃痛与真心痛：心居胸中，其痛常可及心下出现胃痛的表现，应提高警惕，注意鉴别。根据患者疼痛部位及性质、兼夹症、病势及预后等方面，辨识胃痛和真心痛（表 5-11）。

表 5-11 胃痛与真心痛的观察要点

	部位	疼痛性质	兼夹症	病势及预后
胃痛	胃脘：胃	胀痛、隐痛为主	厌食，恶心呕吐，嘈杂泛酸	病势较缓 预后较好
真心痛	胸：心	刺痛、剧痛，痛引肩背	心悸气短，汗出肢冷	病势较急 预后不佳

2. 生活起居护理　患者应起居有节，生活规律。病室内保持安静，环境清洁，空气清新，光线充足，温、湿度适宜。寒邪客胃及脾胃虚寒者，注意胃脘部保暖，及时增添衣被。顺时摄养，慎防感冒和胃脘部受凉着湿，避免虚邪贼风伤害。形体消瘦者，餐后应卧床休息片刻，不宜疲劳和活动过多。胃痛持续不已，疼痛较剧烈，或发热、出血时，应卧床休息，缓解后可下床活动，注意劳逸结合。

3. 给药护理　理气药应餐后半小时服用；寒邪犯胃者及脾胃虚寒者中药宜热服，服药后宜进热粥、热饮，以助药力；肝胃郁热者中药宜稍温凉服；开胃健脾和止酸的中药宜饭前服；消食导泻和有刺激的中药宜餐后服用或同时进食少许；呕吐的患者可少量多次服用，或服用前用生姜涂舌面以减少呕吐。慎用水杨酸和肾上腺皮质激素等对胃黏膜有损伤的药物。服药后嘱患者平卧或半卧休息，注意上腹部保暖，有恶心呕吐者应及时对症处理。

胃痛未明原因前勿随便使用止痛剂，以免掩盖病情，延误治疗。当警惕大出血、胃穿孔等并发症，如若出现及时报告医生，紧急抢救患者。

4. 饮食护理　总的饮食原则为：应遵照“定时、定餐、定量、定性”的原则，食物粗细、烹调得当，宜质软少渣、清淡易消化，从而保证充足的营养、热量和维生素。宜少食多餐；戒烟酒、浓茶、咖啡；忌食辛辣肥甘、生冷坚硬之品。注意饮食卫生，勿暴饮暴食、过饥过饱、过寒过热。疼痛或呕吐剧烈时，应禁食或饮流汁，土豆、红薯等食物易致肠道胀气，上干于胃，使胃气壅阻更甚，应慎用。胃酸过少者，可进食少许酸食，胃酸过多者忌食酸及甜品。

寒邪犯胃者，宜食温胃散寒之品，如生姜250g绞汁，加红糖150g，少量分次温热食服。温黄酒1杯，顿服。忌生冷寒凉之品，避免胃部受寒。可用姜、葱、胡椒、大蒜等性温热的食物作调料。

饮食停滞者，宜食消食健胃之品，如炒莱菔子10g，神曲30g，煎药取汁，入粳米适量，熬粥服用；严重者禁食6～12h，病情缓解后逐渐给全流或半流食。

肝胃气滞者，宜食行气解郁之品，如生萝卜、柑橘等；或用玫瑰花6g，佛手10g，水泡代茶饮。当郁怒悲伤时暂停进食。病愈后亦当节制饮食，不宜过饱或进食不消化食物。

肝胃郁热者，宜食清肝泄热之品，如丝瓜汤、绿豆汤、荷叶粥等。注意食后不可即怒，怒后不可即食。忌油腻和辛烈香燥之品。疼痛剧烈时禁食12～24h。

脾胃虚寒者，宜食温中健脾之品，如牛奶、鸡蛋、龙眼、大枣等，也可食生姜粥、红枣粥等。忌食生冷瓜果及其他凉性食物。疼痛时饮生姜红糖汤，以温胃止痛。

胃阴不足者，宜食益胃生津之品，如西瓜、梨、甘蔗、杨梅等。或以石斛、麦冬煎汤代茶饮。保持大便通畅，鼓励患者多饮水，若便结者，可服蜂蜜。忌辛辣、煎炸以及浓茶、咖啡等刺激性饮料。

5. 情志护理　因胃痛影响正常生活，易出现紧张、恐惧等不良情绪，从而使肝气郁滞，横逆犯胃，致胃痛发作和加重。因此，应向患者介绍本病基本知识，指导患者避免精神刺激或情绪激动，保持平和乐观的情绪。力戒忧思恼怒，可用转移注意力、做深呼吸等方法，以利于缓解疼痛，树立治愈疾病的信心。

6. 对症护理

（1）胃痛：疼痛剧烈者，先在背部左侧脾俞、胃俞附近寻找压痛点，然后施以点按法，重按可持续2min。寒邪犯胃者，可热敷、热熨胃脘部，疼痛时可加灸中脘、气海、天枢、足三里、脾俞、胃俞等穴，以温经散寒止痛。饮食停滞者，可按揉神阙、足三里2min，按大肠俞、八髎穴1min。脘腹胀满疼痛欲吐时，用盐汤探吐以涌吐宿食，缓解胃痛。脾胃虚寒者，可热敷、药熨胃脘部，或艾灸中脘、神阙、足三里等穴，以温中止痛。配合捏脊3～5遍。注意保暖，避御寒邪。肝胃气滞者，可指压按摩中脘、内关、足三里等穴，或用热水袋进行热敷。

（2）大便溏泄：应加强肛周皮肤护理，每次便后用温水清洗，并予紫草油外涂肛周。

（3）呕吐：应协助患者坐起，或取侧卧位，以免呕吐物堵塞气道而窒息或导致吸入性肺炎。吐后予淡盐水或黄花漱口液漱口。神志不清伴呕吐时，立刻采取抢救措施：患者去枕平卧，头偏向一侧，及时清除排出物，保持气道通畅。

【健康指导】

1．了解患者饮食习惯，必要时推荐食谱，改善原有饮食习惯。

2．讲究饮食卫生，生活规律，劳逸结合，保证睡眠，保持乐观情绪。坚持适当的体育锻炼，增强机体的防病抗病能力，利于疾病的康复。

3．若胃痛见于溃疡病出血、穿孔等重症，应及时采取相应的急救措施。

4．指导患者和家属了解本病的性质，掌握控制疼痛的简单方法，减轻身体痛苦和精神压力。

5．查明引起胃痛的原因，积极治疗原发病证。若反复发作，迁延不愈，应定期作有关检查，防止恶变。

知识链接

温里剂

凡以温热药为主组成，具有温里助阳、散寒通脉作用，治疗里寒证的方剂，统称温里剂。温里剂属于“八法”中的“温法”。温里剂是为治疗里寒证而设，凡外寒入里或寒从中生而致畏寒肢冷，喜温蜷卧，面色苍白，口淡不渴，小便清长，舌淡苔白，脉沉迟或缓等为主要表现者，均可用温里剂治疗。

由于病势的轻重缓急和病位的脏腑经络不同，温里剂可分为温中祛寒、回阳救逆、温经散寒三类。温中祛寒剂治疗中焦虚寒证；回阳救逆剂治疗阳气衰微，阴寒内盛证；温经散寒剂治疗寒凝经脉证。

温里剂多为辛温燥热之品，中病即止，避免过服伤阴。素体火旺，或阴虚失血者，不宜过用本剂，以防劫阴动血。寒为阴邪，易伤阳气，故本类方剂多配伍补气药物，以使阳复气充。辨清寒热真假虚实，勿为假象所迷惑，勿犯虚虚实实之忌。阴寒太盛，服热药入口即吐者，可反佐少量寒凉药物，或热药冷服，避免格拒不纳。

（师建平）

七、泄泻

案例 5-7

患者，李某，女，35 岁。患者 2 天前适逢大雨，又未及时添衣，晚间即出现泄泻，腹痛肠鸣，泻下急迫，粪便黄褐而臭，肛门灼热，烦热口渴，小便短赤。苔黄腻，脉濡数。

问题与思考：

1．该患者的证候类型是什么？有哪些依据？

2．对该患者应采取哪些合适的护理措施？

泄泻是以大便次数增多，粪质稀薄或完谷不化，甚至泻出如水样为主症的病证。古时将大便溏薄而势缓者称为泄，大便清稀如水而势急者称为泻，现已统称为泄泻。

本病以大便粪质稀溏为主症，或完谷不化，或粪如水样，大便次数每日三五次以至数十次，常兼有腹胀、腹痛、肠鸣、纳呆。一年四季皆可发生，但感受外邪所引起的泄泻，则以夏秋两季最为多见。本病可发生于任何年龄。急性暴泻起病突然，病程较短。慢性久泻起病缓慢，病程较长，反复发作，时轻时重。除部分暴泻急剧或久泻脾肾衰败，造成气阴两衰或亡阴亡阳之变外，一般治疗正确多能获愈，预后良好。

现代医学中凡属消化器官发生功能或器质性病变导致的腹泻，如急慢性肠炎、胃肠功能紊乱、炎症性肠病、肠易激综合征、吸收不良综合征、肠道肿瘤、肠结核、结肠过敏等，或其他脏器病变影响消化吸收功能有泄泻特征者，可参照本病辨证施护。

【病因病机】

1. 感受外邪　外感寒、湿、暑、热之邪均可发生泄泻，其中以湿邪致泻者最多。脾喜燥而恶湿，外感湿邪最易困脾，导致脾运失常，清浊不分，水谷相杂而下，引起泄泻。

2. 饮食所伤　饮食不洁，使脾胃受伤；或饮食过量，停滞不化；或过食肥甘辛辣，致湿热内蕴；或恣食生冷，寒气伤中，均能使脾运失职，升降失调，清浊不分，发生泄泻。

3. 情志失调　忧郁恼怒，精神紧张，易致肝气郁结，横逆犯脾；或思虑过度，脾气受伤，均可使脾失健运，气机升降失常，水湿下注，导致泄泻。

4. 病后体虚　长期饮食失调，劳倦内伤，或久病失治，使得脾胃受损，日久伤肾，肾阳衰微，脾失温煦，运化无权，水谷停滞，清浊混杂而下，遂成泄泻。

5. 禀赋不足　由于先天不足，禀赋虚弱，或素体脾胃虚弱，不能受纳运化某些食物，易致泄泻。

脾喜燥恶湿。湿为阴邪，易困脾阳。感受外湿或各种病理因素导致脾失健运，损伤脾胃，传导失职，升降失调，清浊不分，发生泄泻。病机因素主要是湿，脾虚湿盛是导致泄泻发生的关键（图 5-7）。

内因——饮食所伤，情志失调，病后体虚及禀赋不足

外因——外感寒湿暑热之邪，其中以湿邪最为多见

——脾虚湿盛——运化失常——泄泻

图 5-7　泄泻病因病机示意图

【辨证施护】

（一）辨证分型

1. 寒湿泄泻

证候表现：泄泻清稀，甚至如水样，来势较急，脘闷食少，腹痛肠鸣，或兼外感风寒，则恶寒发热，鼻塞头痛，肢体酸痛，舌苔薄白或白腻，脉濡缓。

护治原则：芳香化湿，解表散寒。

代表方剂：藿香正气散加减。

2. 湿热泄泻

证候表现：泄泻腹痛，泻下急迫，势如水注，或泻而不爽，泻下物黄褐而臭秽，肛门灼热，烦热口渴，小便短黄，或有身热，舌质红，苔黄腻，脉滑数或濡数。

护治原则：清热燥湿，分利止泻。

代表方剂：葛根芩连汤加减。

3. 伤食泄泻

证候表现：腹痛肠鸣，泻下粪便臭如败卵，夹有不消化之物，泻后痛减，脘腹胀满，嗳腐酸臭，纳呆，伴恶心呕吐，舌苔垢浊或厚腻，脉滑实。

护治原则：消食导滞，和中止泻。

代表方剂：保和丸加减。

4. 脾虚泄泻

证候表现：大便时溏时泻，反复发作，纳呆腹胀，食后脘闷不舒，稍有饮食不慎，则大便次数明显增加，夹见水谷不化，形体消瘦，面色萎黄，神疲倦怠，或有脱肛，舌质淡，苔白，脉细弱。

护治原则：健脾益气，化湿止泻。

代表方剂：参苓白术散加减。

5. 肾阳虚衰

证候表现：每于黎明之前脐腹作痛，肠鸣即泻，完谷不化，腹部喜暖，泻后则安，病程日久，形寒肢冷，腰膝酸软，舌淡胖苔白，脉沉细。

护治原则：温肾健脾，固涩止泻。

代表方剂：四神丸加减。

6. 肝气乘脾

证候表现：泄泻肠鸣，腹痛攻窜，矢气频作，伴有胸胁胀闷，嗳气食少，每因抑郁恼怒或情绪紧张而诱发，泻后腹痛缓解，舌质淡红，苔薄白或薄腻，脉弦细。

护治原则：抑肝扶脾。

代表方剂：痛泻要方加减。

（二）护理措施

1. 病情观察

（1）辨证候类型：通过观察腹泻发作的原因，排便情况，大便次数、量、色、质、气味以及伴随症状、全身情况等，以辨泄泻的寒、热、虚、实（表5-12）。

表5-12 泄泻各证候类型的观察要点

	主症	兼症	舌脉象
寒湿泄泻	泻下清稀，甚则如水样	脘闷食少，腹痛肠鸣	舌质淡，苔白腻，脉濡缓
湿热泄泻	腹痛即泻，泻下急迫，泻物黄褐而臭	肛门灼热，烦热口渴，小便短黄	舌质红，苔黄腻，脉滑数或濡数
伤食泄泻	腹痛肠鸣，泻下粪便臭如败卵	嗳腐吞酸，不思饮食	苔垢浊或厚腻，脉滑实
肝气乘脾	肠鸣攻痛，每因抑郁恼怒而诱发	胸胁胀闷，嗳气食少，矢气频作	苔薄白或薄腻，脉弦细
脾虚泄泻	大便时溏时泻，夹水谷不化	食少，面色萎黄，神疲倦怠	舌质淡，苔白，脉细弱
肾阳虚衰	黎明之前脐腹作痛，泻后则安	形寒肢冷，腰膝酸软，腹部喜暖	舌质淡，苔白，脉沉细

（2）区分泄泻、痢疾：二者均表现为便次增多，粪质稀薄，故有必要进行鉴别。主要根据患者的便质、是否里急后重、有无腹痛等情况进行辨识（表5-13）。

表5-13 泄泻与痢疾的观察要点

	相同症状	便质	是否里急后重	有无腹痛
泄泻	大便次数增多，粪质稀薄，病变部位均在肠间	水样或完谷不化	无	或无
痢疾		赤白脓血	有	有

(3) 遵医嘱及时、准确地留取大便标本送检。观察并记录体温、舌苔、脉象、神志的变化，有无眼窝凹陷、有无口唇黏膜干燥、有无皮肤弹性下降及尿量减少等脱水症状，有无肌肉软弱无力、心律不齐等低血钾表现，一旦出现，及时报告医生采取积极的治疗措施，必要时静脉输液。

2. 生活起居护理　病室宜空气新鲜，阳光充足，通风良好，温、湿度适宜。及时消毒、倾倒排泄物和便器。具有传染性的患者要进行消化道隔离。患者应注意休息，寒湿泄泻者，腹部应保暖。肾阳虚腹泻者，戒烟酒，节房事，忌纵欲，保持肾精旺盛，以加强肾阳温润脾阳的作用，水谷腐熟则泄止。恢复期和慢性期可以适当活动，但应注意劳逸结合。

3. 给药护理　寒湿泄泻者宜饭前热服，服后盖被静卧；湿热泄泻者宜饭后服用；伤食泄泻者宜饭后服用；脾虚泄泻、肾阳虚衰者宜空腹热服。急性泄泻不可骤用补涩，以免关门留寇，慢性泄泻不可分利太过，以免损正伤阴。

4. 饮食护理　总的饮食原则为：饮食以清淡、少油、易消化、少渣及营养丰富的流质或半流质为宜。忌食油腻、不洁、生冷、辛辣、多纤维、不容易消化等食物，因大量摄取可以造成机械性刺激。忌食山芋、土豆等壅阻气机的食物。泄泻较严重时，可频饮淡糖盐水，以确保水分摄入充足。急性食物中毒引起的腹泻，呕吐者应禁食，待呕吐停止 1 ~ 2h 后再进食。

寒湿泄泻者，宜食炒米粉燥湿止泻，姜、红糖等散寒化湿之品。以温热清淡为主，忌食肥甘、生冷、油腻食品。

湿热泄泻者，宜食西瓜、苹果、茶等清热化湿之品。以清淡爽口为主，忌食辛辣、油腻、烟酒等助湿生热之品。

伤食泄泻者，可食山楂、萝卜汤、麦芽汤等消食导滞之品。泄泻较重者，应控制饮食或暂禁食。根据病情给予细软或半流质饮食，少量多餐。避免饮用产气饮料，以防腹胀加重。

脾虚泄泻者，可食豆制品、山药、莲子、白扁豆、鸡蛋等健脾益气，补益气血之品。饮食有节，定时定量，少食多餐。

肾阳虚衰者，宜食羊肉、狗肉及动物肾脏等血肉有情之品补中益气，补肾止泻。以营养丰富，温软为主，可食芡实粥。

肝气乘脾者，宜食莱菔子粥以理气消食。在进食前后保持心情舒畅，避免精神刺激，禁食壅阻气机食品。

5. 情志护理　安慰患者消除焦虑心理，减轻其心理负担，使其能够以良好的心态积极地配合治疗。从休息、饮食和合理用药等多方面控制病情发展。应耐心解释情绪与疾病的关系，使患者懂得气机调畅有利于脾胃功能恢复，从而实现早日康复。肝气郁滞者，应忌恼怒。

6. 对症护理

(1) 腹泻：急性泄泻、腹泻次数较多或伴发热时应卧床休息。

寒湿泄泻者，可按揉腹部并热敷，艾灸神阙、关元、足三里等穴，以止痛消胀缓泻。也可一指禅推摩中脘、天枢、气海、关元、脾俞、胃俞、大肠俞。或大蒜、胡椒、艾叶各适量，捣碎，加烧酒适量，敷脐，每日 1 贴。

湿热泄泻者，可一指禅推摩中脘、天枢、气海、关元、脾俞穴。伤食泄泻者，可一指禅推摩中脘、神阙、天枢、大横穴；加强指按揉足三里，以酸胀为度。肝气乘脾者，可一指禅推摩中脘、神阙、气海；分推两胁肋部，从上至下向小腹移动，反复数遍。脾虚泄泻者，可重点掌揉中脘、建里、气海，以热为度；指按揉脾俞、胃俞、大肠俞、足三里，以酸胀为度，每穴 1min。或五倍子 30g，焙焦研末，取适量，以醋调敷脐部，每日 2 ~ 3 次，治疗久泻不止。

肾阳虚衰者，可掌摩和掌揉中脘、神阙、天枢、气海、关元，以热感深透于腹内为度；配合捏脊 3 ~ 5 遍。或可遵医嘱给予艾灸中脘、神阙、足三里、天枢，神阙，用隔姜灸 10 ~ 15 壮，其余穴灸 10 ~ 15min。也可用小茴香或食盐炒热布包敷肚脐。或可按腧穴部位，选择不同口径火罐拔罐治疗。脾肾阳虚之久泄可用干姜、白芷各 3g，研末，以蜜为膏，贴于脐部治疗。

（2）疼痛：一般虚证腹痛不重，常有慢性，持续性腹中隐隐不舒，可鼓励患者下床活动，适当锻炼，以通调脏腑，增强体质。寒湿泄泻腹中冷痛者，可予腹部热敷，并可做腹部顺时针方向按摩。湿热泄泻肛门灼热疼痛者，可遵医嘱中药熏洗，擦干后可涂抹黄连膏。

（3）肛周护理：排便频繁时，每次便后用软纸轻擦肛门，温水清洗肛周，保持清洁干燥，防止因粪便刺激损伤肛周皮肤，引起糜烂及感染。慢性腹泻者，教会患者做提肛运动。若有肛门下坠或脱肛者，用软草纸或纱布轻轻上托，并嘱其卧床休息。肛门因便次多而糜烂、出血时，应予清洗后外涂油膏。

【健康指导】

1．养成良好的生活习惯，起居有节，注意调畅情志，保持心情愉快，力戒嗔怒，防止风、寒、湿邪侵袭。

2．养成良好的饮食习惯，饮食有节，以清淡、富营养、易消化食物为主，可食用一些对消化吸收有帮助的食物，烹调方法要少用或不用油，以蒸、煮、炖为宜，避免进食生冷不洁及忌食难消化或清肠润滑食物。

3．坚持体育锻炼，增强脾胃健运功能。

知识链接

固涩剂

凡以固涩药为主组成，具有收敛固涩作用，治疗气、血、精、津滑脱散失之证的方剂，统称固涩剂。固涩剂属于“十剂”中的“涩剂”。由于引起滑脱散失之证的病因及发病部位不同，临床可见自汗盗汗、久泻滑脱、遗尿尿频、久咳虚喘等症状。

固涩剂可分为固表止汗、敛肺止咳、涩肠固脱、涩精止遗、固崩止带五类。固表止汗剂治疗卫虚不固，阴虚迫津导致的多汗；敛肺止咳剂治疗久咳肺虚导致的气阴耗伤；涩肠固脱剂治疗脾肾虚寒导致的久泻久痢；涩精止遗剂治疗肾虚精关不固导致的遗精滑泄及膀胱失约导致的尿频、遗尿；固崩止带剂治疗妇女崩中漏下或带下日久不止。

固涩剂所治的滑脱散失之证皆由正气亏虚而致，故根据气血、阴阳、精气、津液耗伤程度的不同，配伍相应的补益药以标本兼顾。固涩剂为正虚无邪者而设，故凡外邪未去，过早运用固涩剂有“关门留寇”之弊。

（师建平）

八、鼓胀

案例 5-8

患者，张某，男，38 岁。平素嗜酒，3 个月前开始腹部胀满，按之如囊裹水，下肢浮肿，脘腹痞满，得热则舒，周身困重，怯寒懒动，小便量少，大便溏薄。舌苔白腻，脉弦迟。

问题与思考：

1．该患者的证候类型是什么？有哪些依据？

2．对该患者应采取哪些合适的护理措施？

鼓胀是指因肝脾受损，疏泄运化失常，气血交阻致水气内停，从而出现腹部胀大如鼓的一类病证，是肝慢性、进行性、实质性疾病，也是肝损害的晚期。临床以腹大胀满，绷急如鼓，皮色苍黄，甚则腹壁脉络显露，四肢不肿或微肿为特征，故名鼓胀。

本病除见上述临床表现外，常伴腹部积块、面色萎黄、神疲乏力、纳少便溏，或高热烦躁、神昏谵语、皮肤出现瘀斑等症状。或在颈、胸、壁等处出现红痣血缕及手掌赤痕。腹部叩之鼓音或移动性浊音。本病发病率高，病情复杂，为中医“风、痨、鼓、膈”四大疑难重症之一，也是我国主要死亡病因之一。本病初期虽腹胀大，合理治疗尚可带病延年；若病至晚期，邪实正虚，则预后不良；若见出血、神昏谵语、痉厥则为危象。本病发展缓慢，病程较长，容易复发，从而迁延难愈。久治不愈可能转化为癌症。

现代医学中的肝硬化腹水，以及病毒性肝炎、血吸虫病、胆汁性、营养不良性等多种原因导致的有鼓胀特征者，可参照本病辨证施护。

【病因病机】

1. 酒食不节　嗜酒过度，或恣食肥甘厚味，损伤脾胃，酿湿生热，蕴聚中焦，壅阻气机，气血郁滞，水谷精微失于输布，清气不升，浊气不降，清浊相混，遂成鼓胀。

2. 情志所伤　忧思恼怒，伤及肝脾，致肝失疏泄，气机不利，血行不畅，久则气滞血瘀。肝气郁结横逆犯脾，脾失健运，水湿内停，气、血、水壅结即成鼓胀。

3. 虫毒感染　多因血吸虫感染未及时治疗，虫毒阻遏经络，内伤肝脾，脉络瘀阻，气机不畅，升降失常，气滞血瘀，水湿停聚，终成鼓胀。

4. 他病续发　凡因他病损伤肝脾，导致肝失疏泄，脾失健运者，均有续发鼓胀的可能。黄疸日久，肝脾受损，湿邪内蕴，气滞血瘀；或癥积不愈，脉络壅塞，痰瘀留着，水湿不化；或久泻久痢，气阴耗伤，肝脾两虚，生化乏源，气血涩滞，水湿内聚等均可形成鼓胀。

鼓胀的形成，肝、脾、肾功能失常是关键。肝气郁结，气滞血瘀，是形成鼓胀的基本条件；脾功能受损，运化失职，导致水湿停聚；肾的气化功能障碍，不能蒸化水液而加重水湿停滞。本病的病位主要在肝脾，久则及肾，由于肝脾肾三脏功能失调，气滞、血瘀、水湿内停，而致鼓胀（图 5-8）。

酒食不节
情志所伤
虫毒感染
他病续发
→ 肝失疏泄 / 脾失健运 / 肾失气化 — 鼓胀

图 5-8 鼓胀病因病机示意图

【辨证施护】

（一）辨证分型

1. 气滞湿阻

证候表现：腹大按之不坚，胁下痞满或痛，饮食减少，食后作胀，得嗳气、矢气稍减，小便短少，大便不爽，舌苔薄白腻，脉弦。

护治原则：疏肝理气，运脾利湿。

代表方剂：柴胡疏肝散合胃苓汤加减。

2. 水湿困脾

证候表现：腹大胀满，按之如囊裹水，甚则颜面微浮，下肢浮肿，脘腹痞胀，得热则舒，精神困倦，怯寒懒动，小便少，大便溏，舌苔白腻，脉缓。

护治原则：温中健脾，行气利水。

代表方剂：实脾饮加减。

3. 水热蕴结

证候表现：腹大坚满，脘腹胀急，或腹痛拒按，扪之灼手，烦热口苦，渴不欲饮，或有面、目、皮肤发黄，小便赤涩，大便秘结或溏垢，舌边尖红，苔黄腻或兼灰黑，脉弦数。

护治原则：清热利湿，攻下逐水。

代表方剂：中满分消丸合茵陈蒿汤加减。

4. 瘀结水留

证候表现：腹大坚满，青筋显露，胁腹刺痛，面色暗黑，或见赤丝血缕，面颈、胸、臂出现血痣，唇色紫褐，口干不欲饮，或见大便色黑，舌质紫黯或有紫斑，脉细涩。

护治原则：活血化瘀，行气利水。

代表方剂：调营饮加减。

5. 阳虚水盛

证候表现：腹大胀满不舒，朝轻暮重，面色苍黄，脘闷纳呆，神倦怯寒，肢冷浮肿，食少便溏，小便短少不利，舌体胖，质紫，苔淡白，脉沉细无力。

护治原则：温补脾肾，行气化水。

代表方剂：附子理苓汤或济生肾气丸加减。

6. 阴虚水停

证候表现：腹大胀满，或见青筋暴露，面色晦滞，唇紫，口干而燥，心烦失眠，时或鼻衄，牙龈出血，小便短少，舌质红绛少津，苔少或光剥，脉弦细数。

护治原则：滋肾柔肝，养阴利水。

代表方剂：六味地黄丸合一贯煎加减。

（二）护理措施

1. 病情观察

（1）辨证候类型：通过询问患者发病原因、腹胀性质、兼夹症及舌脉象等方面，以辨识气滞、血瘀、水湿的偏盛及阴虚、阳虚的不同（表 5-14）。

表 5-14　鼓胀各证候类型的观察要点

	腹胀性质	兼夹症	舌脉象
气滞湿阻	腹胀按之不坚，食后胀甚	得嗳气或矢气稍减，小便短少	苔薄白腻，脉弦
水湿困脾	腹大胀满，按之如囊裹水	精神困倦，甚则颜面微浮，小便少	苔白腻，脉缓
水热蕴结	腹大坚满，脘腹撑急	烦热口苦，小便赤涩，大便秘结	舌边尖红，苔黄腻，脉弦数
瘀结水留	脘腹坚满，青筋暴露	面色晦暗黧黑，或见赤丝血缕	舌质紫黯或有紫斑，脉细涩
阳虚水盛	腹大胀满，神倦怯寒	面色苍黄，脘闷纳呆，肢冷浮肿	苔淡白，脉沉细无力
阴虚水停	腹大胀满或见青筋暴露	口干而燥，心烦失眠，唇紫	舌质红绛少津，苔少，脉弦细数

（2）区分鼓胀和水肿：水肿是指体内水液潴留，泛溢肌肤，引起局部或全身浮肿的病证。根据患者发病部位、主症及兼症等方面，辨识鼓胀和水肿（表 5-15）。

表 5-15　鼓胀与水肿的观察要点

	病位	病理	主症	兼症
鼓胀	肝脾肾	气血水互结于腹中	腹大坚满，四肢不肿	面色青晦，胁下癥积坚硬，腹皮脉络显露
水肿	肺脾肾	水湿泛溢肌肤	颜面、四肢肿胀，腹平而软	胸闷、心悸、烦躁、恶心

（3）因体重与腹围是判断腹水消失的主要指标之一，因此，在治疗前测体重和腹围，治疗过程中，每日测 1 次，以观察腹水消退情况，同时准确记录 24h 出入量。注意呕吐物、大便颜色及量，若出现嗜睡、烦躁不安等肝昏迷前期症状，及时报告医生。

2. 生活起居护理　保持室内清洁卫生，调节室内温度在 24℃左右，避免患者受凉。注意休息，以防过度劳累。指导患者和家属掌握测量腹围、记录尿量、测量体重等方面的知识。注意保持口腔卫生，预防口腔感染和并发症的发生。养成良好的卫生习惯，禁止挖鼻孔、剔牙，平时用软毛牙刷刷牙。加强皮肤护理，皮肤瘙痒者切忌抓挠，以防皮肤破损引起感染。保持二便通畅。

3. 给药护理　中药汤剂宜浓煎，少量多次服下。阴虚水停、水热蕴结者中药宜温服；气滞湿阻者中药宜热服；攻下逐水药宜清晨空腹服。服药后注意观察患者的反应，并记录腹泻次数，大便的性质，排泄量及尿量的总和，防止患者虚脱。用药后同样测量并记录体重、腹围及血压，治疗后及时补充电解质，以防电解质失调，维持酸碱平衡。片剂药物要研成细末服用，以免划伤食管引起出血。

4. 饮食护理　总的饮食原则为：饮食宜规律，以低盐低脂、清淡、易消化、高热量、高蛋白质、高维生素、低纤维素的少渣食物为原则。少食多餐，避免过饱，以防损伤脾胃，增加胀满。禁食辛辣刺激、生冷煎炸、粗糙硬固之品；出现腹水时给低盐或无盐饮食，并限制水的摄入；吐血者，暂禁饮食。忌饮酒，少吸烟，避免与血吸虫疫水接触，避免接触对肝有害的毒性物质。如出现肝衰竭、肝昏迷倾向时，则限制蛋白质供给量至每日 25 ~ 35g，脂肪的供给应适量，避免摄入过多后在肝内沉积，使肝功能进一步受损。进食时要细嚼慢咽，忌食带刺、带骨、带壳的食物，以防伤及曲张的胃、食管静脉。

气滞湿阻者，宜食疏肝理气，运脾利湿之品，如白萝卜、大蒜、山药、柑橘、薏仁粥、玫瑰花茶等。忌食羊肉等温补及辛辣之品。

水湿困脾者，宜食健脾温阳利湿之品，如山药、薏苡仁等。忌生冷、黏腻之物，多用葱、姜、蒜做调料可驱除体内寒湿之邪。

水热蕴结者，宜食清热利湿，攻下逐水之品，如菠菜、芹菜、黄瓜、冬瓜、赤小豆、雪梨等。便秘者，多食新鲜蔬菜水果或选用蜂蜜水，或采用中药灌肠等方法，避免因腑气不通诱发昏迷。

瘀结水留者，宜食活血化瘀，行气利水之品，如木耳、洋葱、桃仁、山楂、茯苓、陈皮、当归等，可用葱、姜、桂皮等作调料。

阳虚水盛者，宜食健脾益肾之物，如鸡蛋、莲子、花生等食物。可适当用葱、姜、蒜、胡椒等。

阴虚水停者，宜食滋养肝肾，凉血化瘀之品，如番茄、梨、藕、草莓、木耳、牛奶等。忌食辛辣、坚硬之物，以防助热伤络。

5. 情志护理　鼓胀病患者多病程长，迁延难愈，并发症多，患者的生活质量严重下降，因此，患者常会产生许多不良情绪，故在治疗过程中须介绍治疗效果显著的病例，增强治疗的信心。同时向患者讲解本病的有关知识，讲明本病和情志的关系，解除其思想顾虑，改善其身心健康，做到情志舒畅，情绪稳定，积极配合治疗，利于疾病的恢复。肝肾阴虚水停者应加强情志护理，避免愤怒，因气有余便是火，火盛则伤阴，易加重病情。

6. 对症护理

（1）腹痛、腹胀、腹水：重症患者应卧床休养。定时更换体位，防止压疮的发生；因腹胀而致呼吸困难者，可取半卧位，使膈肌下降，利于呼吸。若病情允许，可适当活动，但须避免过劳和外感。大量腹水患者，应避免增加腹内压的一切因素，如用力咳嗽、打喷嚏、便秘等。便秘时行推拿调护，轻揉腹部或顺时针方向按摩腹部，或予生理盐水灌肠。如需放腹水治疗，协助医生行腹腔穿刺术，放水速度宜慢，严密观察病情，以防他变。

寒湿困脾实胀者，可以在腹部以脐为中心呈十字形艾灸 30min。脾肾阳虚胀满者，可灸关元、中极、神阙等穴，以理气宽胀，或施以腹部热敷法、盐熨法、葱熨法。或给予腹部药棒穴位按摩治疗。瘀结水留者，可双手掌在脐周先逆时针旋转摩腹 200 下，再顺时针按摩 200 下，使腹内有温热感，促进肠蠕动，每日 1 次，以行气活血，促进康复。

肝硬化后期腹水明显，伴有上消化道大出血，重度黄疸或伴有感染，甚则肝性脑病者，病势重笃，应审查病情，配合有关抢救方法及时处理。

（2）出血：如有头晕、心悸、血压下降等情况，应立即报告医生处理，建立静脉通道，做好输血准备。瘀结水留者易引起各种出血，尤其是食管静脉曲张破裂引起的出血，故要注意呕吐物及粪便的颜色，如有胃脘烧灼感、口腔血腥味为呕血先兆。

齿衄时可用黑山栀粉或马勃粉止血，或用藕节炭、白茅根煎水代茶饮。

鼻衄时应取坐位，手压鼻梁两侧，鼻根部、额部冷敷，也可用棉球蘸黑山栀粉或明胶海绵塞鼻，禁止头向后仰。

【健康指导】

1．避免情志所伤和劳欲过度，注意怡情适怀，安心静养。

2．宜进清淡、营养丰富且易于消化的食物。食盐有凝涩水湿之弊，一般鼓胀患者宜进低盐饮食。下肢肿甚、小便量少时，则应忌盐。适当控制饮水量，每日饮水量不超过1000ml。

3．加强护理，注意冷暖，防止正虚邪袭。如感受外邪，应及时治疗。

4．本病经过治疗，腹水可能消退，但肝脾肾正气未复，气滞血络不畅，腹水仍然可能再起，此时必须抓紧时机，疏肝健脾，活血利水，培补正气，进行善后调理，以巩固疗效。

5．应积极治疗黄疸、积聚等原发病，积极预防血吸虫感染。

（师建平）

九、水肿

案例 5-9

患儿，徐某，女，6岁半。3个月前腹部生疮疖，继则面部浮肿，低热逗留。尿检有蛋白、红细胞，住某医院诊断为急性肾炎，治疗好转出院。不久，症状复发，于3天前来诊。当时食欲不振，小便黄赤。舌质偏绛，苔淡黄，脉细。

问题与思考：

1．该患者的证候类型是什么？有哪些依据？

2．对该患者应采取哪些合适的护理措施？

水肿是体内水液潴留，泛滥肌肤，表现以头面、眼睑、四肢、腹背，甚至全身浮肿为特征的一类病证。

现代医学中的急慢性肾小球肾炎、肾病综合征、继发性肾小球疾病等病以水肿为特征者，可参照本病辨证施护。

【病因病机】

1．风邪袭表　风为六淫之首，每夹寒夹热，风寒或风热之邪侵袭肺卫，肺失通调，风水相搏，发为水肿。

2. 疮毒内犯　肌肤患痈疡疮毒，火热内攻，损伤肺脾，致津液气化失常，发为水肿。

3. 外感水湿　久居湿地，冒雨涉水，湿衣裹身时间过久，水湿内侵，困遏脾阳，脾胃失其升清降浊之能，水无所制，发为水肿。

4. 饮食不节　过食肥甘，嗜食辛辣，久则湿热中阻，损伤脾胃；或因生活饥馑，营养不足，脾气失养，以致脾运不健，脾失转输，水湿壅滞，发为水肿。

5. 禀赋不足，久病劳倦　先天禀赋薄弱，肾气亏虚，膀胱开合不利，气化失常，水泛肌肤，发为水肿。或因劳倦纵欲无节，生育过多，久病产后，损伤脾肾，水湿输布失常，溢于肌肤，发为水肿。

水肿一证，是全身气化功能障碍的一种表现。具体而言，水肿发病的基本病理变化为肺失通调，脾失转输，肾失开阖，三焦气化不利。其病位在肺、脾、肾，而关键在肾。病理因素为风邪、水湿、疮毒、瘀血（图 5-9）。

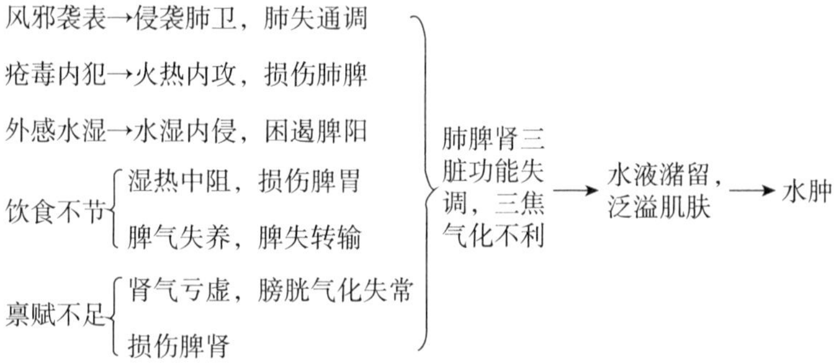

图 5-9　水肿病因病机示意图

【辨证施护】

（一）辨证分型

1. 阳水

（1）风水相搏

证候表现：眼睑浮肿，继则四肢及全身皆肿，来势迅速，多有恶寒发热，肢节酸楚，小便不利等症。偏于风热者，伴咽喉红肿疼痛，舌质红，脉浮滑数。偏于风寒者，兼恶寒，咳喘，舌苔薄白，脉浮滑或浮紧。

护治原则：疏风清热，宣肺利水。

代表方剂：越婢加术汤加减。

（2）湿毒侵淫

证候表现：眼睑浮肿，延及全身，皮肤光亮，尿少色赤，身发疮痍，甚则溃烂，恶风发热，舌质红，苔薄黄，脉浮数或滑数。

护治原则：宣肺解毒，利湿消肿。

代表方剂：麻黄连翘赤小豆汤合五味消毒饮加减。

（3）水湿浸渍

证候表现：全身水肿，下肢明显，按之没指，小便短少，身体困重，胸闷，纳呆，泛恶，苔白腻，脉沉缓，起病缓慢，病程较长。

护治原则：健脾化湿，通阳利水。

代表方剂：五皮饮合胃苓汤加减。

（4）湿热壅盛

证候表现：遍体浮肿，皮肤绷急光亮，胸脘痞闷，烦热口渴，小便短赤，或大便干结，舌红，苔黄腻，脉沉数或濡数。

护治原则：分利湿热。

代表方剂：疏凿饮子加减。

2. 阴水

（1）脾阳虚衰

证候表现：身肿日久，腰以下为甚，按之凹陷不易恢复，脘腹胀闷，纳减便溏，面色不华，神疲乏力，四肢倦怠，小便短少，舌质淡，苔白腻或白滑，脉沉缓或沉弱。

护治原则：健脾温阳利水。

代表方剂：实脾饮加减。

（2）肾阳衰微

证候表现：水肿反复消长不已，面浮身肿，腰以下甚，按之凹陷不起，尿量减少或反多，腰酸冷痛，四肢厥冷，怯寒神疲，面色㿠白，甚者心悸胸闷，喘促难卧，腹大胀满，舌质淡胖，苔白，脉沉细或沉迟无力。

护治原则：温肾助阳，化气行水。

代表方剂：济生肾气丸合真武汤加减。

（3）瘀水互结

水肿延久不退，肿势轻重不一，四肢或全身浮肿，以下肢为主，皮肤瘀斑，腰部刺痛，或伴血尿，舌紫暗，苔白，脉沉细涩。

护治原则：活血祛瘀，化气行水。

代表方剂：桃红四物汤合五苓散加减。

（二）护理措施

1. 病情观察

（1）辨别阳水和阴水：通过观察患者水肿的部位、起始时间、程度及消长规律，辨别阳水和阴水（表 5-16）。

表 5-16　阳水与阴水的观察要点

	阳水	阴水
病因	风邪、水湿	脾肾亏虚
病性	表证、热证、实证	里证、虚证、寒证
病势	发病较急，病程较短	发病较缓，病程较长
症状	多由面目开始，自上而下，继及全身，肿处皮肤绷急光亮，按之凹陷即起，兼有寒热等表证	多由足踝开始，自下而上，继及全身，肿处皮肤松弛，按之凹陷不易恢复，兼见神疲气怯等里证

（2）观察患者小便的色、质、量、味等情况，尤其注意每日尿量的变化，记录 24h 出入量。

（3）定期测量血压和体重，如有腹水，定时测腹围；并观察各项理化检查的变化，及时记录。

（4）观察有无心悸、喘促、呕恶、尿闭等症，患者出现每日尿量少于 400ml 或尿闭；表情淡漠，腹胀，呼吸深长，胸满气喘，恶心、呕吐；气息短促，吐白色泡沫痰，面白唇紫，冷汗肢厥，烦躁心悸等，如有上述情况之一者，应立即报告医生，及时进行处理。

2. 生活起居护理　病室要保持舒适整洁、空气清新、温暖干燥、勿潮湿阴冷。取舒适体位，水肿严重者取半卧位，适当抬高下肢，以减轻症状。轻型或恢复期患者可根据体力情况适当活动，但不宜劳累，重度浮肿者宜卧床静养，做好皮肤护理。

3. 给药护理　中药汤剂适宜少量分次服用，或服药前滴生姜汁数滴于舌面以防呕吐。患者使用峻下逐水剂时，应注意药量、方法、时间的准确，并观察用药后的反应。若无效，体质尚可支持者，次日或隔日再服，注意观察小便量及大便次数。用药期间每日准确记录

24h尿量，并观察水肿有无消退。定期检查血清电解质，观察有无恶心、呕吐等症状，若发现异常，及时报告医生进行处理。

风水泛滥者，汤药不宜久煎，武火快煎，宜热服，服后盖被安卧，以助发汗，取微汗。汗出后应及时擦干或更换衣服，防止因受凉而使病情反复。湿热壅盛者，汤药宜饭前温服，以防呕吐。脾阳虚衰者，汤药浓煎，饭前温服，以免加重水肿。

4. 饮食护理 以清淡、易消化、富营养、低盐或无盐为原则，宜食具有利尿作用的食物，如西瓜、冬瓜皮、薏苡仁等，忌食辛辣、肥甘厚味之品。肿势重者应予无盐饮食，轻者予低盐饮食，若因营养障碍而致水肿者，不必过于忌盐，饮食应富含蛋白质、清淡易消化。

风水泛滥者，饮食宜低盐、易消化、营养丰富。忌辛辣、生冷之品。可用白茅根30g或玉米须15g，泡水代茶饮，以达到清热利尿消肿的功效。

湿毒浸淫者，饮食宜清淡，忌食肥甘厚味、辛辣、醇酒等物。可用赤小豆100g，樟柳根60g，水煎，饮汁食豆，以达到利水解毒消肿的功效。

水湿浸渍者，饮食应营养丰富，低盐，水肿严重者可短期内给予无盐饮食。宜食健脾利水渗湿之品，并适当限制水的摄入量。可取薏苡仁100g，煮粥食用，以达到健脾利水之功。

湿热壅盛者，饮食宜清淡，富营养。宜食清热解毒、利水消肿之品，忌食辛辣之品。可取冬瓜60g，粳米适量，煮粥服食，以达清热利水之功效。

脾阳虚衰者，饮食宜温热、低盐或无盐饮食，忌生冷瓜果。可用茯苓、山药各30g，粳米适量，煮粥食用以健脾利水。

肾阳衰微者，饮食宜温热、低盐或无盐饮食。宜食补肾利水之品，可用黑豆200g，鲤鱼1条取肉，同煮，饮汤食鱼及豆。

5. 情志护理 患者应保持心情舒畅。护理人员应向其讲解水肿的相关知识及转归情况，使患者情绪稳定，积极配合治疗和护理。并帮助患者树立战胜疾病的信心。

6. 对症护理

（1）水肿：头面部浮肿甚者可用浮萍煎水后，熏蒸浮肿局部以促汗消肿。阴水可行温热疗法，如药熨或热毛巾热敷脾俞、肾俞、三阴交、命门等穴，以温补肾阳，或采用拔火罐、远红外线照射等疗法。

（2）皮肤护理：保持床位清洁干燥，衣着宽大柔软，长期卧床或重度水肿患者应定时更换体位，以防止压疮的发生。每日用温水清洗皮肤，水温不宜太高，以防烫伤。尽量避免在水肿部位行各种穿刺和注射，以免流水不止，引发感染。皮肤瘙痒者注意防止患者搔抓破损，以免感染。

【健康指导】

1．调适生活起居，注意保暖，减少去公共场所，防止外邪侵袭；平时应注意避免冒雨涉水，以免湿邪外侵。保持皮肤清洁，防止疖疮，一旦发现，及时治疗；积极治疗心悸、鼓胀、癃闭等原发病，预防水肿的发生。

2．病程中应加强饮食调摄，限制水钠摄入，饮食宜清淡，忌食海鱼、虾、蟹、辛辣刺激之物，饮食应富含蛋白质，清淡易消化。

3．严格遵医嘱用药，每日记录尿量、血压和体重。

4．恢复期应定期复查肾功能、电解质，并锻炼身体，增强体质。

（燕树勋）

十、消渴

案例 5-10

患者，翁某，女，55岁。1年前起出现渴欲饮水，尿多，近年来入暮咽干，每天饮水4000ml左右，喜冷饮，大便干燥，二三日一行，心悸，自汗以颜面部为甚。脉微弱，舌质红，苔黄厚。

问题与思考：

1. 该患者的证候类型是什么？有哪些依据？

2. 对该患者应采取哪些合适的护理措施？

消渴是以多饮、多食、多尿、乏力、消瘦，或尿有甜味为主要临床表现的一种病证。

现代医学中的糖尿病、尿崩症等病以消渴为特征者，可参照本病辨证施护。

【病因病机】

1. 禀赋不足　先天禀赋不足，五脏虚弱，尤其是肾脏素虚，阴虚体质者，是引起消渴病的重要内在因素。

2. 饮食失节　长期过食肥甘，醇酒厚味，辛辣香燥，损伤脾胃，致脾胃运化失职，积热内蕴，化燥伤津，消谷耗液，发为消渴。

3. 情志失调　长期过度的神精刺激，如郁怒伤肝，肝气郁结，或劳心竭虑，营谋强思等，以致郁久化火，火热内燔，消灼肺胃阴津而发为消渴。

4. 劳欲过度　房事不节，劳欲过度，肾精亏损，虚火内生，则火因水竭益烈，水因火烈而益干，终致肾虚肺燥胃热俱现，发为消渴。

消渴的病位在肺、脾、肾，其中以肾最为关键。肺主宣发，为水之上源，阴伤肺燥，津液失于输布，则脾胃使其濡养，肾阴使其滋润。胃为水谷之海，脾主运化，为胃行其津液，胃阴亏耗，脾阴不足，则消谷而不充肌肉，津液无所生而燥热内炽，又上灼肺液，下耗肾阴。肾主水藏精，为先天之本，肾阴虚则虚火内生，亦可上炎肺脾。故肺燥、胃热、肾虚常同时存在，互为影响，多饮、多食、多尿也常并见。因此，消渴的病机总以阴虚燥热为要。

阴阳互根互用，消渴病情迁延可阴伤及气，常见气阴两虚之证。日久则阴损及阳，出现阴阳俱虚，肾脾两衰的证候。

消渴病久，脏腑虚弱，正气不足，则可出现多种变证。如肺失滋养，日久可并发肺痨；肾阴亏损，肝失濡养，肝肾精血不能上承于耳目，则可并发白内障、雀目、耳聋；燥热内结，营阴被灼，脉络瘀阻，蕴毒成脓，则发为疮疖痈疽；阴虚燥热，炼液成痰，以及血脉瘀滞，痰瘀阻络，蒙蔽心窍，则发为中风偏瘫；阴损及阳，脾肾衰败，水湿潴留，泛溢肌肤，则发为水肿。严重者则因阴液极度耗损，虚阳上浮而见烦躁、神昏；或因阴竭阳亡而出现神昏、肢厥、脉微欲绝等危象（图5-10）。

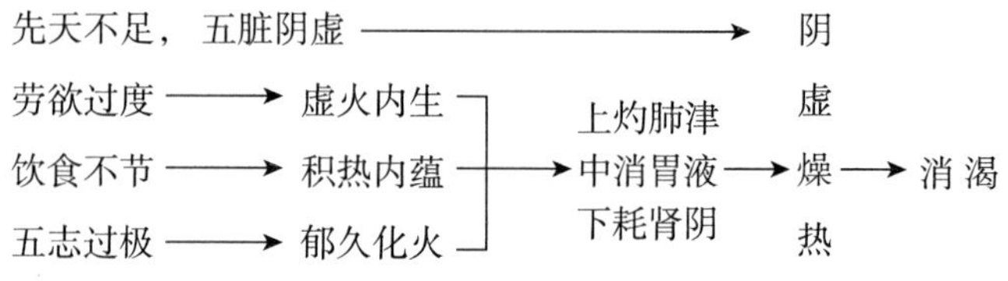

图5-10　消渴病因病机示意图

【辨证施护】

（一）辨证分型

1. 上消——肺热津伤

证候表现：烦渴多饮，口干舌燥，尿频量多，舌边尖红，苔薄黄，脉洪数。

护治原则：清热润肺，生津止渴。

代表方剂：消渴方加减。

2. 中消——胃热炽盛

证候表现：多食易饥，口渴，尿多，形体消瘦，大便干燥，苔黄，脉滑实有力。

护治原则：清胃泻火，养阴增液。

代表方剂：玉女煎加减。

3. 下消

（1）肾阴亏虚

证候表现：尿频量多，混浊如脂膏，或尿甜，腰膝酸软，乏力，头晕耳鸣，口干唇燥，皮肤干燥、瘙痒，舌红少苔，脉细数。

护治原则：滋阴补肾，润燥止渴。

代表方剂：六味地黄丸加减。

（2）阴阳两虚

证候表现：小便频数，混浊如膏，甚至饮一溲一，面容憔悴，耳轮干枯，腰膝酸软，四肢欠温，畏寒肢冷，阳痿或月经不调，舌苔淡白而干，脉沉细无力。

护治原则：温阳滋阴，补肾固摄。

代表方剂：金匮肾气丸加减。

（二）护理措施

1. 病情观察

（1）辨上消、中消、下消：消渴病的“三多”症状往往同时存在，根据其程度的不同，分为上消、中消和下消。一般以多饮症状突出者为上消，属燥热伤肺；多食症状突出者为中消，属胃燥津伤；多尿症状突出者为下消，属肾阴亏虚。

（2）观察病情变化：密切观察患者的体重变化，每周测 2 次；观察口渴程度，饮水量、进食量及尿的颜色和气味等变化，每日详细记录 24h 出入量，若有烂苹果味等应及时留取尿标本送检。定期监测患者的血糖、尿糖、糖化血红蛋白及各项生化指标。协助做好空腹、餐后 2h 血糖、葡萄糖耐量试验及电解质监测，及时汇报医生。注意观察患者生命体征、视力、皮肤及全身情况，尤其注意足部皮肤温度、感觉、触觉等的变化。

2. 生活起居护理

（1）保持室内清洁，空气流通，温、湿度适宜，为患者创造一个良好的环境。

（2）保持口腔清洁，选用软毛牙刷，刷牙时动作要轻柔。饭前饭后要用生理盐水或银花甘草液漱口。

（3）指导患者注意皮肤和会阴部清洁，勤换衣服。清洗皮肤时选用性质柔和的中性洗剂，以温水为宜，避免用力擦搓，避免烫伤。皮肤瘙痒者，勿用指甲搔抓，避免损伤皮肤。

（4）及时治疗甲沟炎、鸡眼、足癣等，避免继发感染。

（5）合并末梢神经病变患者，鞋袜要宽松、柔软，注意四肢末梢保暖，每天用热水泡脚，以促进血液循环。在使用热水、暖水袋、电热毯时，要注意温度，以避免烫伤。

（6）注意休息，根据患者具体情况选择合理的运动疗法。如散步、打太极拳、练气功、骑自行车、游泳、爬楼梯等，时间安排在饭后 1h 左右开始，时间以半小时为好，以运动后不感疲劳为宜。

3. 给药护理　中药汤剂宜饭后半小时偏温凉服。注意部分中药的特殊用法，如鹿角、阿胶宜烊化。注意观察服药后的反应，准确记录食量、饮水量、尿量和每周体重。若服药后出现头晕、心悸、乏力、汗出、饥饿甚至神昏等，立即汇报医生并配合抢救。

4. 饮食护理　饮食宜清淡，少食煎炸、辛辣食物，以免助热生火。根据身高、体重、年龄、体力活动强度，计算每日的总热量，合理分配餐次。

肺热伤津者，可用中药煎水代茶饮，如鲜芦根、天花粉、金银花、地骨皮、茅根等。胃热炽盛者，尤其应节制饮食，宜食清利胃热之品，如芦荟、马齿苋、苦瓜、冬瓜、荞麦、燕麦片等。肾阴亏虚者，可予枸杞、鲜生地、桑葚等，以滋肾生津止渴。

5. 情志护理　耐心做好患者的思想工作，使患者保持心情愉快，遇事勿恼怒，避免情志刺激扰动五志之火。向患者宣传本病的有关知识，使患者了解控制好血糖可以减少多种并发症的发生，并介绍病情控制良好的病例，从而可以消除患者的忧虑、恐惧情绪，减轻患者的思想顾虑，使其有充分的思想准备，增强与慢性病作斗争的信心，积极配合治疗。

6. 对症护理

（1）口渴多饮：观察患者口渴程度，饮水量、进食量及尿的颜色和气味，记录 24h 出入量。饮食宜清淡，多食具有养阴生津的蔬菜，如苦瓜、菠菜、番茄、萝卜等。禁忌辛辣食物。可点穴肺俞、少商、鱼际等，或耳针取内分泌、肺穴。

（2）多食善饥：向患者说明饮食治疗的重要性，督促患者及家属严格执行并长期坚持饮食计划。若见神疲乏力、气短等，为气伤之象，可用新鲜山药煎水代茶，或用新鲜山药、粳米熬粥食用，具有养阴益气之功。经常检查患者是否按饮食计划进餐，并在治疗过程中按实际效果做必要的调整。注意观察体重变化，每周测量 1 次，并做好记录。

（3）尿频量多：观察排尿次数、尿量、尿色的变化，并做好记录。指导患者注意休息，避免过度疲劳。控制饮水量，嘱患者睡前尽量少饮水。指导患者加强饮食调整，适当进食芡实、核桃、猪腰等补肾之品。阴阳两虚的患者应禁止房事。

【健康指导】

1. 向患者宣传本病的有关知识，减轻患者的思想顾虑，增强与慢性病作斗争的信心。

2. 饮食控制是治疗消渴的基础，向患者说明饮食治疗的重要性，争取其合作。协助营养师共同制订饮食计划。

3. 保持情志平和，生活起居有规律，节制情欲，禁忌烟酒。

4. 适当体育锻炼，增强体质，提高抗病能力。

5. 指导患者掌握血糖仪和胰岛素笔的使用方法等。外出时携带治疗卡和含糖食物，如饼干、糖开水、糖果、面包、馒头等，以利低血糖发生时及时升高血糖。

知识链接

糖尿病足

糖尿病足又称糖尿病肢端坏疽，是糖尿病最严重的慢性并发症之一，是由于糖尿病的血管病变、神经病变引起下肢血液循环不足、缺血、溃疡、坏死甚至并发感染的一种足部病变，往往久治不愈，是致残的主要原因之一。因此，在糖尿病患者中开展对足部问题的早期预防和治疗将有重要的意义。可通过积极控制血糖从根本上降低糖尿病足的发病风险。此外，患者需每天检查足部及鞋子，以发现隐匿的组织破坏与鞋子内的机械应力增高，通过改造鞋子、模具式内垫或使鞋子加深，可有效缓冲足部应力并提供支持保护。

中医理论以整体观念、辨证论治为基本指导思想，针对糖尿病足的复杂病情，大多数医家采取的治疗方法是内外并治的综合治疗方法。糖尿病足属中医学脱疽范畴，对于脉络血瘀型患者予血府逐瘀汤口服，指导患者保持患肢舒展，血流通畅，疼痛减轻，同时轻轻按摩患肢以促进血液循环。对于血瘀化热型患者，予四妙勇安汤内服，嘱患者保持足部清洁，洗脚水温不宜过高（40℃以下）。创面不宜触水，避免过多行走，忌用熏洗药及肢体针刺止痛；对于毒热血瘀型患者关键是保持创面清洁，创口每日用黄连、黄柏、生大葱煎汁清洗并用黄连膏纱布或胰岛素加庆大霉素纱布外敷，换药1次/日；对于脉络寒凝型予阳和汤内服，注意足部保暖。配合中药煎剂熏洗，达到温经散寒，通络止痛之功效，并用阳和膏或胰岛素加庆大霉素纱布外敷，温经活血，促进血液循环。

（燕树勋）

十一、头痛

案例 5-11

患者，张某，男，38岁。头昏胀痛，两侧为重，心烦易怒，夜寐不宁，口苦面红，或兼胁痛。舌红苔黄，脉弦数。

问题与思考：

1．该患者的证候类型是什么？有哪些依据？

2．对该患者应采取哪些合适的护理措施？

头痛是临床常见的自觉症状，可单独出现，亦见于多种疾病的过程中。本节所讨论的头痛，是指因外感六淫、内伤杂病而引起的以头痛为主要表现的一类病证。若头痛属某一疾病过程中所出现的兼症，不属本节讨论范围。

外感头痛之病性多属表属实，病因是以风邪为主的六淫邪气，一般病程较短，预后较好。内伤头痛多起病较缓，病程较长，病性较为复杂，一般来说，气血亏虚、肾精不足头痛属虚证，肝阳上亢，痰浊、瘀血所致头痛多属实证。虚实在一定条件下可以相互转化。

现代医学中的血管性头痛、紧张性头痛、三叉神经痛、外伤后头痛、部分颅内疾病、神经症及某些感染性疾病、五官科疾病的头痛等，可参照本病辨证施护。

【病因病机】

1. 感受外邪　起居不慎，感受风、寒、湿、热之邪，邪气上犯巅顶，清阳之气受阻，气血凝滞，而发为头痛。因风为百病之长，故六淫之中，以风邪为主要病因，多夹寒、湿、热邪而发病。

2. 情志失调　忧郁恼怒，情志不遂，肝失条达，气郁阳亢，或肝郁化火，阳亢火生，上扰清窍，可发为头痛。若肝火郁久，耗伤阴血，肝肾亏虚，精血不承，亦可引发头痛。

3. 先天不足或房事不节　禀赋不足，或房劳过度，使肾精久亏。肾主骨生髓，髓上通于脑，脑髓有赖于肾精的不断化生。若肾精久亏，脑髓空虚，则会发生头痛。若阴损及阳，肾阳虚弱，清阳不展，亦可发为头痛，此类头痛临床较为少见。

4. 饮食劳倦及体虚久病　脾胃为后天之本，气血生化之源。若脾胃虚弱，气血化源不足，或病后正气受损，营血亏虚，不能上荣于脑髓脉络，可致头痛发生。若因饮食不节，嗜酒太过，或过食辛辣肥甘，脾失健运，痰湿内生，阻遏清阳，上蒙清窍而为痰浊头痛。

5. 头部外伤或久病入络　跌仆闪挫，头部外伤，或久病入络，气血滞涩，瘀血阻于脑络，不通则痛，发为头痛。

头为诸阳之会，清阳之府，五脏之精血、六腑之清气皆上注于脑。若六淫之邪上扰清空，壅滞经络，络脉不通。或内伤诸疾，导致正气亏虚，阴阳失调，脑脉失养等，均可导致头痛的发生。若因头部外伤，或久病入络，气血凝滞，脑络不通，亦可发为瘀血头痛（图 5-11）。

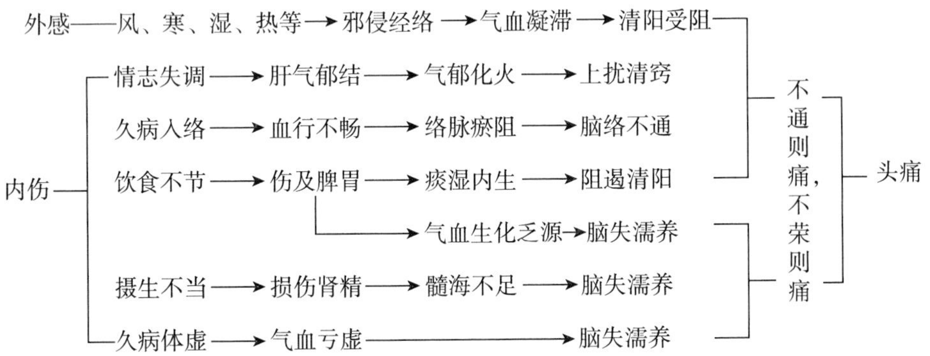

图 5-11　头痛病因病机示意图

【辨证施护】

（一）辨证分型

1. 外感头痛

（1）风寒头痛

证候表现：头痛连及项背，常有拘急收紧感，或伴恶风畏寒，遇风尤剧，口不渴，苔薄白，脉浮紧。

护治原则：疏散风寒止痛。

代表方剂：川芎茶调散加减。

（2）风热头痛

证候表现：头痛而胀，甚则头胀如裂，发热或恶风，面红目赤，口渴喜饮，大便不畅，或便秘，溲赤，舌尖红，苔薄黄，脉浮数。

护治原则：疏风清热和络。

代表方剂：芎芷石膏汤加减。

（3）风湿头痛

证候表现：头痛如裹，肢体困重，胸闷纳呆，大便或溏，苔白腻，脉濡。

护治原则：祛风胜湿通窍。

代表方剂：羌活胜湿汤加减。

2. 内伤头痛

（1）肝阳头痛

证候表现：头昏胀痛，两侧为重，心烦易怒，夜寐不宁，口苦面红，或兼胁痛，舌红苔黄，脉弦数。

护治原则：平肝潜阳熄风。

代表方剂：天麻钩藤饮加减。

（2）血虚头痛

证候表现：头痛隐隐，时时昏晕，心悸失眠，面色少华，神疲乏力，遇劳加重，舌质淡，苔薄白，脉细弱。

护治原则：养血滋阴，和络止痛。

代表方剂：加味四物汤加减。

（3）痰浊头痛

证候表现：头痛昏蒙，胸脘满闷，纳呆呕恶，舌苔白腻，脉滑或弦滑。

护治原则：健脾燥湿，化痰降逆。

代表方剂：半夏白术天麻汤加减。

（4）肾虚头痛

证候表现：头痛且空，眩晕耳鸣，腰膝酸软，神疲乏力，滑精带下，舌红少苔，脉细无力。

护治原则：养阴补肾，填精生髓。

代表方剂：大补元煎加减。

（5）瘀血头痛

证候表现：头痛经久不愈，痛处固定不移，痛如锥刺，或有头部外伤史，舌紫暗，或有瘀斑、瘀点，苔薄白，脉细或细涩。

护治原则：活血化瘀，通窍止痛。

代表方剂：通窍活血汤加减。

（二）护理措施

1. 病情观察　辨证候类型，通过观察头痛的部位、性质、发生的时间及伴随的症状等，以辨头痛的各证候类型（表 5-17）。

表 5-17　头痛各证候类型的疼痛性质及舌脉观察要点

	头痛特点	伴随表现	舌脉象
风寒头痛	全头痛，痛连项背	恶风寒，口淡不渴	苔薄白，脉浮紧
风热头痛	头胀如裂	发热恶风寒，面红，口渴喜饮	舌尖红，苔薄黄，脉浮数
风湿头痛	头痛如裹	肢体困重，身热不扬，胸闷纳呆	苔白腻，脉濡
肝阳头痛	胀痛，或抽掣而痛	头晕目眩，心烦易怒，口苦胁痛	舌红苔黄，脉弦数
血虚头痛	隐痛	面色少华，头晕心悸	舌淡，苔薄白，脉细弱
痰浊头痛	头痛昏蒙	胸脘痞闷，纳呆呕恶，倦怠乏力	舌苔白腻，脉滑或弦滑
肾虚头痛	空痛	腰膝酸软，眩晕耳鸣，健忘，神疲	舌红少苔，脉细无力
瘀血头痛	刺痛，固定不移	日轻夜重，头部有外伤史，或长期头痛史	舌紫暗，有瘀点，苔薄白，脉细涩

2. 生活起居护理　病室宜安静，湿温度适宜，保持空气新鲜，注意居室通风。头痛重时应卧床休息，待疼痛缓解后方可下床活动。注意气候变化，及时增减衣被，适寒温，慎防复感外邪而加重病情。

3. 给药护理　按医嘱服药，服后注意休息，观察疗效及反应。风寒头痛者，中药汤剂不宜久煎，趁热服下，药后饮热粥以助药力。风热头痛者、风湿头痛者，中药汤剂宜武火快煎，偏温服。肝阳头痛者、肾虚头痛者、血虚头痛者，中药汤剂宜文火久煎，温服。瘀血头痛者，中药汤剂宜久煎，温服。

4. 饮食护理　以清淡、易消化为原则，注意补充营养，忌辛辣、动风之品。

风寒头痛者，可选用辛味温热食品，如葱豉粥、防风粥、葱白生姜泡水饮用等，以助祛风散寒。忌食生冷瓜果类。

风热头痛者，饮食宜清淡爽口，可以菊花、薄荷泡水饮用，多食西瓜、苦瓜等以清热泻火。忌食辛辣油腻荤腥食品。

风湿头痛者，忌食油腻、甘甜及生冷食物。可食荷叶粥等。肝阳头痛者，饮食宜偏凉，忌肥甘厚腻、辛辣刺激助火动风之物。可食海带、菊花粥等；亦可用菊花、决明子泡茶。

血虚头痛者，宜多食益气养血的食物，如猪肝、瘦肉等。忌辛辣、发散之品，禁生冷。

痰浊头痛者，宜食健脾化痰之品，忌食辛辣肥甘、生冷油腻食物，禁烟酒。

肾虚头痛者，多食营养丰富、补肾填髓食品，如黑豆、紫河车等。

瘀血头痛者，宜食清淡疏利、活血化瘀之品，如川芎花茶等。

5. 情志护理　外感头痛因起病急，症状重，患者易引起急躁情绪；内伤头痛因病程长，患者易有思想负担，尤其是肝阳头痛患者，更易急躁郁怒。不良情绪会加重头痛，因此，护理人员应避免对患者的精神刺激，耐心解释劝导，解除患者的思想顾虑，从而让患者保持心态平和，积极配合治疗及护理。

6. 对症护理　可依六经辨头痛采用穴位按摩，如前额头痛可按摩眉棱骨、太阳穴等部位。

风寒头痛者，可针灸百会、头维、印堂、合谷及阿是穴以散寒止痛。

风热头痛者，可适当选用刮痧法。在疼痛部位轻刮或循经刮，如以百会穴为中心向四周放射刮拭。

风湿头痛者，可点压百会、头维、行间及阿是穴。

肝阳头痛者，可头部冷敷，可采用头高卧位或平卧位，注意测量血压。可按摩百会、太冲、三阴交等穴。

血虚头痛者，不宜过度劳累，可取头低卧位。疼痛剧烈时，可选百会、心俞、脾俞、足三里等穴进行按摩。

痰浊头痛者，可取中脘、内关、丰隆、百会等穴位进行按摩。

瘀血头痛者，可用热敷法、药熨法、灸法等活血化瘀止痛。

【健康指导】

1．避免诱因，如外感、劳累、情志刺激、饮食不节、跌扑损伤等。

2．生活要规律，要有良好的睡眠习惯；适当锻炼，增强体质；保持心情舒畅，情绪稳定；饮食有节，合理膳食。

3．积极治疗头痛的原发病，注意血压变化。

知识链接

偏头痛的中医证候分类及推拿疗法

偏头痛是一种常见的慢性神经血管性疾患，主要症状为头痛，或全头痛，或局部疼痛，性质为剧痛、隐痛、胀痛及波动痛。急性起病，反复发作，经年不愈，痛止如常人。可因情绪波动或疲劳过度而引发。

偏头痛一般分为肝阳上亢型、瘀血阻络型和痰浊上扰型。肝阳上亢型可见头昏胀痛，两侧为重，心烦易怒，夜寐不宁，口苦面红，或兼胁痛，舌红苔黄，脉弦数。瘀血阻络型可见头痛时发时止，其痛如刺，固定不移，或头部有外伤史者，面色晦滞，唇色紫黯，舌紫或有瘀斑、瘀点，苔薄白，脉细涩。痰浊上扰型可见头痛昏蒙，胸脘满闷，呕恶痰涎，肢重体倦，纳呆，舌胖大有齿痕，苔白腻，脉沉弦或沉滑。

偏头痛的中医治疗除了辨证口服中药汤剂及针灸治疗外，还可施以推拿治疗。操作方法：先用一指禅推法从印堂穴开始向上沿发际至头维、太阳穴，往返 5 ~ 6 遍，再用拇指分推法从印堂开始经鱼腰、太阳至耳前反复分推 3 ~ 5 遍。指按印堂、攒竹、鱼腰、阳白、太阳、百会等每穴约 1min，用指尖击法从前额至后颈部反复叩击 1 ~ 2min，拿风池、肩井各 1min，推颈部两侧膀胱经、督脉往返 3min。辨证加减：瘀血头痛：按揉合谷、血海、太冲每穴 1min，分抹前额 1 ~ 2min。痰浊头痛：推中脘、天枢每穴 2 min，摩腹部 5 min。

思考题

1． 感冒的证候类型有哪些？如何进行鉴别？试述如何针对不同证候类型的感冒患者进行辨证施护。

2． 咳嗽的病因有哪些？咳嗽的证候类型有哪些？如何进行鉴别？试述如何针对不同证候类型的咳嗽患者进行辨证施护。如何对咳嗽患者进行健康指导？

3．胸痹的病因有哪些？胸痹的证候类型有哪些？如何进行鉴别？如何针对不同证候类型的胸痹患者进行辨证施护？

4．不寐的证候类型有哪些？如何进行鉴别？如何针对不同证候类型的不寐患者进行辨证施护？

5．如何辨中风的中脏腑和中经络？如何辨闭证和脱证？如何针对不同证候类型的中风患者进行辨证施护？

6．胃痛的病因有哪些？胃痛各证候类型的观察要点有哪些？如何针对不同证候类型的胃痛患者进行辨证施护？

7．何谓泄泻？泄泻各证候类型的观察要点有哪些？如何针对不同证候类型的泄泻患者进行辨证施护？

8．何谓鼓胀？鼓胀各证候类型的观察要点有哪些？如何针对不同证候类型的鼓胀患者进行辨证施护？如何对鼓胀患者进行健康指导？

9．如何区别阴水和阳水？如何针对不同证候类型的水肿患者进行辨证施护？

10．如何辨上消、中消和下消？消渴有哪些证候类型？如何针对不同证候类型的消渴患者进行辨证施护？如何对消渴患者进行健康指导？

11．头痛的病因有哪些？头痛各证候类型的观察要点有哪些？如何针对不同证候类型的头痛患者进行辨证施护？

（燕树勋）

第二节　外科常见病证护理

学习目标

知识

1．解释疔疮、乳痈、痔的概念。

2．简述以上病证的主要病因。

3．叙述以上病证的辨证施护措施。

能力

1．能根据患者的症状进行辨证分型。

2．能根据患者的辨证分型选择合适的护理措施。

3．能对患者进行健康指导。

素质

在护理实践中养成良好的中医思维。

案例 5-12

患者，女，32 岁。因产后 1 个月乳房局部结块 1 周入院。患者神志清楚，发热，T 38.2℃，乳房局部结块明显，皮肤焮红，高热不退，并有持续性搏动性疼痛，肿块中央变软，按之应指有波动感，口渴喜饮。舌苔黄腻，脉弦数。

问题与思考：

1. 该患者的证候类型是什么？有哪些依据？
2. 对该患者应采取哪些合适的护理措施？

一、疔疮

疔疮是指发病迅速而且危险性较大的急性感染性疾病。其特点是疮形虽小，但根脚坚硬，有如钉丁之状。

疔发病部位较深、症状较重、症见多端。根据发病部位和特点不同，分为颜面疔疮、手足部疔疮、红丝疔和烂疔等。本节着重阐述常见的颜面部疔疮。

现代医学中的颜面部深部组织感染等病有疔疮特征者，可参照本病辨证施护。

【病因病机】

疔疮总属火毒之病，常由于感受火热毒邪，郁于肌肤，或恣食膏粱厚味、辛辣之品致脏腑蕴热，火毒结聚，或因虫刺伤，皮肤破损染毒，蕴结成火，阻塞经络，凝滞血气而引起本病。

火性炎上。头面乃诸阳之首，火毒蕴结于此，阻塞经络，凝滞气血，结聚而发。火为阳邪，故本病属于阳证、热证。火毒结聚则反应剧烈，变化迅速，如治疗护理不当或不及时，易致疔疮走黄危及生命（图 5-12）。

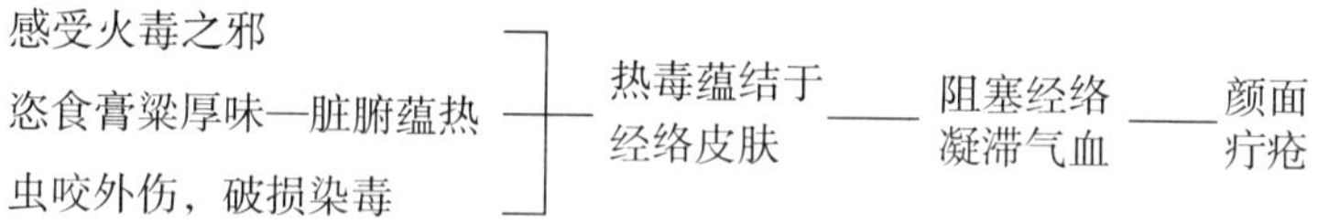

图 5-12 颜面疔疮病因病机示意图

【辨证施护】

（一）辨证分型

1. 热毒蕴结

证候表现：病之初期，局部表现为粟米样脓头，局部或痒或麻，渐渐红肿热痛，范围 3 ~ 6cm，红肿高突，根深坚硬，中期肿势进一步增大，疼痛剧烈，出现脓头；后期顶高根软脓溃，伴随脓液排出，肿消痛止而愈。好发于前额、颧、颊、鼻、口唇等部。伴发热口渴，大便秘结，小便短赤。舌红苔黄，脉浮数。

护治原则：清热解毒。

代表方剂：①内治：五味消毒饮。②外治：初期宜箍围消肿，用玉露散或千捶膏敷贴。中期宜提脓祛腐，用玉露膏或千捶膏掺九一丹、二宝丹敷贴。后期宜生肌收口，用太乙膏或红油膏掺生肌散敷贴。

2. 火毒炽盛

证候表现：肿势增大，疮顶色黑，脓溃不畅，根深痛剧，伴高热头痛，烦躁口渴，便干尿黄。舌红苔黄腻，脉滑数。

护治原则：清热解毒，泄火透脓。

代表方剂：①内治：黄连解毒汤合透脓散加减。②外治：初期用金黄膏外敷；溃脓期脓成切开排脓，一般尽可能循经切开，用药线蘸八二丹或九一丹插入疮口，外敷金黄膏或红油膏；收口期脓尽用生肌散、白玉膏外敷。

3. 余毒未尽

证候表现：肿势局限，根软脓溃，脓栓排出后肿痛渐消，伴低热口干，神疲乏力，脉数。

护治原则：益气托里，消毒祛邪。

代表方剂：四妙汤加减。

（二）护理措施

1. 病情观察

（1）辨阴阳：阴阳是外科疾病辨证的总纲。一般来说，阳证易消、易溃、易敛，预后多顺；阴证难消、难溃、难敛，预后多逆。通过观察外科疾病的发病缓急、病位深浅、皮肤颜色、皮肤温度、肿形高度、肿胀范围、肿块硬度、疼痛感觉、脓液稠稀、病程长短、全身症状等来辨别阴阳（表 5-18）。

表 5-18　外科疾病辨阴阳的观察要点

	阳证	阴证
发病缓急	急性发病	慢性发病
病位深浅	皮肤、肌肉	筋骨
皮肤颜色	红活鲜赤	苍白、紫黯或皮色不变
皮肤温度	灼热	不热或微热
肿形高度	肿胀形势高起	平坦下陷
肿胀范围	肿胀局限，根脚收束	根脚散漫
肿块硬度	软硬适度，溃后渐消	坚硬如石或柔软如绵
疼痛感觉	剧烈	不痛或隐痛，或酸痛
脓液稠稀	溃后脓液稠厚	稀薄
病程长短	较短	较长
全身症状	初起常伴有形寒发热、口渴、纳呆、大便秘结、小便短赤、溃后症状渐次消失	初起一般无明显症状，酿脓期常有骨蒸潮热、颧红、盗汗，或面色㿠白、神疲自汗等症状，溃脓后尤甚

（2）观察走黄：注意观察局部红肿表现、体温及全身症状等，若发现疮口无脓、闷胀，疮面紫暗，以及高热、头痛、心烦急躁、呕恶及肢体拘急等全身症状时，即为走黄先兆，应及时报告医生，若出现神昏谵语、抽搐痉厥等症状即已走黄，应立即配合医生进行抢救，并按昏迷常规特级护理。

2. 生活起居护理　凡疔疮初起时，疮头不可挑破、抓破，更忌挤压、跌伤、碰伤；在未成脓之时，不可过早切开，否则易促使疮毒扩散导致病情恶化，甚至走黄的危险。疔疮周围应保持清洁，避免感染。有明显的全身症状时，要注意休息，尤其阴证患者，避免劳累耗伤正气。

3. 给药护理 注意外用药的湿度要适中，撒药时应将外敷药膏紧贴患处，使之与病灶紧密贴合；敷药范围要超过病灶的范围，且药膏可摊得厚一些，以减少换药的次数。若局部红、痛宜冷敷，不可用灸法。

疔疮化脓阶段，外敷的药膏要薄一些，宜勤换，药膏外敷于患处周围，中央留一个孔以拔脓，或使化脓处只局限在中心，不致扩散。体虚者宜内服平补之剂，忌用温补药物，以免助长毒势，促使毒邪内攻。

4. 饮食护理 患疔疮期间，宜食清淡、易消化之营养食品。忌食膏粱厚味及辛辣之物，以及鱼、虾、蟹等发物，忌酒。多食蔬菜、水果、多饮水。

热毒蕴结者，宜食清热多汁类食物，如西瓜、梨汁、苦瓜、绿豆汤等。

火毒炽盛者，饮食宜清淡以减轻消化负担，如必要可选用半流质饮食。

余毒未尽者，宜食富含营养、性较平和的食物，如精肉、牛奶、豆类、菌类等。

5. 情志护理 嘱患者情绪安静平和勿急躁，以免助热生火。疼痛时适当转移注意力。

6. 对症护理

（1）高热：应卧床休息，及时给予物理降温或遵医嘱给予药物降温，同时多饮水或清凉饮料，如西瓜汁、绿豆汤等。

（2）疼痛：疼痛时适当转移注意力。可按摩合谷、外关、曲池等穴以清泄火毒。剧烈疼痛时，若咀嚼会加重疼痛，可进流食或半流食，以减少牵拉疼痛。

（3）大便秘结：多食富含纤维素的蔬菜，多饮水。阳证者，必要时遵医嘱给予大黄 6 ~ 8g 或番泻叶适量冲服，以通便、解毒泻火。注意中病即止。

【健康指导】

1. 平素饮食宜清淡，勿过食膏粱厚味、辛辣刺激。注意饮食结构均衡，多进食蔬菜、水果和粗粮，保持大便通畅。

2. 保持皮肤清洁，避免皮肤损伤，有昆虫叮咬时，及时用碘伏涂擦，有皮肤外伤时注意及时处理，避免搔抓或污染，从而诱发感染。

3. 平时应注意劳逸结合，适度锻炼，增强机体的抵抗力。

（侯 刚）

二、乳痈

乳痈是由热毒入侵乳房所引起的一种急性化脓性疾病，其特点是乳房局部结块，红肿热痛，伴有发热等全身症状。

乳痈常发生于产后的哺乳妇女，尤以初产妇多见，好发于产后 3 ~ 4 周，也可在怀孕期，或非哺乳期及非怀孕期发生。

现代医学中的急性乳腺炎可参照本病辨证施护。

【病因病机】

1. 乳汁瘀滞 是最常见的原因。因乳头破碎、畸形或内陷，哺乳时疼痛影响充分哺乳；或乳汁多儿少饮，或断乳不当，乳汁壅滞结块不散，造成余乳积存，致使乳络闭阻，乳汁瘀滞，日久化热酿脓而成痈肿。

2. 肝郁胃热　产妇情志不畅，肝气郁结，失于疏泄，使乳络不畅，郁久化热；或产后饮食不节，恣食肥甘厚味而致阳明积热、胃热壅盛，导致气血凝滞，乳络阻塞而发生痈肿。

3. 感受外邪　产妇体虚汗出受风，或露胸哺乳外感风邪；或乳儿含乳而睡，口中热毒之气侵入乳孔，均可致乳络郁滞不通而成痈。

乳头属厥阴肝经，肝主疏泄，能调节乳汁的分泌。乳房属足阳明胃经，乳汁为气血所生化。乳痈的发生多由产妇肝气失于疏泄，与阳明之热蕴结，以致经络阻塞；又因乳头皲裂、哺乳不当等因素导致风热毒邪外袭，均可使乳汁瘀滞、乳管阻塞，郁而化热而成痈肿（图5-13）。

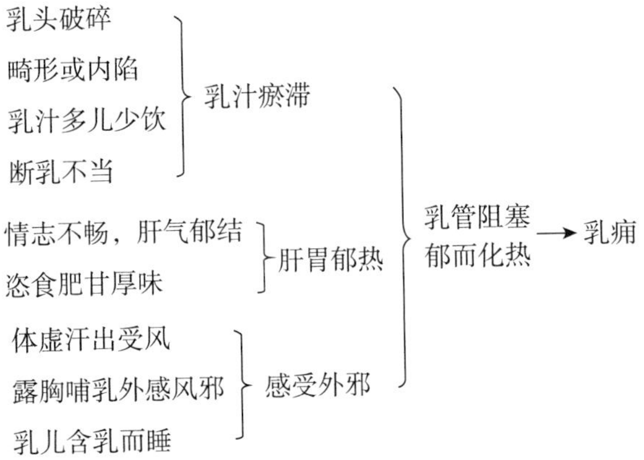

图 5-13　乳痈病因病机示意图

【辨证施护】

（一）辨证分型

1. 气滞热壅（初起）

证候表现：乳房肿胀触痛，乳汁瘀积结块，皮色不变或微红，伴有恶寒发热，头痛，口渴，便秘。舌苦薄黄，脉弦浮数。

护治原则：疏肝清胃，通乳消肿。

代表方药：①内治：瓜蒌牛蒡汤加减。②外治：用金黄膏或玉露膏外敷；或用鲜菊花叶、鲜蒲公英、仙人掌去刺捣烂外敷；或用六神丸研细末，适量凡士林调敷；亦可用50%芒硝溶液湿敷。

2. 热毒炽盛（成脓）

证候表现：肿块逐渐增大，硬块明显，皮肤焮红，高热不退，并有持续性搏动性疼痛，肿块中央变软，按之应指有波动感，口渴喜饮。舌苔黄腻，脉弦数。

护治原则：清热解毒，托里投脓。

代表方药：①内治：透脓散加味。②外治：若脓肿小而浅者，可用针吸穿刺抽脓，并外敷金黄散，脓肿形成后应及时切开引流。

3. 正虚毒恋（溃后）

证候表现：破溃出脓后，则局部肿消痛减，寒热减退，疮口逐渐愈合。体虚患者溃后脓汁清稀，收口迟缓，伴有面色少华，倦怠无力。舌淡苔白，脉细无力。

护治原则：益气和营托毒。

代表方药：①内治：托里消毒散加减。②外治：用八二丹或九一丹提脓拔毒，并用药线引流，外敷金黄膏、生肌散或生肌玉红膏等。

（二）护理措施

1. 病情观察

（1）辨证候类型：通过观察乳房局部的红肿热痛情况、全身表现及舌脉，来区分不同的证候类型（表 5-19）。

（2）观察病情变化：密切观察患者的体温，以及溃后期脓液的量、色、质、味。注意是否有传囊及乳漏的出现：传囊乳痈者，即脓出痛不减，发热不退，是由脓液波及其他乳络所致；乳漏者，是指溃后乳汁从疮口溢出，久治不愈。

表 5-19 乳痈证候类型的观察要点

	乳房局部表现	全身表现	舌脉象
气滞热壅	肿胀触痛，皮色不变或微红，乳汁瘀积结块	伴有恶寒发热，头痛，口渴，便秘	舌苦薄黄，脉弦浮数
热毒炽盛	肿块逐渐增大，硬块明显，皮肤焮红，并有持续性搏动性疼痛，肿块中央变软，按之应指有波动感	高热不退，口渴喜饮	舌苔黄腻，脉弦数
正虚毒恋	破溃出脓后，则局部肿消痛减，疮口逐渐愈合。体虚患者，溃后脓汁清稀，收口迟缓	寒热减退，面色少华，倦怠无力	舌淡苔白，脉细无力

2. 生活起居护理　病室宜空气新鲜，温湿度适中。产妇产后常因气虚汗出过多，故应注意及时更换内衣，保持皮肤清洁，并注意避免外感风寒。

暂停哺乳，尽量排空患乳乳汁，可用吸乳器吸尽乳汁，以防止乳汁瘀积。

发热患者应卧床休息，脓肿切开后宜取半卧位或侧卧位，以利脓液引流。

脓未成者局部可用胸罩或绷带将乳房托起，以减少活动牵扯痛，并使血液循环通畅，局部充血减轻，肿胀亦容易消退；破溃后则可防止袋脓形成，有助于加速疮口愈合。

3. 给药护理　敷药时要注意药膏干、湿度，干者可及时用液体湿润。敷后皮肤过敏者，可改用青黛膏贴敷。或洗净后暂停用药，待过敏消退后继续服用。脓成后宜行放射状切口，并保持引流通畅和疮周围清洁。每次换药严格执行无菌操作。

4. 饮食护理　总的饮食原则为清淡、易消化，忌油腻、辛辣刺激及鱼腥食物。

气滞热壅者，可选用蔬菜粥、鸡蛋羹等。热毒炽盛者，少使用下乳的食品，以暂时减少乳汁分泌，以利于伤口愈合。如需断乳可用生麦芽 60g，生山楂 60g，煎汤代茶。亦可用蜂房地丁汤，将蜂房 15g，蒲公英、地丁各 30g 加水煎汤，放白糖适量即可饮用。正虚毒恋者，可选用蒲金粥。先煎蒲公英、金银花、紫花地丁各 30g，去渣取汁，再入粳米适量煮粥，加白糖调味服用。

5. 情志护理　应劝慰开导，并指导家人或丈夫对产妇关心体贴，使产妇情绪舒畅，肝气调达，有利于乳脉通畅。

6. 对症护理　主要是对乳房胀痛的护理。

气滞热壅者，局部给予冷敷，以减轻肿胀和疼痛，次日则改为热敷。亦可进行乳房按摩，先在患侧乳房涂上少许润滑油，用五指由乳房四周轻轻向乳头方向按摩，但不宜用力挤压或旋转按压，而是沿着乳络方向施以正压，把瘀滞的乳汁，逐步推出，在按摩的同时可以轻揪乳头数次，以扩张乳头部的乳络。

热毒炽盛者，外治切开引流时，循乳络方向做放射状切口，以免损伤乳络，疮口内插入提毒祛腐药捻；或用针管穿刺抽脓后，外敷金黄散或金黄膏。若有袋脓现象，可在脓腔下方用垫棉法加压，使脓液不致潴留。

【健康指导】

1. 产前预防乳痈的发生　指导孕妇注意乳房卫生和保护乳头的方法，如妊娠后期常用肥皂水或清水擦洗乳头，或用 75% 乙醇棉球擦洗乳头、乳晕部，每日 1 ～ 2 次。对乳头凹陷者，要尽早纠正，如用小酒盅扣罩乳头，外用布带固定；或经常用手挤捏牵拉乳头以矫正等。

2. 产后正确的哺乳方法　是有效预防乳痈发生的一个重要环节。

（1）每次哺乳时吸尽乳汁，如吸不尽，可用吸乳器吸或用手按摩挤出，尽量使乳汁排空，防止瘀积。

（2）若乳头破损或皲裂，可涂生肌玉红膏，并暂停哺乳，用吸乳器将乳汁吸出喂小儿。

（3）勿挤压乳房，不当风露胸喂乳。

（4）注意婴儿口腔卫生清洁，不可含乳而睡，如婴儿患口腔炎应及时治疗。

（5）如欲断奶时可先减少哺乳次数，然后再行断奶，以防止乳汁瘀积；断奶前可用生、炒麦芽各 60g，加水煎服 2 ～ 3 剂。

（侯　刚）

三、痔

痔是直肠末端黏膜下和肛管皮肤下的直肠静脉丛发生扩大、曲张所形成的柔软的静脉团，俗称“痔疮”。

根据发病部位的不同，可分为内痔、外痔和混合痔。本节仅介绍内痔与外痔。内痔生于齿线以上，好发于截石位的 3、7、11 点处，其特点是便血，痔核脱出，肛门不适感；外痔发于齿线以下，其特点是自觉肛门坠胀，疼痛，有异物感。

本病好发于成年人，男女都可发病，在肛门直肠疾病中发病率最高。

现代医学中的各期内痔及炎性外痔可参照本病辨证施护。

【病因病机】

1. 饮食不节　过食辛辣、炙烤、肥甘、生冷之品，或饮酒无度，或饥饱不均，容易生湿积热，湿热下注肛门，局部气血运行不畅，筋脉阻滞，瘀结不散而成。

2. 外邪侵袭　自身虚弱，复感湿、热、风、燥等邪气，伤及津液，津乏便秘，经络阻滞，筋脉横解而生痔；或各种因素引起肛门裂伤，毒邪趁机入侵导致局部气血运行不畅，经脉阻滞而生痔。

3. 久病劳伤　久坐久立，或负重远行，或长期便秘，泻痢日久或临厕努责久蹲，或房事过度，导致阴阳失调；或妇人多产，产时用力过度，脏腑气血虚损，瘀血浊气结滞不散，筋脉横解而生痔。

本病的发生多因饮食不节，生湿积热，外邪侵袭，或久病劳伤等导致湿热下注，或经络阻滞，瘀血浊气下注肛门，导致局部筋脉交错，结滞不散而成（图 5-14）。

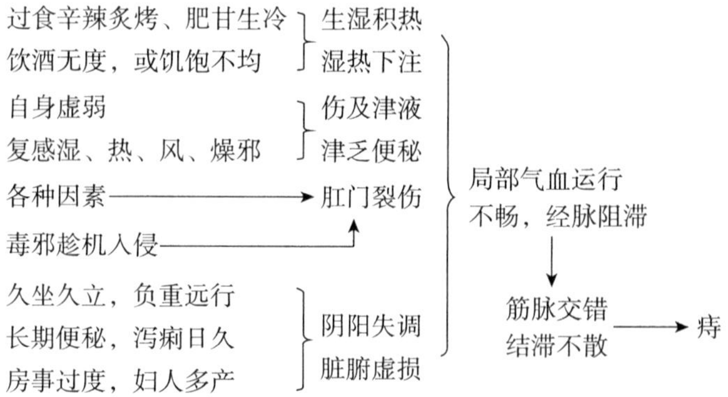

图 5-14 痔病因病机示意图

【辨证施护】

（一）辨证分型

内痔

1. 风热肠燥

证候表现：大便带血、滴血或喷射状出血，血色鲜红，或有肛门瘙痒，舌红苔薄黄，脉浮数。

护治原则：清热凉血祛风。

代表方剂：①内治：选用地榆槐角丸。②外治：五倍子汤、苦参汤水煎先熏后洗，或用药液作热湿敷，或用消痔膏外敷患处。

2. 湿热下注

证候表现：便血色鲜，量较多，肛内肿物外脱，可自行回缩，肛门灼热，苔薄黄腻，脉弦数。

护治原则：清热利湿止血。

代表方剂：①内治：选用脏连丸。②外治：同风热肠燥证，亦可用痔疮锭塞入肛内。

3. 气滞血瘀

证候表现：肛内肿物脱出，甚或嵌顿，肛管紧缩，坠胀疼痛，甚则肛缘有水肿，触痛明显，舌黯红苔白或黄，脉弦细涩。

护治原则：清热利湿，行气活血。

代表方剂：①内治：止红肠辟丸。②外治：用消痔散敷患处，亦可考虑手术治疗。

4. 脾虚气陷

证候表现：肛门下坠感，痔核脱出需手法复位，便血色鲜或淡，面色少华，神疲乏力，纳少便溏，舌淡胖边有齿痕，苔薄白，脉弱。

护治原则：补中益气，升阳举陷。

代表方剂：①内治：补中益气丸。②外治：用朴硝、花椒加开水泡熏洗，再外敷消痔膏、五倍子散等。

外痔

1. 湿热下注

证候表现：便后肛缘肿物隆起不缩小，坠胀明显，甚则灼热疼痛或有滋水，便干或便溏，舌红苦黄腻，脉滑数。

护治原则：清热利湿，活血散瘀。

代表方剂：①内治：萆薢化毒汤合活血散瘀汤。②外治：若肿胀明显，用苦参汤水煎先熏后洗，或外敷消痔膏、黄连膏等。

2. 血热瘀阻

证候表现：肛缘肿物突起，肿痛剧烈难忍，肛门坠胀疼痛，局部可触及硬性结节，其色暗紫。伴便秘、口渴、烦热。舌紫苔淡黄，脉弦涩。

护治原则：清热凉血，散瘀消肿。

代表方剂：①内治：地榆槐角丸。②外治：用苦参汤熏洗，并外敷消痔膏，必要时可考虑手术治疗。

（二）护理措施

1. 病情观察

（1）观察患者的主要症状及程度

1）便血：便血的性质可为无痛、间歇性、便后鲜血、便时滴血或手纸上带血，便秘、饮酒或进食刺激性食物后加重。

2）脱出：随着痔核的增大，或大便时由于腹部的压力增高和粪便向下的推力，使内痔脱出于肛门外。严重者可于行走、咳嗽、劳动用力时亦见痔核脱出于肛门外。

3）肛门潮湿和瘙痒：痔核反复突出，肛门括约肌松弛，炎性分泌物增多时，肛门会经常潮湿；同时易发湿疹，瘙痒不适。

4）疼痛：突出的内痔发生嵌顿，引起水肿、血栓，甚至糜烂坏死，常为局部剧痛。

5）便秘：由于患者畏惧排便时引起的肛门疼痛，久忍大便，造成便秘，干燥的粪便极易擦伤痔核表面而出血，形成恶性循环。

对以上症状严重者，如便血严重、痔核突出后发生嵌顿、肿胀疼痛等急症应做好手术准备。

（2）观察内痔分度：根据病情程度，内痔分为四度。

Ⅰ度：便血、滴血或喷射状出血，无内痔脱出，便后可自行停止，无痔脱出。

Ⅱ度：便血、滴血或喷射状出血，伴内痔脱出，便后可自行回纳。

Ⅲ度：便血、滴血，伴内痔脱出或久站、咳嗽、负重时内痔脱出，需用手还纳。

Ⅳ度：内痔脱出不能还纳，多伴有感染、水肿、糜烂和坏死，疼痛剧烈。

2. 生活起居护理　居室环境温湿度适中，通风良好。指导患者养成良好的排便习惯。指导患者进行合理运动，使经络疏通，运化瘀血，改善局部血液循环。脾虚气陷者应注意避免过劳，协助必要的生活护理。

3. 给药护理　中药熏洗坐浴能够产生清热解毒、消肿止痛、收敛生肌的作用，不仅能够对痔患者创面水肿的现象进行改善，还能对水肿吸收、疼痛、创面肉等组织的生长速度有着非常好的促进作用。

坐浴护理：①指导患者熏洗前排空大小便并清洗外阴及肛门，并对患者的生命体征等进行观察。②先熏后洗，待水温降到37℃左右开始坐浴。③坐浴完成后使用消毒纱布包扎伤口，或是用九华膏等进行擦拭。④女性患者月经期或有急性盆腔炎者，不能熏洗坐浴，防止引起宫腔内感染。

4. 饮食护理　饮食原则为清淡、均衡饮食，避免过食辛辣刺激、肥甘厚味食品，忌过量饮酒。大便秘结者宜多食蔬菜、水果、蜂蜜等促进排便。

风热肠燥者，可选用鸡冠花粥。先将鲜鸡冠花45g洗净，水煎，去渣取汁加水与糯米同煮为粥服食，具有收敛止血的作用。

湿热下注者，可选用绿豆粥、芹菜粥，或以鲜菊花、车前草、蒲公英、金银花水煎代茶。以上食疗方均具有清热利湿的作用。

气滞血瘀者，可选用木耳粥。先将黑木耳浸泡半日，与米同煮为粥服用。

脾虚气陷者，选用僵蚕莲藕汤。将莲藕洗净，与僵蚕 10g 同煮，加红糖调味，吃莲藕喝汤。

血热瘀阻者，选用木耳柿饼汤。黑木耳 6g，柿饼、红糖各 50g。将上 3 味同置锅中，加水适量煮汤，具有清热活血化瘀的作用。

5. 情志护理　指导患者调畅情志，语言柔和，诚恳贴切。使患者消除顾虑，解除不必要的恐惧和紧张情绪，以良好的心态配合护理。

6. 对症护理

（1）排便困难：使用耳穴埋豆法和穴位按压法帮助缓解排便困难。

1）耳穴埋豆法：双耳均取大肠、便秘点、脾、直肠，用 75% 乙醇棉球消毒后，一手持患者耳郭后上方，暴露取穴部位；另一手用探棒探寻按压耳穴相应部位的压痛点，在压痛最明显处，用小方块胶布将王不留行粘贴于所选耳穴上，指导患者按压耳穴埋豆处 1 ～ 2 min，每日 2 ～ 3 次，至耳郭有发红、酸胀感。

2）穴位按压法：取神阙穴，指导并协助患者手指按压此穴 2 ～ 3 min，如有局部的酸胀感或明显便意感时，继续按压 30s 后即可排便。每日 1 ～ 2 次。

（2）术后疼痛：耳穴埋豆法：选神门、交感、皮质下、直肠下端等用探测棒找出最痛点，将消毒的王不留行籽置于胶布中心，按压 1 ～ 2min，每日 2 ～ 3 次。

【健康指导】

1．指导患者避免久坐、久站或久蹲，避免负重远行。

2．指导患者养成良好的排便习惯，如尽量做到清晨排便，缩短排便时间，排便时不看书报，不要太过用力使腹压增高，以减少痔疮的发生机会。

3．养成良好的饮食习惯，多食新鲜的水果、蔬菜、果仁等，尤其是富含纤维素的食物，防止便秘产生。减少油炸食物、肥肉、辛辣刺激食物、白酒等的摄入，以防痔疮发生。

4．指导患者进行合理运动，疏通经络，运化瘀血，改善局部血液循环，同时减轻盆腔充血。指导患者做提肛运动，锻炼肛门括约肌，提升中气，经常训练可以改善痔静脉回流，对痔疮预防和治疗有一定作用。

思考题

1．简述外科疾病辨阴阳的要点。

2．如何判断疔疮走黄？试述如何根据不同证候类型的疔疮患者进行辨证施护。

3．乳痈的病因有哪些？简述乳痈各证候类型的观察要点。试述如何根据不同证候类型的乳痈患者进行辨证施护。

4．内痔和外痔的特点分别是什么？试述如何根据不同证候类型的痔患者进行辨证施护。

（侯　刚）

第三节 妇科常见病证护理

学习目标

知识

1. 解释痛经、崩漏、带下病、妊娠恶阻、产后缺乳等中医妇科病证的概念。
2. 简述以上中医妇科病证的主要病因。
3. 叙述以上中医妇科病证的辨证施护措施。

能力

1. 能根据患者的症状进行辨证分型。
2. 能根据患者的辨证分型选择合适的护理措施。
3. 能对患者进行健康指导。

素质

护理实践中养成良好的中医思维。

一、痛经

案例 5-13

患者，刘某，女，22岁。小腹疼痛2天。患者神志清楚，正值经期，小腹隐隐作痛，喜按，月经量少，颜色较淡、质稀，伴头晕乏力，面色苍白。舌淡，苔薄，脉细弱。

问题与思考：

1. 该患者的证候类型是什么？有哪些依据？
2. 对该患者应采取哪些合适的护理措施？

痛经是指妇女在月经来潮前后或行经期间，出现周期性小腹疼痛，或者痛引腰骶，甚至剧痛晕厥者。亦称为“经行腹痛”。

现代医学中的原发性痛经和继发性痛经可参照本病辨证施护。

【病因病机】

1. 气滞血瘀　精神抑郁或忿怒伤肝，气滞血瘀，或经期产后余血内留，瘀滞冲任，胞脉气血壅滞，导致“不通则痛”。

2. 寒凝血瘀　感受寒邪，或过食生冷，寒客冲任，气血凝滞，胞脉气血壅滞，导致“不通则痛”。

3. 湿热蕴结　湿热内蕴，或感受湿热之邪，稽留于冲任、胞宫，胞脉气血壅滞，导致“不通则痛”。

4. 气血虚弱　素体虚弱，或大病久病，或脾胃虚弱，气虚血少，胞脉失于濡养，导致

"不荣则痛"。

5. 肝肾亏损 先天肾气不足，或房劳多产，或久病肾气耗损，导致精亏血少，胞脉失于濡养，导致"不荣则痛"。

6. 阳虚内寒 素体阳虚，或过食寒凉，或房劳多产，或大病久病等，导致肾阳虚衰，冲任、胞宫失于温煦，经血运行迟滞，导致"不通则痛"。

本病主要病机为邪气内伏，值经期前后冲任二脉气血的生理变化，导致胞宫的气血运行不畅，"不通则痛"。或精血素亏、胞宫失于濡养，"不荣则痛"，导致痛经发作（图 5-15）。

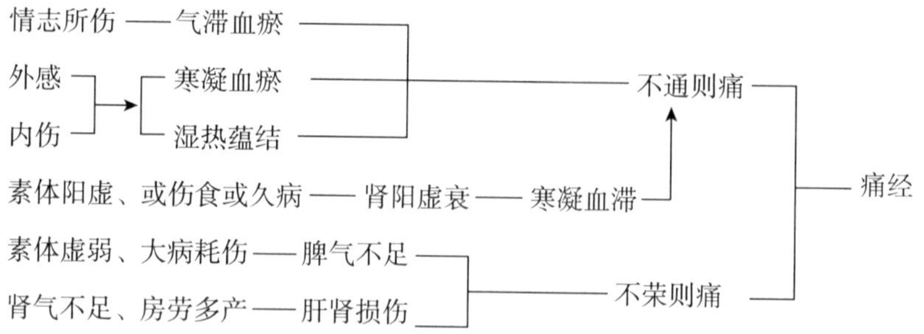

图 5-15 痛经病因病机示意图

【辨证施护】

（一）辨证分型

1. 肝肾亏损

证候表现：经期或经后，小腹隐痛，喜按，月经量少，色淡质稀，头晕耳鸣，腰膝酸软，小便清长，面色晦黯。舌淡，苔薄，脉沉细。

护治原则：补肾填精，养血止痛。

代表方剂：调肝汤。

2. 气血虚弱

证候表现：经期或经后小腹隐痛，喜按，月经量少，色淡质稀，伴头晕乏力，心悸失眠，面色苍白。舌淡，苔薄，脉细弱。

护治原则：补气养血，和中止痛。

代表方剂：圣愈汤。

3. 阳虚内寒

证候表现：经期或经后小腹冷痛感，喜按，得热痛减，月经色淡黯而量少，小腹寒冷有时作痛，经期有时错后，精神较差，面色淡白无华，腰膝酸冷，小便清长。舌质淡黯，苔白润，脉沉弱。

护治原则：温经暖宫，活血止痛。

代表方剂：温经汤。

4. 气滞血瘀

证候表现：经前或经期，小腹胀痛，拒按，伴胸胁、乳房胀痛，经色紫黯有块，块下痛减。舌紫黯，或有瘀点、瘀斑，脉弦或弦涩有力。

护治原则：行气活血，祛瘀止痛。

代表方剂：膈下逐瘀汤加减。

5. 寒凝血瘀

证候表现：经前或经期，小腹冷痛、拒按，得热则减，经血量少，色黯有块，伴畏寒肢冷，小便清长，面色青白。舌黯，苔白，脉沉紧。

护治原则：温经散寒，祛瘀止痛。

代表方剂：少腹逐瘀汤加减。

6. 湿热瘀阻

证候表现：经前或经期小腹疼痛或胀痛不适，拒按，或痛连腰骶，腹内有灼热感，或平时小腹疼痛，经前加剧，经行量多或经期长，色鲜红或暗红，质稠或夹较多黏液，小便黄赤，平素有带下量多，色黄质稠，臭秽，或伴有低热起伏。舌质红，苔黄腻，脉滑数或弦数。

护治原则：清热除湿，化瘀止痛。

代表方剂：清热调血汤。

（二）护理措施

1. 病情观察

（1）辨证候类型：通过观察疼痛发生的时间、部位、性质、喜按、拒按等不同情况及舌脉变化，辨别其虚实寒热，在气在血（表 5-20）。

表 5-20　痛经各证候类型的观察要点

	时间	部位	性质	按压	月经情况	舌脉象
肝肾亏损	经期或经后	小腹、腰骶	隐痛	喜按	量少，色淡质稀	舌淡，苔薄，脉沉细
气血虚弱	经期或经后	小腹	隐痛	喜按	量少，色淡质稀	舌淡，苔薄，脉细弱
阳虚内寒	经期或经后	小腹	冷痛	喜按	量少，色淡黯	舌淡黯，苔白润，脉沉弱
气滞血瘀	经前或经期	小腹、胸胁、乳房	胀痛	拒按	色紫黯有块，块下痛减	舌紫黯，或有瘀点、瘀斑，脉弦或弦涩有力脉濡数
寒凝血瘀	经前或经期	小腹	冷痛	拒按	量少，色黯有块	舌黯，苔白，脉沉紧
湿热瘀阻	经前或经期	小腹、腰骶	灼痛	拒按	量多或经期长，色鲜红或暗红，质稠或夹较多黏液	舌质红，苔黄腻，脉滑数或弦数

（2）辨虚实：根据患者年龄、发病诱因、病情程度、病程等方面，辨识痛经实证、虚证（表 5-21）。

表 5-21 痛经实证与虚证的观察要点

	体质、年龄	有无慢性病史	发作时间	疼痛性质	病程
痛经实证	青壮年	无	经前、经期	隐痛、喜揉、喜按	较短
痛经虚证	形体虚弱	有	经后、经期	痛、胀俱甚，拒按	多较长

2. 生活起居护理　生活起居宜顺应四时变化。春夏之季，宜睡足早起，让人气血调达，以顺应春夏阳气升发；夏季炎热，人出汗多，肌腠疏松，乘凉或在冷气地方的时间不宜过长，空调温度不宜过低，以免受寒。秋冬季气候干燥、寒冷，寒邪易侵犯人体，故要注意避寒、保暖，以防寒邪内侵，滞于胞脉，造成寒凝血瘀，引发痛经。还要注意不能淋雨、受凉。

养成良好的生活起居规律，适量运动，尤其是体质虚弱者，劳逸结合，使气血运行通畅。

在月经期间应注意卫生，禁止使用阴道药物、坐浴和游泳，穿干净透气不过紧的纯棉内裤。避免不洁的夫妻生活，注意避孕，以免因流产后护理不周而引发的各种妇科疾患。

3. 给药护理　对气滞血瘀之痛经患者，应在行经前 3 ~ 5 天服用理气活血方药，不仅可使痛经缓解，而且也有利于月经周期的调节。对于肝肾阴虚、气血不足者，汤药宜久煎、文火，在饭前温服。寒凝血瘀者，汤剂宜饭后热服；湿热瘀阻者，汤剂不宜久煎，宜中火煎药，饭后温服。

4. 饮食护理　饮食原则为清淡饮食，经前期及经期避免食用过于寒凉和辛热刺激性食品。

肝肾虚损者，宜服用枸杞、黑木耳、黑芝麻、核桃、海参、牡蛎、鳖肉、桑葚、牛奶、牛肉等，选用菟丝子粥常服。

气血不足者，宜服用一些温补气血的食物，如大枣、桂圆、红糖 、牛肉、羊肉等，可选用羊肉粥常服。

阳虚内寒者，服用温阳暖宫的食物，如狗肉、羊肉、韭菜、桂皮、黄酒、泥鳅等来进行食补，红糖姜汤对寒性痛经非常有效。

气滞血瘀者，宜选用有行气、活血功能的饮食，如白萝卜、柑橘、大蒜、茴香、丁香、山楂、桃仁、红葡萄酒、洋葱、银杏、金橘，常饮用玫瑰花茶、茉莉花茶等。

寒凝血瘀者，可服用辛温之品，如姜、红糖，选用桂浆粥常服。少饮各类冷饮，少吃生拌菜、螃蟹、田螺、西瓜等寒凉食品，以免寒凝经脉，不通则痛，引发痛经。

湿热瘀阻者，可选用食新鲜蔬菜、水果和低脂食物，如苦瓜、苦菊、荠菜、马齿苋、西瓜汁、梨、荸荠、薏米、牛奶等，选用栀子仁粥常服。不宜食用辣椒、胡椒、大蒜、韭菜等辛热刺激性食物，少食米醋、柠檬、石榴、酸菜等味酸之品，以免收涩，不利行经。

5. 情志护理　消除对痛经的紧张、恐惧心理，解除思想顾虑。调节情绪，积极乐观，保持心情舒畅，使气血调达。避免强烈的精神刺激和紧张、忧郁、愤怒等不良情绪。

6. 对症护理　主要是对疼痛的护理。

患者痛经期间可以用温敷的方法缓解，如在小腹放置热水袋，或在腰骶部放置电热毯都可缓解疼痛。保持温暖，可以服用姜糖水或温开水，或灸关元、中极、气海、三阴交、子宫、归来等穴。痛经时保持头低臀高位，可以缓解疼痛。疼痛特别剧烈者，应及时就医，以免发生意外。

肝肾亏损者，可按揉肾俞、太溪、三阴交穴。

气血虚弱者，可按揉脾俞、胃俞、足三里、关元。

阳虚内寒者，取关元、中极、合谷穴按揉，配合灸神阙穴。

气滞血瘀者，用力按揉三阴交、合谷、太冲、血海等穴。

寒凝血瘀者，按揉关元、地机、三阴交，配合灸关元、八髎、中极穴。

湿热蕴结者，重按行间、丰隆、太冲等穴。

【健康指导】

1. 注意经期卫生　经期禁止游泳、盆浴、阴道用药，经期禁止性生活。

2. 避免湿冷　经前或经期少吃生冷食品，尽量避免寒冷刺激，特别是防止下半身受凉，如下水、淋雨、冷水洗脚、洗冷水澡等。

3. 避免过度疲劳　避免精神和体力的过度疲劳，不宜作剧烈的运动或重体力劳动，以防引起月经量增多或经期延长。

4. 避免情绪波动　经期应尽量保持精神愉快，避免过度悲伤和恼怒。

5. 避免刺激食物　应多喝水，吃新鲜、易消化的食物，避免辛辣刺激性食品。

（毕桂芝）

二、崩漏

案例 5-14

患者，刘某，女，42岁。月经量多7天就诊。患者每次月经暴下如注，经色淡，持续7天以上，每次需服止血药物方止。患者神志清楚，精神倦怠，面色淡白，心悸、汗出，时有胸闷气喘，大便干燥，小便正常。舌淡苔薄，脉虚细无力。

问题与思考：

1. 该患者的证候类型是什么？有哪些依据？

2. 对该患者应采取哪些合适的护理措施？

崩漏指妇女非周期性子宫出血，发病急骤，暴下如注，大量出血者为“崩”；发病势缓，出血量少，淋漓不绝者为“漏”。崩与漏出血情况虽然不同，但二者经常交替出现，故崩漏并称。

本病属常见病，常因崩与漏交替，因果相干，致使疾病缠绵难愈，成为妇科的疑难重症。

现代医学中的功能性子宫出血、女性生殖器炎症、肿瘤等病有崩漏特征者，可参照本病辨证施护。

【病因病机】

1. 血热　素体阳盛，过食辛辣食物，或外感热邪，或肝郁化火，或阴虚内热，以致热伏冲任，迫血妄行，致成崩漏。

2. 气虚　素体虚弱，或因忧思过度，饮食劳倦，损伤脾气，以致中气下陷，冲任不固，血失统摄，非时而下，而致崩漏。

3. 血瘀　经期、产后余血未尽，或情志内伤，或感受外邪，以致瘀血停滞，瘀血不去，新血难安，血不循经，冲任失调，而成崩漏。

4. 肾阴虚　如先天不足，或早婚、多产，或房事不节，损伤精血，以致肾阴虚损，阴虚内热，热伏冲任，迫血妄行，经血非时而下，发为崩漏。

5. 肾阳虚衰　命门火衰，肾阳虚损，封藏失职，致冲任不固，发为崩漏。

崩漏主要是由于冲任损伤，不能制约经血，故经血从胞宫非时妄行。常由血热、气虚、血瘀、肾虚所致（图 5-16）。

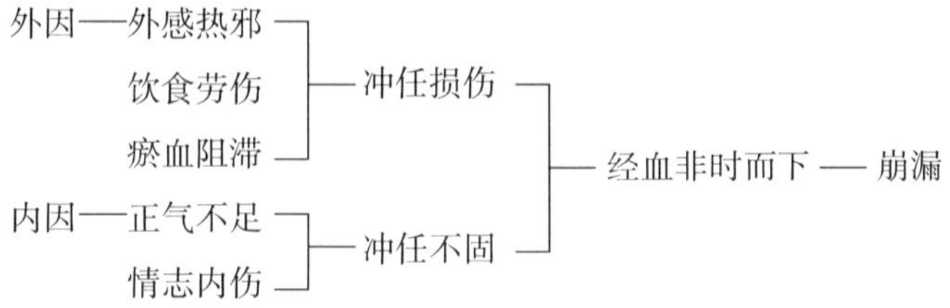

图 5-16　崩漏病因病机示意图

【辨证施护】

（一）辨证分型

1. 血热

证候表现：骤然大量下血，或淋漓日久不止，色深红或紫黑夹块，黏稠，面赤口渴，烦躁不寐，大便干燥，小便黄。舌质红，苔薄黄，脉滑数。

护治原则：清热凉血，止血调经。

代表方剂：清热固经汤。

2. 气虚

证候表现：经血暴崩而下，量多或淋漓不断，色淡红，质清稀，精神倦怠，气短懒言，面浮肢肿，不思饮食。舌淡苔薄，脉虚细无力。

护治原则：补气固冲，调经摄血。

代表方剂：举元煎或固冲汤。

3. 血瘀

证候表现：经血淋漓不止，或骤然下血，量多或少，或经闭数月后又忽然暴下，色紫黑有块，小腹疼痛拒按，血块下后疼痛减轻。舌质有瘀点或瘀斑，脉沉涩。

护治原则：活血化瘀，止血止痛。

代表方剂：佛手散合失笑散。

4. 肾阴虚

证候表现：出血量少或多，或淋漓不断，色鲜红，质稠，腰酸腿软，头晕、目眩、耳鸣、颧赤、手足心热，甚至潮热盗汗。舌红少津，苔薄脉弦细而数。

护治原则：滋补肝肾，固冲止血。

代表方剂：左归丸。

5. 肾阳虚

证候表现：出血量多，淋漓不断，色淡，质稀，腰痛如折，畏寒肢冷、面色晦暗，小便清长，大便溏薄。舌质淡暗，苔薄白，脉沉弱。

护治原则：温肾助阳，固冲止血。

代表方剂：大补元煎。

（二）护理措施

1. 病情观察　辨证候类型：通过观察患者经血的量、色、质，以及腹部有无疼痛，并结合全身症状及舌苔脉象，辨别寒、热、虚、实（表 5-22）。

表 5-22　崩漏各证候类型的观察要点

	血量	血色	血质	腹部有无疼痛	全身症状	舌脉象
血热	大量下血，或淋漓日久不止	深红或紫黑夹块	黏稠	无	面红口干、大便干燥，小便黄	舌质红，苔薄黄，脉滑数
气虚	量多或淋漓不断	淡红	清稀	无	精神倦怠，心悸气短，不思饮食	舌淡苔薄，脉虚细无力
血瘀	淋漓不止，量多或少	紫黑有块		有		舌质有瘀点或瘀斑，脉沉涩
肾阴虚	少或多或淋漓不断	鲜红	稠	无	腰酸腿软，头晕、目眩、耳鸣、颧赤、手足心热，潮热盗汗	舌红少津，苔薄脉弦细而数
肾阳虚	量多	淡	稀	无	腰痛如折，畏寒肢冷、面色晦暗，小便清长，大便溏薄	苔薄白，脉沉弱

2. 生活起居护理　在生活上劳逸结合，不参加重体力劳动和剧烈运动，睡眠要充足。血崩时绝对卧床，必要时采取去枕平卧位。保持外阴清洁，忌盆浴，勤换内裤及卫生垫。

3. 给药护理　补益中药汤剂宜餐前空腹温服，清热固经汤剂宜偏凉服；服用活血化瘀、通利血脉之剂时，宜在餐前热服。注意观察服药后阴道出血情况。忌食生冷，服药后注意休息、保暖，避免重体力劳动。服用回阳救逆之药时，应观察生命体征。

4. 饮食护理　饮食以营养丰富、易于消化为宜。忌煎炸、辛辣、活血等食物。

血热者，可服用芹菜、苦瓜、藕莲饮等，以清热凉血，止血固经。忌食热性及刺激性食品，如辣椒、胡椒、葱、蒜、姜、酒等。

气虚者，宜吃具有补气作用的食物，以性平、味甘或甘温之物，营养丰富、易消化的平补食品为主。如食用红枣、山药、扁豆、芡实、莲子肉等，山药饭、粳米粥也是非常好的饮食。忌吃破气耗气之物，忌吃生冷性凉、油腻厚味、辛辣食物。

血瘀者，宜服用有活血化瘀作用的食物，如三七粉粥，可补血止血，化瘀。

肾虚者，多吃黑色食物，如胡桃、山药、木耳、大枣、乌鸡等，平日可多吃海参、鲍鱼、鸡蛋、山药山萸粥等，可补肾敛精，调理冲任。肾阳虚者饮食应热服，忌食生冷。肾阴虚者忌食辛辣助火刺激之品，多食滋阴类食物。

5. 情志护理　保持心情舒畅，不要在思想上产生不必要的压力，以增强正气。对患者多关心体贴，精心护理，消除不良刺激，使其安心治疗。

6. 对症护理

（1）出血：遵循急则护其标，缓则护其本的原则。

急则护其标：出血量多时，先止血，遵医嘱给予止血药。血脱者，遵医嘱急服人参粉，观察生命体征的变化，做好抢救准备。

缓则护其本：血热者用四穴清热法，患者仰卧位，两手拇指按揉曲池、太冲、阳陵泉、水泉等穴。

气虚者，用摩腹点穴补气法，患者俯卧位，用单掌根按压腰骶部两侧膀胱经第一侧线，反复 3 ～ 5 遍；双拇指按揉骶后孔和肾俞穴，按揉脾俞、胃俞；患者取仰卧位，双拇指按揉脐下冲任脉路线，按拿小腹部，拇指揉按膻中、气海、关元、血海、足三里、阴陵泉等穴。

血瘀者，用按拿腰腹化瘀法，患者仰卧，用一指禅推法和摩法配合，推摩五枢、维道、曲骨、膻中、气海等穴，双拇指按揉脐下冲任脉路线，按拿小腹部，拇指揉按血海、三阴交等穴。患者俯卧位，用单掌根按压腰骶部两侧膀胱经第一侧线，反复 3 ～ 5 遍，拇指按揉肝俞、三焦俞等穴。

肾虚者，用搓腰腹固冲法，患者俯卧位，两手拇指按腰骶部，再用掌或鱼际部反复揉搓肾俞、命门穴；患者取仰卧位，用多指或双拇指交替揉按脐下冲脉、任脉路线，反复 3 ～ 5 遍；拇指揉压中脘、关元、阳陵泉、太溪等穴。

（2）腹痛：点压足三里、地机穴：用拇指尖点按穴位，先用力点住，使之有酸胀感，再慢慢揉动该穴数十次。

【健康指导】

1．劳逸结合，勿过度劳累，起居有常。饮食有节，勿损伤心脾。

2．对先天肾精不足的少女，应及早治疗月经不调。

3．调摄情志，尤其对更年期妇女，应避免不良因素的刺激。

4．做好计划生育，避免房劳多产。

5．可常灸足三里、气海、关元、肾俞穴，以健脾益肾，固摄冲任，化生气血，预防崩漏反复发作。

（毕桂芝）

三、带下病

案例 5-15

患者，女性，46岁，已婚。近3年带下量多，色白，质稀如水，终日不断，无臭味，伴有腰酸腿软，双下肢逆冷，小腹冷痛，面部浮肿，颜色晦暗，小便频数，大便稀溏。舌淡暗苔白润，边有齿痕，脉沉细。

问题与思考：

此患者是什么病证？该如何护理？

带下病是指带下量明显增多，色、质、气味异常，或伴有局部或全身症状的疾病。

正常带下为肾气充盛、脾气健运，由任、带二脉约束而润泽于阴户的一种无色、质黏、无臭的阴液，其量不多。在经间期、经前期及妊娠期带下稍有增多者，为生理现象，不作疾病论。

现代医学中的阴道炎、宫颈炎、盆腔炎等女性生殖系统炎症及生殖器肿瘤等病以带下病为特征者，可参照本病辨证施护。

【病因病机】

1. 脾虚　饮食不节，劳倦过度；思虑过度，或情志不舒，肝气郁结，肝旺乘脾，损伤脾胃，导致运化失职，湿浊下注，伤及任带二脉，而为带下。

2. 肾阳虚　素体禀赋不足，年老体虚，或房劳多产，肾阳亏损，肾虚失摄，致带脉失约，任脉不固，遂为带下。

3. 阴虚夹湿　素体阴虚，或年老肾阴渐亏，或久病失养，暗耗阴津，相火偏旺，阴虚失守，复感湿邪，伤及任带，而为带下。

4. 湿热下注　经行产后，胞脉空虚，若摄生不洁，或因久居阴湿之地，或因手术损伤，以致湿邪乘虚而入，蕴久化热，伤及任带，而为带下。亦有因肝郁化热，肝气乘脾，脾虚湿蕴，致湿与热相搏，湿热下注而致赤白带下。

5. 热毒蕴结　经期产后，胞脉空虚，趁虚而入，或摄生不洁，或因手术消毒不严，热毒损伤任带二脉，发为带下。

带下病总的病机为湿邪为患。由于湿邪伤及任带二脉，使任脉不固，带脉失约，而发为带下（图 5-17）。

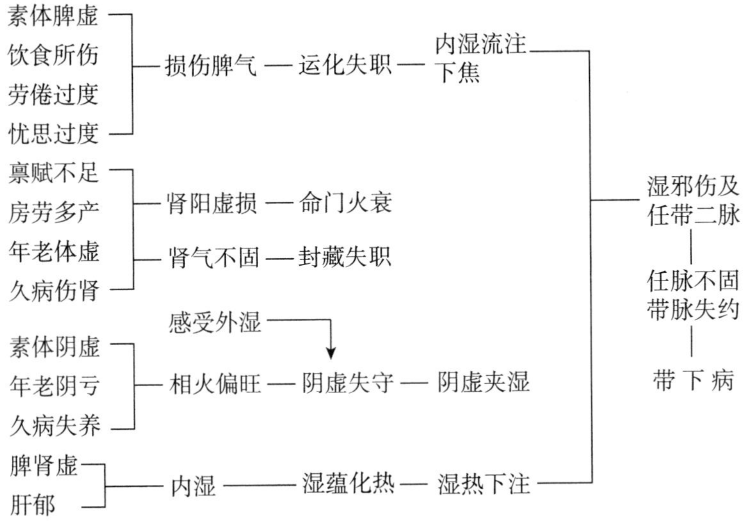

图 5-17　带下病病因病机示意图

【辨证施护】

（一）辨证分型

1. 脾虚湿困

证候表现：带下量多，色白或淡黄，质黏稠，绵绵不绝，面色萎黄，纳少便溏，精神疲倦。舌淡苔白腻、脉缓弱。

护治原则：健脾益气，升阳除湿。

代表方剂：完带汤加减。

2. 肾阳亏虚

证候表现：带下量多，色白清稀，或清冷如水，绵绵而下，腰脊酸楚，形寒畏冷，小便清长，频数，夜间甚，大便溏薄。舌质淡黯，苔白，脉沉迟弱。

护治原则：温肾培元，固涩止带。

代表方剂：内补丸加减。

3. 肾阴亏虚

证候表现：带下增多，色淡红或赤白相兼，质黏无臭，或感阴道干涩不适，或有灼热感，五心烦热，咽干口燥，腰酸耳鸣，头晕心悸。舌红苔少，脉细数。

护治原则：益肾滋阴，清热止带。

代表方剂：知柏地黄汤加减。

4. 湿热下注

证候表现：带下量多，色黄或黄白，或色白如豆渣或凝乳状，或如脓似血，质黏腻有臭气，口干口苦，胸闷纳差，伴小腹作痛或阴痒，便结溺黄。舌红，苔黄腻，脉濡数。

护治原则：清热利湿，杀虫止带。

代表方剂：止带方（《世补斋不谢方》）加减。

5. 湿毒蕴结

证候表现：带下量多，黄绿如脓，或赤白相兼，或五色杂下，状如米泔，臭秽难闻，伴小腹疼痛，腰骶酸痛，小便短赤，口苦咽干。舌红，苔黄腻，脉滑数。

护治原则：清热解毒，除湿。

代表方剂：五味消毒饮。

（二）护理措施

1. 病情观察

（1）辨证候类型：通过观察患者带下的量、色、质、气味，发病新久，以及伴随症状来辨别（表 5-23）。

表 5-23 带下病各证候类型的观察要点

	量	色	质	气味	伴随症状	发病新久	舌脉
脾虚湿盛	多	白或淡黄	黏	无	面黄纳少，倦怠	久	舌淡苔白腻、脉缓弱
肾阳虚	多	白或无色	稀或如水样	无	腰脊酸楚，形寒畏冷	久	舌质淡黯，苔白，脉沉迟弱
肾阴虚	不甚多	赤白	稍黏	无	阴道干涩不适	久	舌红苔少、脉细数
湿热下注	多	黄	稠或脓样	臭秽	小腹疼痛或阴痒	新	舌红、苔黄腻，脉濡数
湿毒蕴结	多	黄绿如脓，或赤白相兼，或五色杂下	状如米泔	臭秽难闻	小腹疼痛，腰骶酸痛	新	舌红，苔黄腻，脉滑数

（2）辨虚实：根据患者体质、发病诱因、病情程度、病程等方面，区分带下病的虚实（表 5-24）。

表 5-24 带下病虚证与实证的观察要点

	体质	慢性病史	诱因	病程	病情程度
虚证	形体虚弱	有	过度疲劳	较长	时轻时重
实证	形体较壮	无	饮食或情志不畅	多较短	较重，多持续

2. 生活起居护理　病室湿温度适宜，保持空气新鲜，注意居室通风。注意休息，脾虚、

肾虚患者要避免劳累耗伤正气。保证充足的睡眠。

腹痛患者给予舒适体位，加强生活护理，协助患者做好个人卫生，清洁外阴等。尽量满足患者生活需要。被褥如有污染应及时更换，保持床单清洁整齐。宜淋浴，忌盆浴。生活用品及毛巾专人专用。

3. 给药护理　补益药宜煎煮前浸泡 1h，再用文火久煎。清热解毒药宜温热服，温补药宜饭前温服。

4. 饮食护理　总的饮食原则为：饮食清淡有营养，易消化。忌食肥甘厚味及生冷辛辣，忌饱餐。病属虚寒者，在饮食方面宜吃具有健脾、补肾作用饮食，以补气养血、温阳滋补为主，忌破气耗气之品；病属湿热者，在饮食方面宜吃具有清利下焦湿热作用的食物，宜吃清淡、清凉食品，忌生冷。

脾虚湿盛者，饮食宜清淡，忌食肥甘厚味、生冷食品。可服用芡实粥调养：由芡实米、碎核桃肉、去核红枣，粳米煮烂成粥，加入白糖少许。

肾阳不足者，平时应注意加强营养，多食肉、蛋、鱼、山药等食物。可用羊肉羹调养：将羊肉、胡萝卜、草果、陈皮、胡椒、葱白熬成汤汁，加入适量面粉和调料后即可。

肾阴不足者，平时可食用滋阴养血食品，可服用山药桂圆羹调养：将生山药、桂圆肉、荔枝肉、五味子煮熟做羹，加入冰糖，晨起或睡前服用。

湿热下注者，饮食以清淡为主。可用赤小豆粥调养：由赤小豆、白米、白糖煮烂成粥，做早餐或夜宵食之；或苡米粥：苡仁米、淀粉煮粥后再加入砂糖或桂花即可。

热毒蕴结者，饮食宜清淡，忌食肥甘厚味。可服用马齿苋羹食疗：将马齿苋 200g 捣烂取汁，加入鸡蛋 1 个，白糖 15g，搅匀，隔水炖熟食用。

5. 情志护理　保持心情舒畅，以增强正气，驱邪外出。由于此病病程缠绵，易反复发作，容易产生烦躁、焦虑情绪，应耐心解释疾病机制，帮助患者建立战胜疾病的信心。

6. 对症护理

（1）腹痛：可选用任脉、足太阴脾经、足少阴肾经进行按摩。患者取仰卧位，先以脐中为中心，顺、逆时针双掌交替，摩腹部各 36 次；然后推任脉、从上脘向下经关元、气海穴直到耻骨；再双掌分推足太阴脾经、足少阴肾经和少腹两侧向下，作弧形推擦法，反复操作 5 ～ 10min。按揉冲门、气冲、气海、关元、三阴交、足三里、太冲各 1min。患者俯卧，点按肾俞、命门、白环俞穴各 1min。用手示、中指并拢，点按长强穴 5 ～ 10 次。

（2）带下量多：虚寒者可用灸法，取关元、神阙穴，每次 20min，每日 2 次。也可使用中药做脐部敷贴疗法。

【健康指导】

1．注意外阴清洁，分泌物多时应及时清洗，保持外阴洁净、干燥，使用性质温和的洗液或香皂。不宜自行阴道冲洗，以免逆行感染，或破坏阴道内环境。注意经期卫生，勤换卫生巾，清洗外阴。

2．注意内裤清洁，内衣裤要单独清洗消毒，卫生用具应专用。尽量选用纯棉透气的内裤，少穿紧身衣裤。

3．注意休息，忌食辛辣、油腻食物。适当参加锻炼，增强体质，保持心情舒畅，提高机体免疫力。

4．治疗期间禁房事、盆浴及游泳。慎起居，避免居处寒湿之地。

（毕桂芝）

四、妊娠恶阻

案例 5-16

患者，陈某，女，26 岁，已婚，2013 年 11 月 14 日初诊。主诉：停经 50 天，恶心呕吐 7 天，加重 2 天。患者末次月经 9 月 25 日，近 1 周自觉恶心，呕吐，厌食，口淡，昨起呕吐频作，食入即吐，吐出食糜和清涎，脘腹满闷，头晕眼花，四肢乏力，神疲倦怠，面色无华，舌淡胖，苔白，脉细缓略滑。辅助检查：HCG 定性呈阳性。

问题与思考：

1．该患者的证候类型是什么？有哪些依据？

2．如何对该患者进行辨证施护？

妊娠恶阻是指妊娠后出现恶心呕吐，头晕厌食，或食入即吐者。也称“子病”“病儿”“阻病”等。

本病是妊娠早期最常见的病证。若仅见恶心嗜酸、择食，或晨间偶有呕吐痰涎，为妊娠早期常有的反应，一般 3 个月后会自行消失，不属病态。若呕吐进行性加重、孕妇消瘦明显或变生他病影响胎儿发育，需尽早调治。

现代医学中的妊娠剧吐可参照本病辨证施护。

【病因病机】

1. 脾胃虚弱　素体脾胃虚弱或孕后饮食不节、劳倦过度或忧思伤脾，损伤脾胃。脾主升清，胃主通降，脾胃虚弱，升降失常。受孕之后，经血不泻，冲脉之气较盛，冲脉隶属阳明胃经，若脾胃虚弱，升降之气易于逆乱，随冲气循经上逆犯胃而作呕恶。

2. 肝胃不和　孕后阴血聚于下以养胞胎，阴血相对不足，肝失血养则肝气偏旺。若素体肝旺或孕后郁怒伤肝，则肝气越旺，肝气横逆犯胃，胃失和降而恶心呕吐。

3. 痰滞中焦　素体肥胖痰湿内盛，或过食生冷，伤及中阳，或脾虚不运，痰湿内生，停滞于中焦，冲气夹痰湿上逆而致恶心呕吐。

4. 气阴两虚　无论何种原因所致的恶阻，均可因呕吐频繁，或持续日久，而致耗气伤阴，发展成为气阴两虚的重症，甚则导致胎动不安、堕胎等影响妊娠之患。

胃主通降，以降为和。胃气的和降有赖于脾气的升清运化和肝气的疏泄条达，若脾失健运，则胃失和降；肝失疏泄，则气机逆乱，胃失和降；痰湿内盛，阻滞中焦，亦可使胃失和降。妊娠后经血停，闭冲脉气盛为其生理基础，主要病机为冲气上逆，胃失和降（图 5-18）。

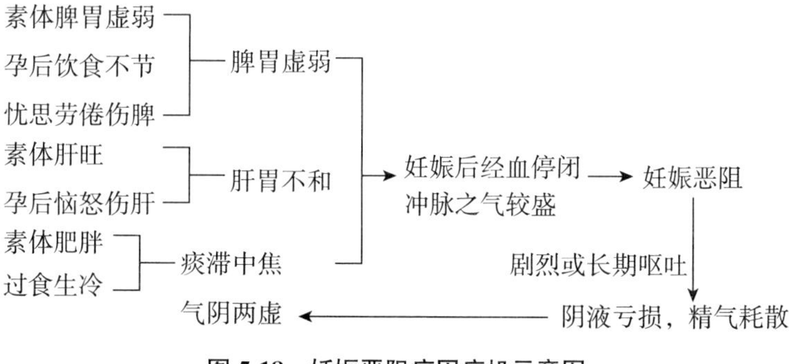

图 5-18　妊娠恶阻病因病机示意图

【辨证施护】

（一）辨证分型

1. 脾胃虚弱

证候表现：妊娠以后，恶心呕吐不食，口淡，或吐清水、清涎，神疲倦怠，舌淡，苔白，脉缓滑无力。

护治原则：健脾和胃，降逆止呕。

代表方剂：香砂六君子汤。

2. 肝胃不和

证候表现：妊娠初期，呕吐酸水或苦水，胸满胁痛，嗳气叹息，头晕头胀，烦渴口苦，舌淡红，苔微黄，脉弦滑。

护治原则：抑肝和胃，降逆止呕。

代表方剂：苏叶黄连汤加减。

3. 痰阻中焦

证候表现：妊娠初期，呕吐痰涎，口黏腻，不思饮食，脘痞腹胀，四肢困重，舌淡胖苔白腻，脉缓滑。

护治原则：化痰除湿，降逆止呕。

代表方剂：小半夏加茯苓汤加减。

4. 气阴两虚

证候表现：妊娠后呕吐不止，或呕吐剧烈，甚至带血样物，饮食少进，发热口渴，尿少便秘，唇舌干燥，精神萎靡甚至淡漠嗜睡，舌质红，苔薄黄而干或光剥，脉细滑数无力。

护治原则：益气养阴，和胃止呕。

代表方剂：生脉散合增液汤加减。

（二）护理措施

1. 病情观察

（1）辨证候类型：通过观察患者呕吐物的性状及患者食欲、口味等方面，以辨识证候类型（表 5-25）。

表 5-25　妊娠恶阻各证候类型的观察要点

	主症			兼症	舌脉象
	呕吐物的性状	食欲	口味		
脾胃虚弱	呕吐清水、清涎	食欲不振	口淡	神疲倦怠	舌淡，苔白，脉缓滑无力
肝胃不和	呕吐酸水或苦水	食欲尚可	口苦	胸满胁痛，嗳气叹息，头晕头胀，烦渴	舌淡红，苔微黄，脉弦滑
痰阻中焦	呕吐痰涎	不思饮食	口黏腻	脘痞腹胀，四肢困重	舌淡胖苔白腻，脉缓滑
气阴两虚	呕吐不止，或呕吐剧烈，甚至带血样物	饮食少进	口干	发热口渴，尿少便秘，唇舌干燥，精神萎靡甚至淡漠嗜睡	舌质红，苔薄黄而干或光剥，脉细滑数无力

（2）观察妊娠情况：注意观察是否有腰腹疼痛、阴道流血等情况，防止发生胎漏、胎动不安、堕胎等，必要时遵医嘱进行 B 超检查。

（3）观察危重证候：一旦发现血压下降、神志异常需及时报告医生救治。正确记录出入量。经尿液检查酮体呈阳性反应者，为发生酸中毒，须中西医结合进行救治。若经治疗仍无好转，特别是体温持续38℃，心率超过120次/分，或出现黄疸时，应及时考虑终止妊娠。

2. 生活起居护理 妊娠恶阻轻者可参加日常活动，但避免过度疲劳及重体力劳动，并保证充分的休息和睡眠。保持室内通风良好，空气清新，因妊娠初期有“恶闻食气”现象，嗅觉敏感，故应清除室内一切诱发呕吐的因素。注意口腔护理，可用淡盐水或银花煎水漱口。

脾胃虚弱者，忌劳倦或思虑过度。适当户外活动，以利于脾胃气机通畅。病室宜温暖，尤其注意腹部保暖。痰阻中焦者，病室宜阳光充足，避免潮湿。气阴两虚者，需绝对卧床休息，居室环境宜安静、湿润。

3. 给药护理 中药汤剂宜浓煎，少量多次服用。切忌大量药液吞服，导致药后呕吐。服药前可先饮鲜姜汁少许，或配合指压内关，再服中药。

脾胃虚弱者，药液宜偏热服，服药前用鲜生姜汁滴舌，也可将姜汁滴于汤药中，以温中降逆止呕。肝胃不和者，药液宜偏凉服，可加数滴鲜竹沥汁再服药。

4. 饮食护理 饮食宜清淡易消化、营养丰富。忌食辛辣、油炸、肥甘厚味及生冷之品。应少量多餐，进食的时间宜安排在不易呕吐的时段为佳。注意色香味的搭配，经常调换食物种类，必要时可根据患者的喜好选择食物。对因恶心呕吐而恐惧进食的患者，要鼓励其进食。

脾胃虚弱者，宜食健脾和胃之品，如山药粥、大枣粥等。忌食生冷瓜果及寒凉食物。

肝胃不和者，宜适当食用酸味食物以抑肝止呕，如柑橘、乌梅、陈皮梅等。平时可咀嚼数粒砂仁，以和胃止呕。可用菊花、竹茹、黄芩水煎代茶饮，以清热理气和胃。

痰阻中焦者，宜食健脾祛湿食物，如鲫鱼、山药等。可用茯苓粥，制作方法为：白茯苓粉15g、粳米50g，将茯苓粉同粳米煮粥，每日服食2次。

气阴两虚者，忌辛辣刺激性食物，以免进一步耗伤阴液。宜食补气养阴的食物及新鲜水果，如蜂蜜、乳品、鱼类、银耳、苹果、梨、西瓜等。食疗可选用黄芪、太子参、枸杞子、麦冬、玉竹、桑葚等，加粳米做粥服食或泡水代茶饮，以益气养阴。剧吐不止、电解质紊乱者，可暂禁食，予静脉补充营养，纠正脱水、酸中毒。待病情好转再逐渐恢复进食。

5. 情志护理 让孕妇对妊娠过程建立正确的认知，采取积极的应对方式。使患者知晓，精神紧张焦虑与本病的发生有一定的关系，让患者充满信心，保持精神愉快。及时与患者及家属沟通，根据个性和心理特征、年龄、文化水平差异，选择合适的交流方式和沟通技巧，关心体贴患者，使其密切配合。

肝胃不和者，情志护理尤为重要。避免忧虑恼怒等不良情绪刺激，让患者有意识地忘却烦恼，保持精神愉快，肝气条达，以利于病情好转。

气阴两虚者，易出现烦燥易怒，因此，要避免情志刺激，嘱患者遵循“恬淡虚无，精神内守”的原则，注重精神调摄。

6. 对症护理

（1）恶心呕吐：①可按足三里、内关、中脘，每次每穴按揉5～10min，以穴位处出现酸胀、发热为度。②耳穴贴压法：以皮质下、贲门、内分泌、神门、交感为主穴，根据症状特点加配穴，呕吐食物者加胃区，呕吐酸水或苦水加肝区，呕吐痰涎加脾区。每日按压3～5次，每次30～60s，刺激强度根据患者病情轻重而定。5天更换1次，双耳交替，一般更换2～3次。

（2）便秘：①鼓励患者饮水、果汁，多食水果蔬菜，如香蕉、梨、芹菜等。②可服蜂蜜、麻油、黑芝麻糊以润肠通便。③忌用泻药，以免进一步耗伤气阴，或引起子宫收缩诱发胎动不安甚至堕胎。

【健康指导】

1．孕妇应调畅情志，放松心情，从有利于养胎的角度度过孕早期阶段。避免精神过度紧张诱发或加重病情。

2．饮食有节。以清淡、有营养、易消化的食物为主，勿食辛辣、油腻、生冷之品。饮食勿过饱，提倡少食多餐。勿食不新鲜甚至已经变质的食物。

3．起居规律，劳逸结合。保证充足的休息和睡眠，并适当参加户外活动。如散步，使气血调和，利于胎儿发育。忌烟酒，节房事，防寒保暖。

知识链接

妊娠病的病因病机

妊娠期间，发生与妊娠有关的疾病，称为妊娠病。妊娠的前提是肾气充盛，天癸成熟，冲任二脉功能协调，胞宫、胞脉、胞络正常，月经按时来潮；妊娠的条件是男精壮而女经调；“两精相搏”的时机是合于“的候”。妊娠病的发病原因包括外感六淫、情志内伤、劳逸过度、房事不节及跌扑损伤等。其病机可概括为四个方面：一是妊娠后，由于阴血下注冲任以养胎，上营乳房以化乳，出现阴血聚于下、阳气浮于上的状态，可致妊娠恶阻、妊娠眩晕等证；二是由于胎儿渐大，致使气机升降失调，痰湿内停，可致妊娠肿胀等证；三是胞络系于肾，冲任之本在肾，肾气虚弱，胎元失养，可致胎漏、胎动不安、堕胎、小产甚至滑胎；四是气以载胎，血以养胎，若脾胃虚弱，气血两虚，则胎失所养所载，可致胎漏、胎动不安、胎萎不长。

（于春光）

五、产后缺乳

案例 5-17

患者，李某，女，29岁，产后17日乳汁全无。平素身体较弱，盛暑新娩，近10日乳汁减少逐渐皆无，食欲不振，纳少，乳房虚软不胀，面白少泽，唇甲不华，手脚发凉，恶露不绝。舌淡，苔少，脉细。

问题与思考：

1．说出该患者的证候类型是什么？有哪些依据？

2．阐述如何对该患者进行辨证施护？

产后缺乳是指哺乳期内，产妇乳汁甚少或全无，称为“产后缺乳”，亦称“乳汁不行”或“乳汁不足”。

产后缺乳一般发生在产后2～3天或半个月内，也可发生在整个哺乳期。本病如在分娩后尽早治疗，可以治愈。肝郁气滞型若郁久化火，可导致乳痈。

现代医学中的产后缺乳、泌乳过少等病有产后缺乳特征者，可参照本病辨证施护。

【病因病机】

1. 气血虚弱 乳汁为血所化，赖气运行。素体气血虚弱，复因分娩耗气失血，或因脾胃虚弱，产后冲任气血不足，无以化乳，因而产后乳汁甚少或全无。

2. 肝郁气滞 乳汁的溢泻有赖于肝气条达，疏泄有度。素性抑郁，或产后七情所伤，肝失条达，气机不畅，经脉阻滞，乳汁壅阻不下，因而乳汁不行。

气血虚弱，冲任气血不足，乳汁生化乏源，故乳少或全无，乳汁清稀；乳房无乳汁蓄积，故柔软无胀满感；肝郁气滞，肝经疏泄不利，乳脉闭塞而乳汁壅滞于内，故乳汁甚少或全无，乳汁浓稠；乳汁壅滞乳房，故乳房胀硬或疼痛（图 5-19）。

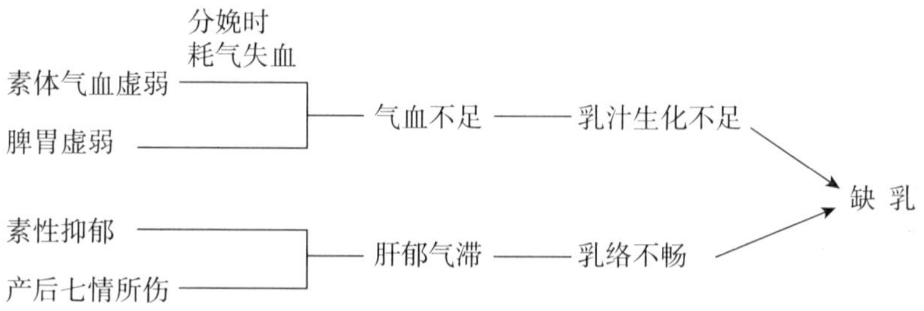

表 5-19 产后缺乳病因病机示意图

【辨证施护】

（一）辨证分型

1. 气血亏虚

证候表现：产后乳少，甚或全无，乳汁清稀，乳房柔软，无胀满感，神倦食少，面色少华，或出现心悸、失眠，舌淡，少苔，脉细弱。

护治原则：补气养血，佐以增乳。

代表方剂：通乳丹。

2. 肝郁气滞

证候表现：产后乳汁涩少，浓稠，或情志刺激后突然乳汁不下，乳房胀硬疼痛，情志抑郁，胸胁胀痛，食欲不振，或有微热，舌苔薄黄，脉弦细或弦数。

护治原则：疏肝解郁，活络通乳。

代表方剂：下乳涌泉散。

（二）护理措施

1. 病情观察

（1）辨证候类型：通过观察患者发病诱因、乳汁、乳房、舌脉等方面，以辨识证候类型（表 5-26）。

（2）观察恶露情况：如恶露过多或不止，则可耗血，影响乳汁化生，应同时治疗。

表 5-26　产后缺乳各证候类型的观察要点

	诱因	主症		兼症	舌脉
		乳汁	乳房		
气血亏虚	素体身体虚弱，产时失血过多	清稀	柔软，无胀痛	神倦食少，面色少华	舌淡，少苔，脉细弱
肝郁气滞	素性抑郁，产后情志不遂	稠厚	胀硬，或疼痛	情志抑郁，胸胁胀痛	舌苔薄黄，脉弦细或弦数

2. 生活起居护理　注意休息，保证充足的睡眠，以利于产后机体功能迅速恢复。

气血亏虚者，忌劳倦，劳则耗气。嘱产妇与婴儿同步休息，生活有规律。适当户外活动，以利于脾胃气机通畅。病室宜温暖，避免直接吹风，以防外感。

肝郁气滞者，适当锻炼有助于气血运行通畅，如做产后体操、散步等。

3. 给药护理　中药汤剂宜温服，药后不宜马上进食，以免影响药物吸收。观察服药后的乳汁分泌情况。

4. 饮食护理　总的饮食原则为：饮食宜清淡、易消化、营养丰富。忌食酸涩、辛辣、油炸、肥甘厚味及生冷黏腻之品。饮食不可过咸。补充足量的水分，多食富有营养的汤汁饮食，以开乳源。

气血亏虚者，要补充富含蛋白质的食物和新鲜蔬菜，多吃汤类，如鱼汤、骨头汤、鸡汤等；不食用滋腻辛辣之品。多食乳鸽、鳝鱼、猪蹄、红枣、桂圆、花生等。通乳食疗方：活鲫鱼或猪前蹄 250g，加黄芪、党参、当归、路路通、白术各 9 g，丝瓜络、通草各 6 g 炖煨，食鱼或肉喝汤，每日 1 ～ 2 次。也可选择猪蹄通草汤、酒酿鸡蛋、花生黄豆炖猪蹄等。

肝郁气滞者，宜用行气解郁之品，多食金橘、佛手柑、蜂蜜、红糖等。忌辛辣刺激，以免助热化火。食疗方：活鲫鱼或猪前蹄 250g，加当归、漏芦、穿山甲、王不留行、柴胡、木通、川芎、枳壳各 9g，瓜蒌 15g 炖煨，食鱼或肉喝汤，每日 1 ～ 2 次。

5. 情志护理　向产妇讲解母乳喂养对婴儿和自身的益处，帮助母亲树立母乳喂养的信心，为母乳喂养而感到自豪和快乐。对情绪抑郁焦虑的产妇，应讲解肝郁气滞与缺乳的关系，鼓励其调畅情志，保持乐观豁达的心情。

6. 乳房的护理

（1）注意清洁，哺乳前后清洗乳头。防止哺乳时乳头疼痛和干裂，如果乳头伸展性欠佳、扁平或内陷，应及时纠正。

（2）坚持哺乳，不要因为乳汁不足而减少哺乳次数，婴儿的吸吮刺激有促进乳汁分泌的作用。

（3）定时排空乳房，以免乳汁瘀积化热，转变成乳痈。可用吸奶器或他人吸吮。

7. 对症护理

（1）乳汁不足：推拿按摩。产妇仰卧，第 1 步：用手掌推摩胸部及乳房周围，每日 2 个循环，首先，左乳顺时针方向，右乳逆时针方向推摩各 20 ～ 30 次，以局部有热感为佳。其次，掌心固定乳头，轻轻地做顺时针和逆时针方向各揉按 20 ～ 30 次。第 2 步：拇指按压穴位，每穴 2min，每日 2 次。气血亏虚者取穴：少泽、足三里、膻中、乳根，用补法手法按摩。肝郁气滞者取穴：少泽、内关、太冲、乳根、膻中，用泻法手法按摩。

（2）乳房疼痛：①注意睡眠姿势，勿压迫乳房。②推拿按摩。用手指按揉膻中、肩井、乳根、内关、合谷等穴，每穴按揉 20 ~ 30 次，还可用示、中、环指按摩乳房硬结 5 ~ 6 次，顺输乳管的方向从乳根向乳头做向心性按摩 3 ~ 4 次，用示指按压乳晕部，反复做多次，直到硬结消失，乳汁排出，乳房变软为度。

（3）纳差：①饮食宜容易消化，根据辨证结果选用合适的食疗方，可根据个人的口味适当变化品种，并增加色、香、味，避免饮食单一和乏味。补充营养时勿过饱或过于油腻，以免伤及脾胃。②保持开朗乐观的心态，勿焦虑，进餐时保持良好的心情。③适当进食助消化的食物，如山楂，以促进食欲。

【健康指导】

1．孕前乳房护理，乳头凹陷者及早进行纠正。分娩后早接触、早吸吮，按需哺乳，促进乳汁分泌。指导产妇正确哺乳。

2．帮助产妇分析缺乳的原因。加强产后营养，多进汤水。产妇的饮食应为高蛋白质的平衡饮食。应多吃汤类，如鱼汤、骨头汤等。不宜吃辛辣、刺激性食物，禁烟、禁饮咖啡。保持乐观情绪，维持心情舒畅。

3． 劳逸结合。产妇应在保证充分休息的同时，适当进行轻缓的活动。

4．如有腹泻、恶露过多、产后自汗、盗汗等耗伤津液、气血的疾病，应及早进行治疗，以免影响乳汁的化生。

知识链接

产后缺乳的文献摘要

《景岳全书·妇人规》曰：妇人乳汁，乃冲任气血所化，故下则为经，上则为乳。

《陈素庵妇科补解·产后众疾门》曰：乳头属厥阴，乳房属阳明，乳汁则手少阴、手太阳二经血也。若乳汁不行，多属血虚，易兼忧怒所伤。若乳少，全属脾胃虚而饮食减少之故……至于产后乳少，大补气血则胃气平复，胃旺则水谷之精以生新血，血充则乳自足。

思考题

1．如何辨痛经的不同证候类型？如何根据不同证候类型的痛经患者进行辨证施护？

2．何谓崩漏？如何辨崩漏的不同证候类型？如何根据不同证候类型的崩漏患者进行辨证施护？

3．如何辨带下病的不同证候类型？如何根据不同证候类型的带下病患者进行辨证施护？如何对带下病患者进行健康指导？

4．妊娠恶阻的病因有哪些？如何辨妊娠恶阻的不同证候类型？如何根据不同证候类型的妊娠恶阻患者进行辨证施护？

5．产后缺乳的病因有哪些？如何辨产后缺乳的不同证候类型？如何根据不同证候类型的产后缺乳患者进行辨证施护？

（于春光）

第四节　儿科常见病证护理

学习目标

知识

1．解释肺炎喘嗽、积滞、疳证、麻疹、紫癜等儿科病证的概念。

2．简述以上中医儿科病证的主要病因。

3．叙述以上中医儿科病证的辨证施护措施。

能力

1．能根据患者的症状进行辨证分型。

2．能根据患者的辨证分型选择合适的护理措施。

3．能对患者进行健康指导。

素质

护理实践中养成良好的中医思维。

一、肺炎喘嗽

案例 5-18

患儿，女，3 岁，以“发热、咳喘 2 天”为主诉于三日前入院。查体：体温 39.8℃，呼吸 52 次 / 分，神志不清，口唇青紫，鼻翼煽动，呈三凹征。心率 138 次 / 分，律齐，双肺闻及湿啰音，腹胀，肠鸣音减弱。血常规 WBC 18×10^9 /L，N 85%，L 15%。胸透：双肺见云雾片状阴影。腹透见肠腔胀气。西医诊断：支气管肺炎，中毒性肠麻痹。经给氧、抗感染等措施，症状无明显缓解，患儿仍烦躁、气促、喉中痰鸣、腹胀明显，口渴，大便 3 日未解，舌质红，苔黄，脉数。

问题与思考：

1．该患者的证候类型是什么？有哪些依据？

2．对该患者应采用哪些护理措施？

肺炎喘嗽是小儿时期常见的肺系疾病之一，临床以发热、咳嗽、痰壅、气急、鼻煽为主要症状，重者张口抬肩，呼吸困难，面色苍白，口唇发绀。

本病一年四季均可发生，尤以冬春两季为多，好发于婴幼儿，一般年龄越小，发病率越高，病情越重。若能早期及时治疗，预后良好。

现代医学中的支气管肺炎、间质性肺炎、大叶性肺炎等有肺炎喘嗽特征者，可参照本病辨证施护。

【病因病机】

本病的病因主要有外因和内因两大类。外因主要是感受风邪，寒温失调，风邪外袭而发病。内因则是小儿肺脏娇嫩，卫外不固。如果先天禀赋不足或后天喂养失宜，久病不愈，病后失调，易致正气虚弱，卫外不固，腠理不密，而为外邪所中（图 5-20）。

1. 风寒袭肺　风寒之邪阻于皮毛、腠理之间，使肺气郁结不宣，闭阻于肺络，肺失宣降，肺气上逆。

2. 风热犯肺　小儿为稚阴稚阳之体，风热袭肺，化火伤津，热邪炽盛，壅阻于肺，肺气上逆。

3. 痰热壅肺　小儿素体脾虚湿盛，感受外邪，肺气不宣，聚液为痰；或脾虚不运，痰涎内生；痰热互结，阻塞气道，肺失宣降。

4. 阴虚肺热　肺为娇脏，不耐寒热，喜润恶燥，病后津液受损，肺津不足则阴虚肺热。

5. 肺脾气虚　小儿脾常不足，久病后肺气受损，脾气受累，则可见肺脾俱虚。

6. 邪气内陷　气为血帅，气行则血行，气滞则血滞，肺气闭塞，血流不畅，脉道壅滞，心血瘀阻加重，心失所养，造成心气不足，可导致心阳不振之变，甚则心阳暴脱；甚或痰火相煽，蒙闭心神，而内陷心肝。

肺为娇脏，性喜清肃，外合皮毛，开窍于鼻。感受风邪，首犯肺卫，肺气失司，化热灼津，炼液为痰，阻于气道，肺气郁闭，清肃之令不行，则出现发热、咳嗽、痰壅、气促、鼻煽等症，发为肺炎喘嗽。肺气郁闭，心血运行不畅，致心失所养，出现心气不足、心阳虚衰的危重变证，亦可因邪热炽盛化火、内陷厥阴，出现高热动风证候。

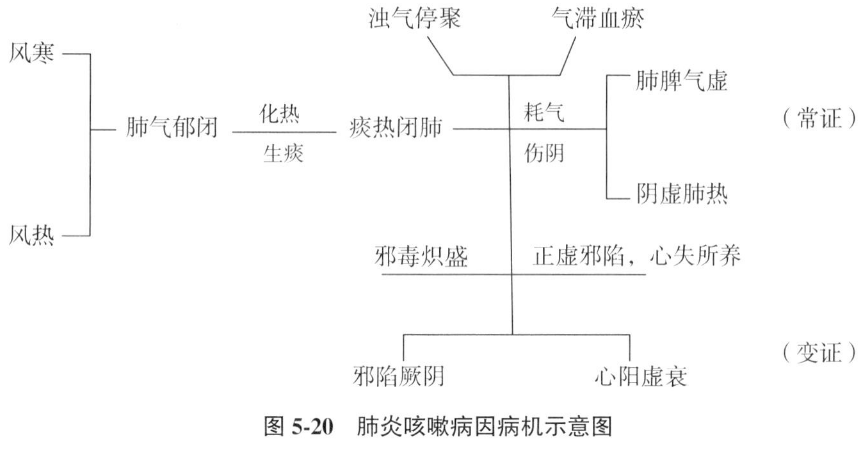

图 5-20　肺炎咳嗽病因病机示意图

【辨证施护】

（一）辨证分型

本病分为常证和变证。若以发热、咳嗽、气喘为主者，多为常证；若精神萎靡或神昏，甚则惊厥抽搐，面色苍白，或口唇颜面青紫，四肢不温者，多为变证。

1. 常证

(1) 风寒闭肺

证候表现：恶寒发热，无汗，咳嗽气急，痰稀色白，舌淡苔薄白，脉浮紧。

护治原则：辛温开肺，化痰止咳。

代表方剂：三拗汤合葱豉汤。

（2）风热闭肺

证候表现：发热恶风，有汗，口渴欲饮，咳嗽，痰稠色黄，呼吸急促，舌红，苔薄黄，脉浮数。

护治原则：辛凉宣肺化痰。

代表方剂：银翘散合麻杏石甘汤加减。

（3）痰热闭肺

证候表现：壮热烦躁，痰鸣，痰黏稠，色黄，气促喘憋，鼻翼煽动，舌红，苔黄腻，脉滑数。

护治原则：清热宣肺，化痰定喘。

代表方剂：五虎汤合葶苈大枣泻肺汤。

（4）痰浊闭肺

证候表现：咳嗽气喘，喉间痰鸣，痰多色白，胸闷气促，食欲不振，舌淡，苔白腻，脉滑。

护治原则：温肺平喘，化痰开闭。

代表方剂：二陈汤合三子养亲汤。

（5）阴虚肺热

证候表现：低热，面色潮红，干咳无痰，舌红而干，脉细数。

护治原则：养阴清肺，润肺止咳。

代表方剂：沙参麦冬汤加减。

（6）肺脾气虚

证候表现：低热起伏，气短，多汗，咳嗽无力，纳差便溏，面色苍白，神疲乏力，舌质淡，苔薄白，脉细。

护治原则：健脾益气化痰。

代表方剂：人参五味子汤加减。

2. 变证

（1）心阳虚衰

证候表现：突发面色苍白，发绀，呼吸困难，汗出不温，四肢厥冷，神萎淡漠，烦躁不宁，右胁下肝大、质坚，舌淡紫，苔薄白，脉微弱。

护治原则：温补心阳，救逆固脱。

代表方剂：参附龙牡救逆汤加减。

（2）内陷厥阴

证候表现：壮热，神昏，烦躁，谵语，四肢抽搐，口噤项强，两目上视，咳嗽气促，痰声辘辘，舌质红绛，脉弦数。

护治原则：平肝熄风，清心开窍。

代表方剂：羚角钩藤汤合牛黄清心丸加减。

（二）护理措施

1. 病情观察

（1）辨风寒风热：本病初与感冒相似，均有表证，但本病表证时间短暂，很快入里化热，主要证候特点为咳嗽、气喘。故初起应分清风热还是风寒，风寒者恶寒无汗，痰多清稀；风热者则发热重，咳痰黏稠。

（2）辨清热、痰之轻重：如属痰阻肺闭，当辨清热、痰之轻重。热重则高热稽留不退，面红唇赤，烦渴引饮；痰重则喉中痰鸣，痰声辘辘，胸高气急。

（3）辨危重病变：密切观察小儿的体温变化、精神状态、呼吸情况等。若高热炽盛，喘憋严重，呼吸困难，为毒热闭肺的重症。若正虚邪盛出现心阳虚衰，热陷厥阴，则属病邪猖獗，正气不支的危重变证，当引起高度警惕。

2. 生活起居护理　环境应保持安静、阳光充足、空气清新，室温维持在 18 ~ 22℃，湿度以 50% ~ 60% 为宜。保持室内空气新鲜，适当通风。注意保暖，避免受凉。室内禁止吸烟，防止因灰尘和特殊气味的刺激使咳喘加重。注意患儿衣被适当，不可过温过寒，有汗应及时擦干或更换衣物，以防汗出当风。

让患儿卧床休息，喘憋的患儿给予半卧位；呕吐的患儿给予平卧位，头偏向一侧，及时清除口鼻腔分泌物、呕吐物，保持呼吸道通畅。注意翻身、拍背、更换体位。

3. 给药护理　风寒闭肺者，汤药宜热服，药后加盖衣被，取微微发汗，以助发汗解表，但不可过汗。咳嗽剧烈频繁者，汤药宜少量频服，并避免在饭后马上服用，以免呕吐。咳嗽痰多者，不可滥用镇咳剂，以免因抑制咳嗽而不利于排痰。痰液黏稠者可行雾化吸入以稀释痰液。

4. 饮食护理　总的饮食原则为：选择清淡、细软、富营养、易消化饮食。高热时给予流质或半流质饮食。忌生冷。

高热者，可给予新鲜水果汁或芦根 30 ~ 60g，煎水代茶饮，以补充津液消耗。

风寒闭肺者，可用苏叶煎取浓汁，兑姜汁频频作茶饮，以散寒止咳。

阴虚肺热者，可用川贝冰糖炖梨，以润肺化痰止咳。

风热闭肺者，多服用梨汁、藕汁、荸荠汁、萝卜汁等，以生津止渴。

痰热闭肺者，可给萝卜汁、荸荠汁喂服，以助清热化痰。

阴虚肺热者，宜食梨汁、橘汁等清凉果汁，以助养肺生津清热。

肺脾气虚者，可给茯苓、淮山、芡实、莲子炖瘦肉，以养脾肺之气。大便稀溏者，用山药、芡实、苡仁、红枣、糯米各适量，煮成稀粥，少量多餐，以补养脾气。

5. 情志护理　注意安抚患儿，解除其恐惧心理。取得患儿的信任与合作，使其接受、配合护理和治疗。

6. 对症护理

（1）咳嗽痰多：痰多不易排出者，帮助患儿翻身拍背，亦可用野菊花煎液雾化吸入；穴位按摩肺俞、膻中、丰隆穴以助理气化痰。

（2）高热：按摩大椎、曲池、合谷等穴以散寒退热，或以紫雪丹敷脐，口服羚羊角粉。表证初起高热时，遵医嘱中药洗浴（荆芥、防风、辛黄、薄荷、蝉蜕、柴胡、白芷、羌活各 5 g，大火煎水洗浴用）、中药保留灌肠。禁用冷敷法，以防闭邪入里。出汗时应及时擦汗、换衣，避免受凉。

（3）脾虚便溏：可艾灸天枢、气海、足三里，也可行捏脊法或腹部按摩。

（4）惊厥抽搐：可给予中药保留灌肠，同时可急刺人中、合谷、涌泉、十宣等穴，注意防止唇、舌咬伤及肢体受伤，松解领扣，清除口腔、鼻腔内分泌物，并及时给予吸氧。

（5）呼吸不畅：注意小儿鼻腔内有无干痂，如有可用棉签蘸水后轻轻取出，以解决因鼻腔阻塞而引起的呼吸不畅。

(6) 肺部啰音不退：敷背法：取大黄粉、芒硝粉与蒜泥，按重量的 4 ∶ 1 ∶ 4 比例，用清水调成糊状，取适量均匀平摊于敷料上制成膏药。患儿取合适体位，将膏药敷在背部、肩胛区及肺部听诊湿啰音密集处。拔罐法：取后背啰音密集处拔罐，每次 5 ～ 10min，每日 1 次，3 ～ 5 次为一个疗程。

【健康指导】

1. 告知家长保持居室环境清新通风。天气变化时，及时增减衣服。营养宜均衡，适当进行户外活动，加强体育锻炼，增强机体抗病能力。冬春季节外感时行疾病流行期间，少带儿童去公共场所，防止外邪侵袭。

2. 教会家属观察患儿呼吸频率、节律和神志变化的方法。如呼吸突然加快、面色苍白或发绀、鼻翼煽动、神情淡漠或烦躁不安，为病情加重的表现，应及时就诊。

（韩新荣）

二、积滞

案例 5-19

李某，女，5 岁。患儿脘腹胀痛 2 周，昨日夜间呕吐，嗳酸腐气，腹部胀痛，辗转反侧而急诊入院。现症：腹胀如鼓，拒按，伴嗳腐吞酸，不思饮食，呕吐 2 次，呕吐物酸臭伴有不消化食物，大便溏薄，夹食物残渣，气味腐臭。舌质淡，舌苔白腻，脉滑数。

问题与思考：

1. 该患儿的证候类型是什么？有哪些依据？

2. 对该患儿应采取哪些合适的护理措施？

积滞是指小儿内伤乳食，停聚不化，气滞不行所形成的一种胃肠疾患。以不思乳食、食而不化、脘腹胀满、嗳气酸腐、大便不调为特征。

本病一年四季均可发生，尤其是在夏秋季节暑湿当令之时，发病率较高。小儿任何年龄均可发病，以婴幼儿较为多见。本病一般预后良好，个别患儿可因积滞日久，迁延失治，进一步损伤脾胃，导致气血生化乏源，营养不足及生长发育障碍，而转化为疳证。

积滞与伤乳、疳证等疾病有着密切的关系，一般伤于乳食，经久不愈，病情加重，可转变成积滞，积滞日久，迁延失治，逐渐消瘦，可转化为疳。三者病名虽不同，但病源则是一样的，只是病情有轻重深浅的不同。积滞是疳证的前奏，以实为主，疳证是积滞发展的结果，以虚为主。

现代医学中的小儿功能性消化不良症可参照本病辨证施护。

【病因病机】

1. 乳食伤脾　小儿脏腑娇嫩，脾胃功能薄弱，乳食不知自节。若调护失宜，喂养不当，则易为乳食所伤。伤于乳者，多因哺乳不节，过急过量，冷热不调；伤于食者多由饮食不节，暴饮暴食，或过食膏粱厚味，煎炸炙煿，或贪食生冷、坚硬难化之物，或添加辅食过多过快。盖胃主受纳，为水谷之海，其气主降；脾主运化，为生化之源，其气主升。若乳食不节，脾胃受损，受纳运化失职，升降失调，宿食停聚，积而不化，则成积滞。

2. 脾虚夹积　小儿先天禀赋不足，脾胃素虚；或病后失于调护，脾气虚弱；或治疗中药物应用不当，如过用寒凉攻伐之品，都会导致脾胃受损，出现脾胃虚寒。胃中阳气不足，无法腐熟运化，乳食稍有增加，就会停滞胃肠而成积滞。

小儿的生理特点之一是脾常虚，脾的生理功能还不完善，这与小儿旺盛生长发育所需要的饮食形成了供和需之间的矛盾，加上小儿饮食不能自节，以及各种喂养不当，造成小儿积滞非常容易发生。乳食内积，中焦气机郁滞，故脘腹胀满、疼痛；中焦积滞，胃失和降，气逆于上，而见乳食不思，呕吐酸馊乳食；脾胃虚弱，气血生化无源，则见神倦乏力，面色萎黄，形体消瘦；脾胃虚弱，中焦气机不畅，故见腹满腹胀，大便溏薄夹不消化食物（图 5-21）。

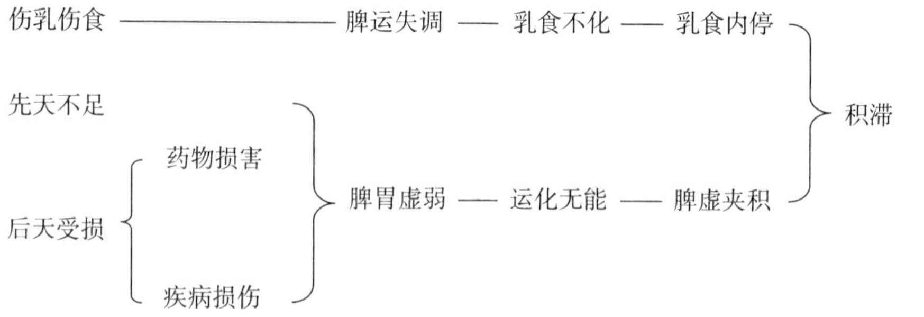

图 5-21　积滞病因病机示意图

（一）辨证分型

1. 乳食内积

证候表现：面黄肌瘦，烦躁多啼，夜卧不安，食欲不振，或呕吐酸馊乳食，小便如米泔，大便溏薄。

护治原则：消乳化食，和中导滞。

代表方剂：消乳丸加减，保和丸加减。

2. 脾虚夹积

证候表现：面色萎黄，困倦无力，夜睡不安，不思饮食，腹满喜按，大便溏泄，夹有不消化食物残渣。

护治原则：健脾助运，消食化积。

代表方剂：健脾丸加减。

（二）护理措施

1. 病情观察

（1）观察面色、精神、体重等情况。查看患儿有无形体消瘦，面色苍白，食欲减退等情况出现；检查皮肤有无弹性减弱表现；有无体重不增或下降。

（2）观察腹痛腹胀情况，能否安静入睡。

（3）观察大便次数、性状及有无不消化的食物。

2. 生活起居护理　为患儿安排安静舒适的生活环境，保证室内阳光充足，空气新鲜，衣被柔软。注意冷暖，防止交叉感染。注意口腔护理，如有呕吐，应及时清理呕吐物。每天用淡盐水或生理盐水漱口 2 ～ 3 次。

3. 给药护理　对乳食内积者，汤药可凉服或温服；对脾虚夹积者，汤药应温服，以提高疗效。伴呕吐者，服药宜缓，可采用少量多次分服，必要时可服一口，休息片刻，不见呕吐再服一口。

4. 饮食护理　总的饮食原则为：注意调节饮食，乳食要定时、定量。不吃零食，纠正偏食、挑食的习惯。要循序渐进地添加相适应的辅食，避免过多、过杂。避免贪凉饮冷、过食油腻。婴幼儿不宜食煎炸食品。

乳食内积者，应暂时控制饮食，可进食米汤、菜粥等。食疗方：山楂、神曲、麦芽，煎水频服，以助消食化积。亦可选用鸡内金 30g，瓦片焙黄，研为细末，开水冲服，每日 1 ~ 2g。

脾虚夹积者，饮食宜松软、清淡，可经常变换花样以增进食欲，要循序渐进添加辅食，避免多、杂。食疗方：莲子肉、山药、芡实、神曲、炒麦芽、扁豆、焦山楂各 15g，粳米 200g，水、白糖适量。前 7 味中药先煎 30min，去药渣后，再放粳米熬煮成粥，适当加白糖调味，以助健脾消食化积。

5. 情志护理　关心患儿，保持其心情舒畅，注意情志诱导。对于有腹胀、呕吐、失眠等症状的患儿，容易产生烦躁情绪，应耐心疏导。父母或护理人员避免在患儿进餐时大声斥责或叙说一些不愉快的事情，以防造成其心理压力。

6. 对症护理

（1）乳食内积者，每日捏脊 5 ~ 7 遍，提脾俞、胃俞、运脾土 500 次。针刺或点穴疗法：取足三里、中脘、大肠俞、气海、脾俞、胃俞等穴，以助消积。

（2）脾虚夹积者，每日捏脊 5 ~ 7 遍，以助脾运。并推补脾经、运内八卦、推四横纹，消乳食，导积滞，疏调肠胃。针灸或点穴疗法：取足三里、中脘、大肠俞、气海等穴，以助消积。加脾俞、胃俞以健脾和中，针刺四缝有健脾消积作用。

【健康指导】

乳食宜定时、定量，不宜过饥过饱，食物选择应易于消化和富有营养。

随着小儿年龄及生长发育的需要，逐渐供应各种辅助食品，添加辅食要由一种到多种，由少量到多量，使婴儿逐步适应。

指导父母给患儿提供全面、均衡的营养，合理喂养，纠正不良的饮食习惯，少食零食、甜食。饮食要多样化，重视色、香、味，以促进消化液的分泌，少食肥甘油腻之品。

知识链接

消食剂

凡以消食药物为主组成，具有消食健脾、除痞化积等作用，以治疗食积停滞的方剂，统称为消食剂。属“八法”中的“消法”。

消食剂应用范围较广泛，凡由气血、痰湿、食虫等壅滞而成的积滞痞块，均可使用。

因形成食积的病因不同，有因食积停滞而成，有因脾胃虚弱而成，故消食剂分为消食化滞与健脾消食两类。

食积内停易使气机阻滞，气机阻滞又可导致积滞不化。故消食剂中又常配伍理气药，使气行而积消。其他尚有兼寒或化热之异，处方用药亦应有温清之别。此外，消食剂虽较泻下剂缓和，但毕竟属于攻伐之剂，故不宜久服，纯虚无实者禁用。

（王蔚然）

三、疳证

案例 5-20

患儿，男，2岁，症见：体重10kg，面色萎黄少华，毛发稀疏，食欲不振，精神欠佳，好发脾气，大便时干时溏，舌质淡，苔薄白，脉细。

问题与思考：

1．该患儿的证候类型是什么？有哪些依据？

2．对该患儿应采取哪些合适的护理措施？

疳证是由于喂养不当，或因多种疾病的影响，导致脾胃受损，气液耗伤而形成的一种小儿慢性病证。临床以形体消瘦，面黄发枯，精神萎靡或烦躁，饮食异常，大便不调为特征。

各年龄皆可发病，但以1～5岁儿童发病率最高，无明显季节性。疳证起病缓慢，病程迁延日久，病久者病情亦逐渐加重，影响儿童的正常生长发育。古代将本病列为儿科四大要证之一。目前本病发病率有所下降，重证明显减少，轻证仍为临床所常见。本病经适当调治，大都可以治愈。病重者须重视胃气存亡，若胃气犹存，饮食尚可者，预后良好，若胃气杳然，全不进食者，或伴有严重兼证者，则预后不良。

现代医学中的小儿营养不良及多种维生素缺乏症，以及由此而引起的合并症，可参照本病辨证施护。

【病因病机】

本病病因主要为喂养不当、疾病影响及先天禀赋不足。

1. 喂养不当　乳食不节、喂养不当是疳证最常见的病因，由于小儿乳食不知自节，“脾常不足”，常由乳食太过或不及所伤。太过是指乳食失节，饥饱无度，过食肥甘厚腻之品，生冷不洁之物，以致食积内停，积久成疳，正所谓：“积为疳之母，无积不成疳”。不及是指乳食喂养不足，如小儿生后缺乳，过早断乳，未及时添加辅食，以及因食物数量、质量不足，或偏食、挑食，使营养精微摄取不足，气血生化乏源，不足以濡养脏腑肌肤，日久成疳。

2. 疾病影响　多因小儿长期患病，反复感染，或经常呕吐，慢性腹泻，或时行热病，病后失调，津液受伤，均导致脾胃虚弱，化生不足，气血俱虚，阴液消耗，久则成疳证。

3. 先天禀赋不足　父母精血不足或孕妇患病遗害胎儿，或孕期用药损伤胎儿，以致早产、难产、出生低体重等。先天禀赋不足，脾胃功能薄弱，运化不健，水谷精微摄取不足，形成疳证。

疳证的病因虽有不同，但病变部位总在脾胃，其主要的病机变化是脾胃虚损，津液消亡。病机属性以虚为本。脾胃同居中焦，相互络属，共同完成饮食物的消化、吸收、利用。胃主受纳腐熟，脾主运化输布，使水谷之精微化生气血，濡养全身。脾胃不健，生化乏源，气血不足，故临床可出现面黄肌瘦，毛发枯黄，饮食异常，大便不调等疳证之象。

脾胃病变有轻有重，初起病情尚轻，仅表现脾胃不和、运化失健的证候，称为疳气；若病情进一步发展，脾失健运，积滞内停，壅滞气机，即为疳积；久则脾胃虚损，津液消亡，气血俱衰，形成干疳。

疳证日久，气血虚衰，全身失养，必然累及其他脏腑受病而出现兼证。如脾病及肝，肝开窍于目，肝血不足，肝之精气不能上荣于目，可见两目羞明，眼珠混浊，白翳遮睛之“眼疳”；脾病及心，心开窍于舌，心火内炽，循经上炎，则见口舌糜烂或生疮之“口疳”；脾病日久，中阳失展，气不化水，水湿泛溢肌肤，出现全身浮肿之“疳肿胀”。疾病后期脾肾衰败，甚至会出现元气耗竭，阴阳离绝而死亡（图 5-22）。

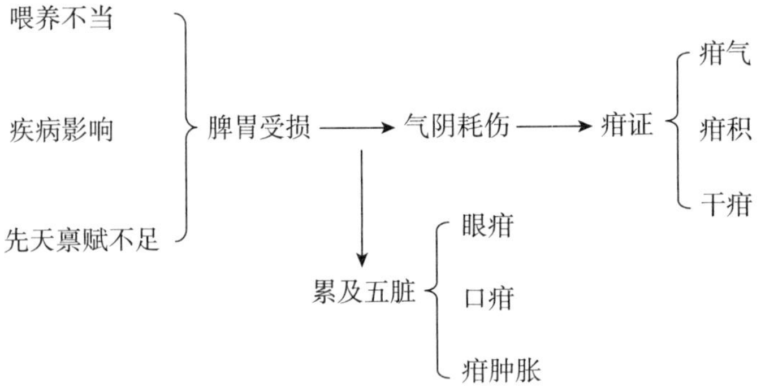

图 5-22　疳证病因病机示意图

【辨证施护】

（一）辨证分型

常证

1. 疳气

证候表现：形体略消瘦，面色萎黄少华，毛发稀疏，食欲不振，或能食善饥，大便干稀不调，精神欠佳，易发脾气，舌淡红，苔薄微腻，脉细。

护治原则：和脾健运。

代表方剂：资生健脾丸加减。

2. 疳积

证候表现：形体明显消瘦，面色萎黄无华，肚腹膨胀，甚则青筋暴露，毛发稀疏如穗，精神不振或易烦躁激动，睡眠不宁，或伴揉眉挖鼻，咬指磨牙，动作异常，食欲不振或多食多便，舌淡，苔薄腻，脉沉细。

护治原则：消积理脾。

代表方剂：消疳理脾汤加减。

3. 干疳

证候表现：极度消瘦，呈老人貌，皮肤干瘪起皱，骨瘦如柴，精神萎靡，啼哭无力且无泪，毛发干枯，腹凹如舟，杳不思纳，大便稀溏或便秘，时有低热，口唇干燥，舌淡或光红少津，脉沉细弱。

护治原则：补益气血。

代表方剂：八珍汤加减。

兼证

1. 眼疳

证候表现：两目干涩，畏光羞明，时常闭目，眼角赤烂，目睛失泽，甚则黑睛混浊，白睛生翳，夜晚视物不清等。

护治原则：养血柔肝，滋阴明目。

代表方剂：石斛夜光丸加减。

2. 口疳

证候表现：口舌生疮，口腔糜烂，秽臭难闻，面赤唇红，烦躁哭闹，小便黄赤，或发热，舌红，苔薄黄，脉细数。

护治原则：清心泻火。

代表方剂：泻心导赤汤加减。

3. 疳肿胀

证候表现：足踝、目胞浮肿，甚则四肢浮肿，按之凹陷难起，小便短少，面色无华，全身乏力，舌质淡嫩，苔薄白。

护治原则：健脾温阳利水。

代表方剂：防己黄芪汤合五苓散加减。

（二）护理措施

1. 病情观察

（1）观察面色、精神、体重、毛发、进食量等情况。观察患儿有无面色无华，精神不振，形体消瘦，毛发稀疏，体重下降及进食量减少等。

（2）观察腹痛、腹胀情况，有无呕吐，有无烦躁易怒，夜卧不宁。观察大便次数、性状及有无不消化的食物。观察患儿有无咬牙吮指、揉眉挖鼻。

（3）观察口腔黏膜、眼角膜及浮肿情况。观察有无舌面生疮，口腔糜烂；有无夜盲，角膜干涩，畏光羞明；有无足踝浮肿，甚则颜面、四肢浮肿。

（4）观察患儿有无发热、咳嗽、泄泻等症状，预防感染。

2. 生活起居护理　注意室内安静清洁，空气新鲜，保证患儿充分休息和睡眠。衣被柔软，注意冷暖，注意皮肤清洁，经常洗澡，防止交叉感染。适当开展户外活动，多晒太阳，锻炼身体，以增强抗病能力。

3. 给药护理　中药汤剂宜温服。

4. 饮食护理　饮食尽量选用适合病儿消化能力和符合需要的食物。尽可能选用高蛋白质、高糖类、高热量、高维生素的饮食。食物的种类不宜变换过频，应由少到多，由简单到复杂，逐渐添加，以免引起腹泻。

疳气者，饮食可以麦类为主，如富于营养而又易于消化的麦片、面糊、面条，放入瘦肉末、菜泥、蛋黄等。进食宜定时定量，忌油腻厚味。可冲服鸡内金粉，每次 3g，每日 2 次。

疳积者，饮食宜富于营养、易于消化，忌油腻厚味和生冷瓜果，可多食肉汤、菜汤等。善食易饥、多食多泻的小儿，应酌情控制进食量。腹胀、便秘患儿可给蜂蜜半汤匙，加 4 ~ 6 滴麻油，加水少许调好后喂服。便溏、多便，为脾虚所致，可配合食疗，食黄芪粥、党参粥、山药粥等，以健脾益气。

干疳者，注意饮食调补，供给一定能量。能进食者，给流质、半流质饮食，少食多餐。不能进食者，应遵医嘱，静脉补液。低热、唇干为阴虚内热，可给乌梅、白芍、甘草煎汤代茶饮，以养阴清热。

眼疳者，供给容易消化及富含维生素 A 的食物。可经常给予食用羊、鸡、猪肝，胡萝卜等以养肝明目。

口疳者，患儿应遵医嘱严格保证维生素 C 及饮食的量。指导家长合理喂养，及时添加蔬菜、水果。维生素 C 容易氧化，应避免用铜、铁锅煮菜，煮的时间要短，将锅盖盖好，并切成大块较为适宜。

疳肿胀者，根据患儿营养不良程度、年龄、食欲及有无并发症而决定其蛋白质的供应量。切忌骤然增加大量蛋白质，以免引起消化不良。婴乳儿用牛乳、鸡蛋、豆制代乳粉。较大儿童可用豆腐、肉类、肝类，亦可配合乌鱼、鲤鱼烧汤。小便不利者，可选用西瓜、冬瓜、赤小豆等利水之品。重证应暂时限制食盐，水肿消退后及时恢复，以免影响食欲。要注意供给多种维生素和铁质，必要时少量多次输入血浆，输血浆应注意输液速度和有无输血反应。

5. 情志护理　患儿入院要热情接待或哄抱，让患儿尽快熟悉环境和医护人员，消除恐惧情绪，以便于治疗。若小儿性情暴躁，脾气怪癖，更要耐心诱导，不要随意训斥，应面带微笑，和风细雨，取得患儿的信任，以免增加其精神负担，影响消化系统的正常运行。对年长儿应鼓励其表现勇敢，多讲表扬之言，使其能顺利配合治疗。

6. 对症护理

（1）厌食腹胀：可给予捏脊疗法。或配合按摩下脘、足三里，也可以针刺四缝、商丘等穴。

（2）腹胀痛：在患儿腹部及脐周顺时针按摩。肚腹膨胀，可用干蟾皮粉冲服，以消积除胀。虫积患儿注意腹痛情况，观察面色、呕吐和二便的变化。如发现面色苍白，腹痛剧烈，汗出，呕吐，大便秘结等症状，应立即报告医生并配合处理。

（3）消瘦、皮肤干瘪：应做好皮肤护理，防止压疮的发生。保证患儿休息，室内要保持安静，避免噪声。随时巡视观察患儿体温、呼吸、脉搏，以防突然出现虚脱。如出现气阳欲脱之危候，应立即报告医生，备好抢救用品。

（4）眼疳：要做好眼部护理，每日按时点眼药，滴药时拇指置于眼珠上缘，将眼睑轻轻向上提起，切不可压迫眼球，以防造成角膜穿孔。口服维生素 A 时，最好用滴管喂服。肌内注射维生素 A 时，应行深部肌内注射。双眼干燥不易闭合者，用生理盐水或黄连水，以纱布温敷，干涩者可滴鱼肝油滴剂，每日 2 次。

（5）口疳：加强口腔护理，每日用生理盐水或银芩汤清洗口腔 2 次。口腔溃疡者，可用银花液清洗口腔，并涂以冰硼散。口唇干燥者，可涂少量石蜡油。

（6）疳肿胀：因脾病及肾，水溢肌肤而浮肿，在护理时应脾肾兼顾。大便溏薄者，给腹部热敷或药熨，也可针刺中脘、天枢、足三里，腹胀加刺章门、气海等。下肢水肿明显者，可适当抬高下肢，使局部气血通畅，以减轻水肿。大便次数多者，应指导家长用温水清洗肛门及周围，保持局部清洁、干燥。

【健康指导】

1．让患儿家属了解本病的知识，纠正患儿偏食、吃零食和饮食不节的不良习惯。经常带孩子到户外活动，晒太阳，呼吸新鲜空气，以增强体质。

2．提倡母乳喂养，及时补充患儿在生长发育中所需的营养物质。尤其是维生素 A、维生素 C 及维生素 D。

3．指导患儿家属学会饮食及用品的清洁消毒方法。

4．纠正患儿咬牙吮指、揉眉挖鼻的不良习惯。

知识链接

捏脊法

捏脊法是通过对督脉和膀胱经脉的按摩，调和阴阳，通理经络，行气活血，恢复脏腑功能以防治疾病。临床常用于治疗小儿积滞、疳证出现的泄泻、食欲不振，以及遗尿、多汗等多种疾病。

现代研究认为，捏脊疗法是通过手法的机械刺激直接施治于人体体表而发挥治疗作用。首先，通过刺激体表局部组织，增加局部供血，改善微循环，改善细胞供氧和组织代谢，减少有害废物的产生；其次，手法刺激通过感觉神经纤维传至下丘脑，其冲动引起下丘脑分泌和释放各种激素，调节内分泌系统；感觉神经传入脊髓和脑干，通过导水管周围灰质和胶状质释放脑啡肽，而且有很强的镇痛作用；手法刺激还可以调节人体免疫系统功能，维持人体防御功能的平衡。

操作部位：从长强穴到大椎穴（长强穴：在尾骨端下，当尾骨端和肛门连线的中点处；大椎穴：第7颈椎棘突下凹陷中）。操作手法：示指屈曲，用示指中节桡侧顶住皮肤，拇指前按，两指同时用力提起皮肤，双手交替自腰骶开始向前捻动；每向前捏捻三下，用力提一下，至大椎穴处。随后再以示、中、环指端沿脊柱两侧向下梳抹；每提捻一遍，随后梳抹一遍。

注意事项：本疗法一般在空腹时进行，饭后不宜立即捏拿，需休息2h后再进行；施术时室内温度要适中。手法宜轻柔。不要拧转；体质较差的小儿每日次数不宜过多，每次时间也不宜太长，以3～5min为宜。另外，注意禁忌证：脊柱皮肤破损，或患有疖肿、皮肤病者，不可使用本疗法；伴有高热、心脏病或有出血倾向者慎用。

（王蔚然）

四、麻疹

案例5-21

宋某，女，5岁，因“发热4天，出疹1天”入院，入院前曾服过清热解毒中药，未奏效。现症见：发热，体温39～40℃，烦渴，咳嗽，流涕，眼泪汪汪，耳后、发际及头面胸背部可见暗红色斑丘疹，触之稍觉碍手，疹间见正常皮肤，大便稀软，尿黄，舌红苔黄，脉洪数。查体见：咽红，双扁桃体Ⅱ度大，口腔颊黏膜粗糙，近臼齿处可见少许微小灰白色斑点。血象见白细胞总数降低，淋巴细胞比例增高。

问题与思考：

1．该患儿的证候类型是什么？有哪些依据？

2．对该患儿应采取哪些合适的护理措施？

麻疹是由麻疹病毒时邪侵犯人体所引起的，以发热、咳嗽、鼻塞流涕、泪水汪汪、满身布发红疹为主要表现的急性发疹性传染病。因疹点如麻粒大，故称“麻疹”。

麻疹典型病例以高热 3 ～ 4 日，按顺序出疹，初起有咳嗽、流涕、眼泪汪汪，随后颊黏膜出现麻疹黏膜斑，手足心见疹后，依序而退，并有脱屑及色素沉着为主症。临床按疾病的轻重和预后的不同，分为顺证和逆证。顺证经适当治疗与护理，预后基本良好。若罹发逆证，并发肺炎、喉炎或脑炎，病情危重，需及时抢救。

本病传染性很强，常可引起广泛流行，过去多流行于冬春两季，现在实行了儿童计划免疫，发病季节逐渐失去了规律。发病年龄以 6 个月到 5 岁儿童多见，患病后有持久免疫力。

现代医学中的麻疹可参照本病辨证施护。

【病因病机】

1. 顺证　麻毒时邪从口鼻而入，侵犯肺脾，毒邪犯肺则早期可见肺卫症状，如发热、咳嗽、喷嚏、流涕等症状，此为初热期；麻毒邪入气分，皮疹渐布全身，达于四末，疹点出齐，为正气驱邪外出，是为见形期；疹透之后，邪随疹泄，热去津伤，即为疹子收没的恢复期。这是麻疹发病的一般规律，称为顺证。

2. 逆证　若正虚不能托毒外泄，或因邪毒化火内陷，均可导致麻疹透布不顺，往往产生并发症，即属逆证。肺居上焦，邪毒入侵，先犯肺脏，若邪毒炽盛，火热灼肺，炼液生痰，痰热互结，形成痰热，阻塞肺络，使肺气闭郁，而见咳喘痰鸣之逆证；邪毒炽盛，毒热循经上攻咽喉，致毒壅咽喉，而见喉肿咽痛、音哑声嘶之逆证；邪毒盛而不能外达，内陷心肝，蒙闭清窍而神昏，引动肝风而抽搐，致成逆证。

小儿时期机体各器官的形态发育和生理功能都是不成熟和不完善的，尤其以肺、脾、肾三脏更为突出。肺主气而司呼吸，外合皮毛，小儿卫外功能未固，外邪每易由表而入侵袭肺系，故外感和时行疾病最为常见。麻毒时邪由口鼻犯肺，故出现初期的肺卫症状；邪入气分，脾主肌肉和四末，皮疹出现全身达于四末，为正气驱邪外达，故出现满身布发皮疹之症（图 5-23）。

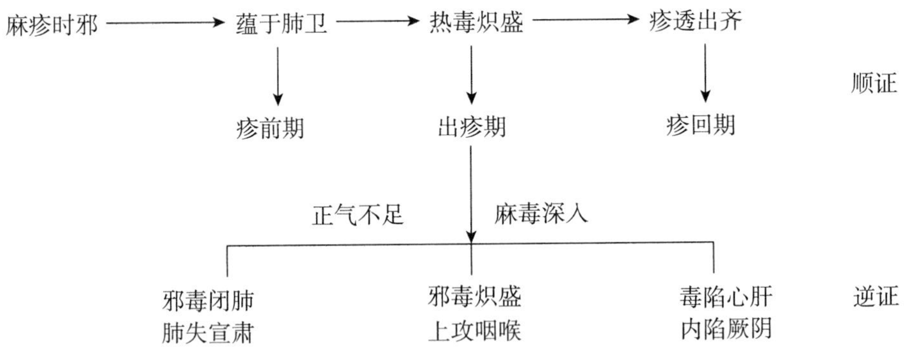

图 5-23　麻疹病因病机示意图

【辨证施护】

（一）辨证分型

顺证

1. 邪伤肺卫（疹前期）

证候表现：发热微恶风，鼻塞流涕，喷嚏，咳嗽，眼睑红赤，泪水汪汪，纳呆，或吐或泻，倦怠乏力，倦怠嗜睡，发热第 2 ～ 3 日，口腔两颊黏膜红赤，贴近臼齿处可见麻疹黏膜斑，小便短黄，或大便稀溏，舌苔薄白或微黄，脉浮数，指纹浮露色紫。

护治法则：辛凉解表，宣肺透疹。

代表方剂：宣毒发表汤加减。

2. 肺胃热盛（出疹期）

证候表现：发热持续，起伏如潮，疹随外出，先耳后发际，渐及颜面、躯干、四肢，口渴引饮，目赤多眵，咳嗽剧烈，烦躁或嗜睡，尿黄便干，舌红，苔黄，脉数，指纹紫滞。

护治法则：清热解毒，宣肺透疹。

代表方剂：清解透表汤。

3. 热退阴伤（疹回期）

证候表现：疹点出齐后，发热渐退，咳嗽渐减，声音稍哑，疹点依次渐回，皮肤呈糠麸状脱屑，并有色素沉着，胃纳渐增，精神好转，舌苔薄白，舌红少津，脉细无力。

护理法则：养阴益气，清解余邪。

代表方剂：沙参麦冬汤。

逆证

1. 邪毒闭肺

证候表现：高热不退，口渴烦躁，咳嗽气促，鼻翼煽动，出疹不畅，或见早回，或疹点密集色紫，舌红而干，苔黄，脉数。

护治法则：宣肺解毒，清热透邪。

代表方剂：麻杏石甘汤加味。

2. 邪毒攻喉

证候表现：高热不退，咽喉肿痛，声音嘶哑，或咳嗽声重似犬吠，甚则烦躁不安，喘憋鼻煽，颜面口鼻青紫，呼吸不畅，舌质红，舌苔黄腻，脉浮数或洪数。

护治法则：清热解毒，利咽消肿。

代表方剂：清咽下痰汤。

3. 毒陷心肝

证候表现：高热，或有鼻煽，烦躁不安，谵语，甚则神昏，抽搐，皮肤疹点密集成片，遍及全身，色紫红，舌质红绛，脉滑数。

护治法则：平肝熄风，清营解毒。

代表方剂：羚角钩藤汤加味。

（二）护理措施

1. 病情观察

（1）辨顺逆：麻疹的病情观察首先应判断顺逆。麻疹以外透为顺，内传为逆，顺逆与预后有着密切的关系。顺证经过疹前期、出疹期和疹后期，无其他合并证候，热退咳减，精神转佳，胃纳渐增，渐趋康复；逆证则由于正气太虚，不能托毒外泄，或邪气太盛，化火内陷，而出现邪毒闭肺、邪毒攻喉或毒陷心肝等合并症。

临床主要通过密切观察发热、出汗、呼吸、精神、皮疹五个方面来辨顺逆，并进一步采取相应的护理措施（表 5-27）。

表 5-27 麻疹的顺逆观察要点

	顺证	逆证
发热	初起热势不高，出疹期须有高热方能透疹，疹出齐之后，体温自然逐渐下降	初热应微热而反盛，出疹期应壮热反而体温不升，疹回期热应衰而不退
出汗	有汗	灼热无汗，或汗出过多
呼吸	咳嗽而不气促	壮热咳嗽剧烈，痰声辘辘，呼吸急促，甚则鼻煽胸高，口唇青紫
精神	神志清楚，精神好，睡眠、饮食均尚正常	精神极差，嗜睡或惊跳不宁
皮疹	麻疹形态尖耸，根颗松活，疹与疹之间有健康皮肤，疹色红润，有光泽	出疹大片，颗粒不分，疹色紫暗或形态细碎若有若无，色泽淡红无华；或疹点逾期不出，过期不回，或出后即没，或躯干稠密，四心无疹

（2）观察危重病情：密切观察生命体征、神志、瞳孔、呼吸，严密观察缺氧情况，有喘憋鼻煽、颜面口鼻青紫者，应及时给氧；注意保持呼吸道通畅，必要时吸痰。患儿烦躁不安，面色苍白，气喘加剧，并有心率加速者，应注意肝是否在短期内增大，防止心力衰竭，并及时与医生联系，采取相应措施。

2. 生活起居护理　确诊后的患儿应立即隔离，一般应隔离至疹出一周；对于有并发症者，应延长隔离期至疹出 10 日；接触的易感儿应隔离观察 21 日，以控制传染源。

保持环境安静，空气新鲜；患儿绝对卧床休息至体温正常，皮疹消退；慎避风寒，以免腠理为风寒所闭而影响病程经过；室温以 18 ～ 20℃、湿度以 60% 为宜；窗户遮以深色窗帘，避免强光刺激患儿眼睛。

保持口、眼、鼻的清洁卫生，可用淡盐水漱口，眼药水滴眼，必要时做口腔护理；保持皮肤清洁，皮肤瘙痒者，可用温水清洗局部（忌用肥皂），剪去指甲，防止抓破皮肤而感染。

疹退脱屑时皮肤瘙痒，应注意保持皮肤清洁，防止乱抓，不宜过早洗澡，以防受凉，重感时邪。

3. 给药护理　中药汤剂浓煎，宜少量多次，频频喂服；出疹期间宜温服，以助出汗透疹；切忌大苦大寒，或妄用过汗之剂。肺胃热盛，高热毒重，口干引饮，药饮偏凉，液量可适当增多。

4. 饮食护理　饮食以清淡、易消化为原则，以流质或半流质为主，忌食油腻、鱼腥发物、辛辣厚味及酸涩收敛之品。多饮白开水，多食瘦肉汤、鸡蛋汤、胡萝卜粥，可给芦根 30 g，金银花 10 g，水煎服，清热解表透疹，每日频频饮之。

疹出透时可用鲜藕、芦根、萝卜煎汤作饮料，既可养阴生津，又可清解疹毒。

口干呛咳伤津者，可用甘蔗、梨、藕等取汁加开水服，或用荸荠煎水代茶，以生津养肺益胃，或用莲子百合汤养阴润肺，健脾益肾。

5. 情志护理　为患儿创造宽松优雅的生活环境，关心体贴患儿，经常给予抚摸和拥抱，用讲故事、唱歌等方法转移患儿注意力，鼓励患儿配合治疗及护理，尽量减轻患儿恐惧、烦躁不安的心理。

6. 对症护理

（1）发热：发热时忌用冷敷降温，以免影响麻疹透发；麻疹将透未透时要观察热势与出汗情况，若汗出勿将棉被揭开，防止汗闭而影响麻疹顺利透出。出疹期体温较高，宜多饮水；发热但患儿神志安详，热势和缓者，可不必急于退热，慎用冰袋等物理降温；体温过高时，可用温湿毛巾敷头部。

（2）皮疹透发不顺：可用麻黄 15g，浮萍 15g，芫荽 15g，西河柳 15g，黄酒 60g，加水适量煮沸，使水蒸气满布室内，再用热毛巾蘸药液洗擦头面、四肢等暴露部位；亦可用单味芫荽煎水趁热熏洗，以促疹外透，毒随疹泄。擦后还需注意保暖。

（3）痰多：重症患儿常因无力将痰咳出而引起呼吸道堵塞，应经常更换体位，协助拍背促使痰液咳出，随时清除口鼻腔分泌物，必要时用吸引器吸痰。

（4）咽喉肿痛：可用金银花等煎水含饮；中药宜少量多次喂服，避免呛咳；缺氧不甚者，可配合针刺合谷、少商，以减轻喉部症状；邪实壅结，便秘不通者，可配合开塞露润导。

（5）惊厥昏迷：惊厥时立即报告医师，同时松解患儿衣服，清除口、鼻、咽部分泌物，保持呼吸道通畅，防止窒息；昏迷患儿定时鼻饲，防止压疮，注意眼的护理。

【健康指导】

麻疹的护理工作十分重要，在各期不可忽视。如果护理得当，可以顺利度过病期，减少并发症。居室空气要流通，但避免对流空气及强光刺激；注意经常保持口腔、眼睛、鼻孔的清洁；多吃清淡、易消化的食物，饮食以流质、半流质为宜，忌食油腻、辛辣厚味，并注意补充水分。

向患儿家长讲解消毒隔离的必要性与方法，患儿的玩具、书本、衣物接触后要采取消毒措施；在做好家庭护理的同时，学会顺证、逆证的辨别，以及时发现病情变化。

向家长及患儿介绍麻疹的预防知识，预防麻疹最可靠的办法是接种麻疹减毒活疫苗，初种为出生后 8 ～ 12 个月的婴儿，4 ～ 6 岁儿童应复种 1 次；流行期间不带易感儿童去公共场所，平时注意保持居室空气新鲜，与麻疹患儿密切接触的易感儿，可注射丙种球蛋白；在麻疹流行期间，可给予中药紫草 10g，甘草 3g，水煎服，每日服 1 次，共服 3 次，以预防麻疹。

（王蔚然）

五、紫癜

案例 5-22

患儿，男，8 岁。昨日随家长赴宴并食用虾蟹等海鲜后，晚间双下肢及臀部出现散在的鲜红色斑点，大小不一，双侧对称，压之不褪色，同时伴有腹痛，尿黄。舌红，苔黄，大便潜血（++）。

问题与思考：

1．该患儿的证候类型是什么？有哪些依据？

2．对该患儿应采取哪些合适的护理措施？

紫癜是小儿常见的肌肤出血性疾病，以皮肤出现紫斑或瘀点，压之不褪色为特征。多见于学龄前及学龄期儿童，常伴鼻衄、齿衄，甚至呕血、便血、尿血，属中医“血证”范畴。

现代医学中的原发性或继发性血小板减少性紫癜和过敏性紫癜，可参照本病辨证施护。

【病因病机】

紫癜多由小儿体质虚弱，脏腑气血亏损，外感风热或湿热引起。

1. 风热伤络　小儿肌腠不密，表卫不固，易感外邪，风热侵袭，窜扰经脉，血行失常，脉络受损，血溢脉外，留于肌肤，积于皮下，形成紫癜。

2. 血热妄行　六气之邪，易从火化。邪热窜扰，若灼伤络脉，迫血妄行，溢渗于脉外，发生紫癜；若邪热内伏，血随火升，上出清窍，则见吐血，衄血；若邪热移经下焦，灼伤肠络则便血，灼伤肾与膀胱之络则尿血。

3. 气不摄血　若调护不当或疾病迁延，损伤脾胃，气血生化不足，脾统摄血液之功削弱。气虚不能摄血，则血液不循常道而溢于脉络之外，发为紫癜。

4. 阴虚火旺　若久病失调，损伤肝肾之阴，虚火内生乘扰，血随火动，以致血液离经妄行而致紫癜。

5. 瘀血内阻　小儿脏腑功能不完善，气滞不行或气虚血运无力，皆可导致血流凝涩，产生瘀血，阻滞脉道，使血液不能循常道而流溢于外，溢于皮肤之间即为紫癜。

紫癜属于血证。血为气之母，气为血之帅。气能行血、生血，又能统摄血液。气血互相依存，故气血调和，则内荣脏腑，外循经脉，血随气行，荣养周身。若因感受邪热，或外感六淫之邪入里化火，窜扰经脉，迫血妄行；或平素禀赋不足，后天或疾病影响，气血亏损，脾气虚弱，气不统摄，血不循经；或瘀血阻滞，血不归经，均可引起血液溢于脉外，而发紫癜（图 5-24）。

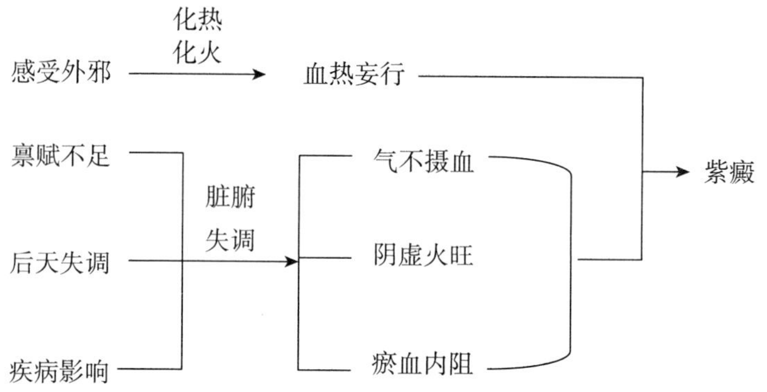

图 5-24　紫癜病因病机示意图

【辨证施护】

（一）辨证分型

1. 风热扰络

证候表现：发病较急，皮肤出现瘀点、瘀斑，大小不等，尤以下肢及臀部居多，颜色鲜红，呈对称分布，可伴皮肤瘙痒、发热、腹痛、关节痛等，舌质红，苔薄黄，脉浮数。

护治法则：祛风清热，凉血止血。

代表方剂：连翘败毒散。

2. 血热伤络

证候表现：起病较急，皮肤出现瘀点、瘀斑，大小不等，颜色鲜红或紫红，或伴鼻衄、齿衄、呕血、便血、尿血，血色紫红或鲜红。

护治法则：清热解毒，凉血止血。

代表方剂：犀角地黄汤。

3. 气不摄血

证候表现：病程迁延，紫癜反复出现，瘀点或紫斑色淡紫，常兼有鼻衄、齿衄；面色萎黄，神疲乏力，食欲不振，心悸头晕，唇甲苍白，舌质淡，苔薄白，脉沉细无力。

护治法则：健脾养心，益气摄血。

代表方剂：归脾汤。

4. 阴虚火旺

证候表现：皮肤紫斑或瘀点，时发时止，兼有鼻衄、齿衄，伴低热盗汗，手足心热，心烦不宁，舌红苔少，脉细数。

护治法则：滋阴降火，凉血止血。

代表方剂：大补阴丸。

5. 瘀血阻滞

证候表现：紫斑瘀点，色紫而暗；或见腹中剧痛，便血；或见关节肿痛，舌质紫暗；或有瘀点，脉沉涩。

护治法则：行血止血，祛瘀生新。

代表方剂：桃红四物汤。

（二）护理措施

1. 病情观察

（1）辨证候类型：通过观察紫癜的起病特点、主症、兼症及舌脉象，区分各证候类型（表5-28）。

表5-28 紫癜各证候类型的观察要点

	起病特点	主症	兼症	舌脉象
风热扰络	急性起病，起病前常有外感风热证候	紫癜以下肢及臀部居多，颜色鲜红，呈对称分布	可伴皮肤瘙痒、发热、腹痛、关节痛等	舌质红，苔薄黄，脉浮数
血热伤络	起病较急	皮肤出现瘀点、瘀斑，大小不等，颜色鲜红或紫红	壮热烦躁，心烦口渴，或有腹痛等	舌质红绛，苔黄，脉数
气不摄血	病程迁延，紫癜反复出现	瘀点或紫斑色淡紫	面色萎黄，神疲乏力，食欲不振，心悸头晕，唇甲苍白	舌质淡，苔薄白，脉沉细无力
阴虚火旺	时发时止	皮肤紫斑或瘀点	伴低热盗汗，手足心热，心烦不宁	舌红苔少，脉细数
瘀血阻滞	病程较长	紫斑瘀点，色紫而暗	见腹中剧痛，便血；或见关节肿痛	舌质紫暗；或有瘀点，脉沉涩

（2）观察病情变化：密切观察患儿的生命体征、神志、面色、精神状态，全身皮肤瘀点、瘀斑的形态、颜色、数量、分布及出现时间，大小便的性状、颜色，及时发现新的出血情况，并积极采取止血措施，记录出血量。

（3）观察危重病情：如面色逐渐苍白，呼吸、脉搏加快，伴出汗，血压下降提示出现血脱；如患儿烦躁不安，嗜睡、头痛、呕吐，甚至神昏、惊厥等提示颅内出血；如呼吸变慢或不规则，双侧瞳孔不等大，光反射迟钝或消失提示可能并发脑疝；如有消化道出血常伴腹痛、便血、呕血；如有肾出血，常伴血尿、腰痛；出现上述症状立即采取止血、输血措施，配合医生进行抢救。

2. 生活起居护理　室内环境清洁安静，通风良好，周围避免放置利器，以防意外；注意休息，限制活动，出血期间绝对卧床休息，注意保护皮肤，尽量减少各种穿刺，穿刺后压迫时间适当延长。做好安全护理，防止跌扑损伤。

小儿衣着应宽松、柔软；保持皮肤清洁，防小儿抓伤，皮肤瘙痒可用地肤子、浮萍、赤小豆、蝉衣加水煎汤，趁温轻擦洗局部，以疏风利湿止痒。

教育患儿勿以手指掏鼻孔，保持鼻黏膜湿润；一旦鼻衄，患儿取平卧位，鼻部冷敷，可用1%肾上腺素棉球局部止血；注意保护口腔黏膜和齿龈，刷牙用软毛牙刷，饮食忌过烫、过硬，保持口腔清洁，一旦出血，可用云南白药或三七粉外敷。

3. 给药护理　中药汤剂宜温服，少量多饮。

4. 饮食护理　总的饮食原则为：清淡、有营养、易消化，少渣。不吃容易引起紫癜的饮食，保持大便通畅，以防用力过度诱发出血。

风热扰络者，忌辛辣油腻，鱼虾及坚硬、多刺的食物，可用生地、丹皮、白茅根煎水饮，以凉血止血。

血热伤络者，忌辛辣煎炸，以免助火生热；及时补充水分，可用鲜梨汁、西瓜汁、鲜藕汁等代水频服。

气不摄血者，宜少食多餐，可给以花生衣5g，红枣20g，水煎服。

阴虚火旺者，忌辛温香燥；多食新鲜水果与蔬菜，如梨汁、藕汁、西瓜汁或银耳汤、百合汤等，或给予乌梅10g，山楂10g，冰糖适量加水煎，代水饮。

5. 情志护理　给予患儿亲切的安慰和良好的照顾，消除其恐惧心理，鼓励患儿努力战胜疾病。

6. 对症护理

腹痛：给白芍、甘草煎水饮，以缓急止痛。气滞血瘀型患儿如果腹痛剧烈，给服生三七粉或云南白药，以活血止血止痛。

尿血：以小蓟草、白茅根、石韦煎水代茶饮，以清热凉血。

呕血：用大黄粉冲服，以清热化瘀止血。

高热：可配合物理降温。

鼻衄：可用百草霜15g，龙骨30g，枯矾30g，共研细末，用湿棉条蘸药塞鼻，或以白茅根煎水饮，也可口服云南白药止血。

【健康指导】

指导家长为患儿提供安全的家庭环境，教会家长识别出血征象并学会出血的应急处理方法，要求家长定期带患儿到医院复诊，合理调配饮食，避免接触可能的过敏原。

指导患儿开展自我保护，如不玩尖利的玩具、不做剧烈的运动、常剪指甲、不与感染患儿接触、少去公共场所、不吃容易引起出血的食物和药物等，以预防损伤和感染。

鼓励患儿在病情稳定后适当注意锻炼身体，增强体质，提高自身的抗病能力。

思考题

1．何谓肺炎喘嗽？如何辨肺炎喘嗽之风寒风热？如何辨肺炎喘嗽之热重痰重？试述不同证候类型的肺炎喘嗽患儿的辨证施护。

2．何谓积滞？何谓疳证？二者有什么关系？

3．积滞的病因有哪些？试述不同证候类型的积滞患儿的辨证施护。

4．疳证的病因有哪些？试述不同证候类型的疳证患儿的辨证施护。

5．如何辨麻疹的顺证和逆证？试述不同证候类型的麻疹患儿的辨证施护。如何对麻疹患儿家长进行健康指导？

6．如何鉴别紫癜的各证候类型？试述不同证候类型的紫癜患儿的辨证施护。

（王蔚然）

简明中文专业词汇索引

主要参考文献

1．陈佩仪．中医护理学．北京：人民卫生出版社，2012.
2．郝玉芳，陈锋．中医护理学基础．北京：人民卫生出版社，2009.
3．程琳，唐章全．中医护理学．北京：中国中医药出版社，2011.
4．高思华．中医基础理论．北京：人民卫生出版社，2012.
5．朱文峰，袁肇凯．中医诊断学．2 版．北京：人卫出版社，2011.
6．梁华龙．中医辨证学．2 版．北京：人民军医出版社，2009.
7．孙秋华，孟繁洁．中医护理学．北京：人民卫生出版社，2012.
8．郭瑞华．中医饮食调护．北京：人民卫生出版社，2006.
9．郭海英．中医养生学．北京：中国中医药出版社，2009.
10．中华中医药学会．中医体质分类与判定．北京：中国中医药出版社，2009.
11．陆寿康．刺法灸法学．北京：中国中医药出版社，2003.
12．刘密．艾灸疗法．北京：中国医药科技出版社，2012.
13．曹仁发．中医推拿学．北京：人民卫生出版社，2006.
14．佘建华．小儿推拿．北京：人民卫生出版社，2010.
15．张素秋，石福霞．中医护理技术操作实训．北京：人民军医出版社，2011.
16．田德禄．中医内科学．北京：人民卫生出版社，2002.
17．张素秋，孟昕，李莉．常见病中医护理常规．北京：人民军医出版社，2012.
18．张玫，韩丽沙．中医护理学．北京：北京大学医学出版社，2002.
19．简亚平．中医护理基本技术．北京：人民卫生出版社，2010.
20．武君颖．中医护理概要．北京：人民卫生出版社，2012.
21．申惠鹏．中医护理．2 版．北京：高等教育出版社，2011.
22．邓中甲．方剂学．2 版．北京：中国中医药出版社，2003.
23．王永炎，鲁兆麟．中医内科学．北京：人民卫生出版社，2011.
24．周仲瑛．中医内科学．2 版．北京：中国中医药出版社，2011.
25．徐桂华，张先庚．中医临床护理学．北京：人民卫生出版社，2012.